Covid-19

Prévenir et gérer sa maladie

Traduction française du texte original par Marco Pietteur

ISBN 978-2-87211-175-6
Dépôt légal 2020/5053/K2
1re édition : octobre 2020

ISBN 978-2-87211-182-4
Dépôt légal 2022/5053/P2
2e édition augmentée : janvier 2022

22, route des Fagnes — B-4190 Ferrières (Belgique)
Tél. : + 32 (0) 4 365 27 29 – Fax : + 32 (0) 4 341 29 21
Courriel : infos@mpeditions.be

■

Dr Ludwig Manfred JACOB

Covid-19

Prévenir et Gérer sa maladie

Précautions, préventions et médications adaptées pour agir en pleine connaissance et sans angoisse

(Variant Delta, Covid long, grippe, etc.)

MedicatriX

Note

Les conseils contenus dans ce livre ont été compilés et vérifiés par l'auteur avec le plus grand soin. Toutefois, aucune garantie ne peut être donnée. De même, toute responsabilité de l'auteur ou de l'éditeur et ses employés pour des dommages corporels, matériels ou financiers est exclue. Les maladies qui ont un arrière-plan sérieux font toujours l'objet d'un traitement médical. Dans le cas de problèmes préexistants, le livre ne saurait donc remplacer l'avis d'un médecin.

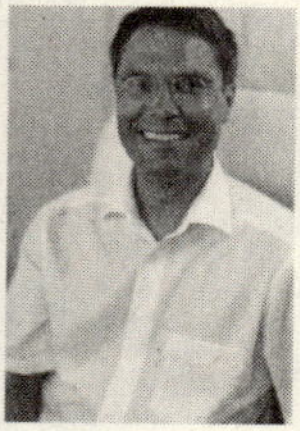

Message personnel de l'auteur

Les choses les plus importantes et les plus urgentes à savoir à propos de la « COVID-21 »

« Les faits ne cessent pas d'exister parce qu'on les ignore. »

(Aldous Huxley)

Dans ce livre, vous trouverez des informations scientifiques majeures, à savoir :

- Comment chacun peut améliorer durablement sa santé et son système immunitaire ;
- Comment les malades et les personnes vaccinées peuvent améliorer leur immunité et la conserver plus longtemps ;
- Pour les vaccinateurs, comment choisir le meilleur vaccin et atténuer les effets secondaires ;
- Comment les personnes qui hésitent à se faire vacciner peuvent prendre une décision à la lumière de leur propre analyse des risques et avantages, et comment elles ont les meilleures chances d'éviter l'infection ou de limiter son développement même sans vaccination ; c'est vital pour les personnes non vaccinées contre le virus Delta ;
- Comment les personnes souffrant de la COVID longue peuvent se rétablir plus rapidement.

Ce livre contient en effet des informations clefs pour chacune de ces situations, qui sont scientifiquement bien établies mais trop peu considérées, à savoir :

- Contre la COVID-19, certaines substances naturelles sont d'une efficacité redoutable, qui a été prouvée par des études cliniques.
- L'activation des mastocytes a un rôle central dans la COVID-19, la COVID longue, la vaccination et ses conséquences, ainsi que dans le traitement.

Ce livre n'est pas un livre léger. Comme il est basé sur des faits scientifiques, il est malheureusement parfois un peu compliqué et long – on ne peut y couper si l'on veut réfuter les innombrables informations erronées qui sont à l'origine d'un grand flou.

Pour ceux qui n'ont pas le temps de lire une démonstration scientifique dans son entier, les passages essentiels sont indiqués en gras. De plus, des résumés accompagnés de conseils pratiques et de dosages visent à faciliter la mise en œuvre de mesures concrètes.

Il y a un an, j'avais espéré qu'une deuxième édition de ce livre ne serait pas nécessaire, que je n'aurais pas à commenter la question des vaccins et que nous reviendrions petit-à-petit à la normale. Seulement, aujourd'hui, je suis quotidiennement en relation avec des personnes gravement atteintes par le virus Delta, toutes non vaccinées jusqu'à présent, et j'essaie de leu éviter le pire – heureusement et avec les bonnes mesures, j'ai jusque-là réussi. Des évolutions aussi graves de la maladie chez des personnes en bonne santé pendant la saison estivale étaient impensables avec les précédents variants du virus. Elles m'ont stupéfié. Hélas, cela rappelle le schéma de la tragédie indienne.

D'abord, il y a eu la tragédie indienne

Actuellement et globalement, l'Inde publie plus d'études scientifiques que l'Allemagne, or elle est tout sauf incompétente en la matière. Elle est également le premier pays producteur de médicaments génériques au monde. En effet, la plupart des médicaments qui ne sont pas particulièrement lucratifs y sont produits. Cependant, malgré leurs maintes compétences, les Indiens ont commis une erreur capitale – notamment pour des raisons politiques.

Après que le virus se soit avéré tout à fait inoffensif et que, malgré un nombre important de cas, seuls quelques décès (une fraction du nombre de décès en Europe) aient été signalés avant que l'immunité collective ne soit atteinte dans de nombreuses régions, le pays a été complètement déconfiné. Les gens voulaient faire la fête, les politiciens voulaient faire campagne et la science n'a pas tiré la sonnette d'alarme car on pensait que la pandémie était vaincue. Les grands rassemblements et les festivités religieuses ont alors conduit à la plus grande catastrophe humanitaire de la décennie.

En fait, selon des études d'envergure, dix fois plus de personnes sont mortes de la COVID-19 en Inde que ce qu'ont dit les statistiques officielles, soit environ quatre millions pour ce seul pays. Or, à l'échelle mondiale, les experts estiment qu'environ 15 millions de personnes en seraient mortes en réalité (*The Economist*, 2021). Selon nos contacts sur place, presque chaque famille a perdu des parents proches. Les autorités indiennes, elles, parlent d'alarmisme, auquel elles préfèrent clairement le « silence ».

« COVID-21 » : une menace réelle ?

Aujourd'hui, le même tableau se dessine dans tous les pays d'Asie où le taux de vaccination est faible : le virus originel n'y était pas préoccupant, mais le virus Delta est trois à cinq fois plus dangereux. Il est extrêmement contagieux – à l'instar de la varicelle et de la rougeole – et atteint même le système immunitaire des personnes en bonne santé. C'est pourquoi, désormais, des infections massives ont même lieu en été, en extérieur.

En très peu de temps, le variant Delta a largement supplanté les autres variants dans le monde entier. Les personnes bien portantes non immunisées ne tombent pas malades de manière asymptomatique comme avec la souche originelle. Au mieux, elles restent au lit pendant une à deux semaines, sérieusement malades – avec la perspective d'une COVID longue et de dommages permanents. Ceux qui ne sont pas vaccinés ou qui sont guéris mais qui présentent des facteurs de risque doivent s'attendre à ce que la maladie soit grave et mortelle.

Dans les pays où le taux de vaccination est faible, le vrai visage de la maladie s'est révélé, souvent malgré des confinements drastiques. En Occident, la mortalité dépend désormais beaucoup de la proportion de vaccinés dans les groupes à risque. Dans les pays mal vaccinés d'Europe de l'Est, le nombre de décès augmente considérablement et est à présent le plus élevé au monde (on compte en décès par million d'habitants). La Hongrie et la Bulgarie ont dépassé le Brésil. Dans la prospère Floride, les unités de soins intensifs étaient complètement débordées en août, selon les médias, ce qui m'a également été confirmé par des sources directes fiables. La combinaison « pas de masques et pas de vaccination » est fatale.

La pandémie de coronavirus a toujours mis en danger la vie des groupes à risque, faisant chuter l'espérance de vie dans la même mesure que la Seconde Guerre mondiale, selon des données comparatives de 29 pays. Aux États-Unis, elle a diminué de 2,2 ans pour les hommes (entre 2020 et 2019), de 3,25 ans pour les Afro-Américains et de 3,88 ans pour les Latinos (Woolf *et al.,* 2021).

Le message est donc le suivant : la COVID-19 est terminée, mais la « COVID-21 » est une menace complètement différente pour les personnes non vaccinées. Par

conséquent, le consensus qui prévalait jusque-là est en train de changer. Les personnes vaccinées et guéries, elles, peuvent également tomber malades, mais généralement sans gravité.

Hélas, la panique a été si souvent répandue en Allemagne qu'aujourd'hui la majorité n'écoute même plus – tout comme en Inde. Le résultat ne sera pas aussi catastrophique que là-bas (ici, les bonbonnes d'oxygène ne manqueront pas), mais les hôpitaux se rempliront progressivement.

Toutefois, on ne s'attend pas à une vague Delta particulièrement meurtrière en Allemagne, car elle est contenue par les restrictions légales de contact appliquées aux personnes non vaccinées. De plus, les adultes sont vaccinés à environ 80 %. Les nouveaux patients de la COVID sont des adolescents et des enfants qui, pour la plupart, survivent assez bien à la maladie, ainsi que des adultes non vaccinés dans la force de l'âge, qui en revanche tombent malades beaucoup plus violemment qu'avec le virus originel, voire mortellement.

C'est principalement dans les grands rassemblements et les lieux de vie nocturne que le virus se transmet (moins dans le cadre des petits contacts de la vie privée). Aussi, la vague va probablement gagner le pays de façon progressive jusqu'à l'été 2022. Si aucun variant complètement nouveau n'apparaît d'ici là, nous devrions au moins avoir une sorte d'« immunité collective » au sens d'une « endémicité ». Les non vaccinés auront pour la plupart été malades et immunisés, et le reste de la population sera vacciné. Toutefois, dans la phase actuelle de la pandémie, nous vivons encore et malheureusement des moments très éprouvants, pour notre santé physique et surtout mentale, en particulier à cause des nombreuses guerres de tranchées qui font rage dans le pays.

Aussi, ce livre vise également à tempérer le climat actuel. Il n'a souvent pas grand-chose à voir avec la science et la prise de décision rationnelle. Il ressemble davantage à une guerre de religion. (Très souvent, j'ai écouté et analysé l'argumentaire des opposants à la vaccination.) Par conséquent, la médiation ne fonctionnera que dans une mesure très limitée.

Néanmoins, deux choses m'ont agréablement surpris :

- **Le port correct des masques chirurgicaux et FFP2 protège également très bien contre les maladies graves dues au virus Delta.**
- **Les traitements naturels (cf. chapitres 8-10) pris dans le bon dosage ne peuvent pas protéger contre une maladie grave dans le cas du virus Delta, mais ils peuvent assez bien prémunir contre une hospitalisation et une COVID longue, surtout si grâce au masque la quantité de virus au moment de l'infection a été limitée.**

L'analyse approfondie des études et l'expérience directe ont permis de dégager les recommandations suivantes, qui se sont également avérées efficaces pour le virus Delta (par ordre décroissant d'importance) :

1. **Le port correct des masques OP et FFP2 dans la foule** (le masque doit être placé sur le haut du nez et bien ajusté – cf. section 6.6) ;
2. **La vaccination par ARNm** (cf. section 6.1) (L'effet de la vaccination dépend fortement du système immunitaire et donc du point 3.) ;
3. **Les traitements naturels visant à renforcer le système immunitaire** (vitamine D3, etc. – cf. chapitres 8 et 10) ;
4. **Une alimentation et un mode de vie aussi sains que possible** (cf. chapitre 10).

Le choix du vaccin selon son type et le rapport bénéfice-risque

C'est à dessein que je n'ai pas abordé le sujet de la vaccination dans la première édition de ce guide. Les gens absolument antivaccin avaient déjà leur opinion bien établie à l'époque, bien qu'il n'y avait aucune donnée ou seulement des données sur d'autres vaccins. La controverse sur la vaccination ne date pas d'hier. Les deux parties argumentent de manière unilatérale et guère constructive. Le véritable dialogue qui pourrait et devrait conduire à de meilleurs programmes de vaccination et à de meilleurs vaccins n'a pas encore eu lieu.

En médecine comme dans la vie, on ne peut qu'analyser rationnellement les risques et les avantages. En effet, rien n'est jamais sûr à 100 %, et la probabilité des évènements très dangereux est faible. Or, c'est parce que notre analyse est si souvent loin de la vérité que le commerce des assurances est l'un des plus lucratifs.

Quel est le rapport bénéfice-risque de la vaccination concernant le virus Delta ? À la section 6.1, vous trouverez une analyse détaillée avec des chiffres officiels sous la section « Le vaccin : oui ou non ? Analyse bénéfices-risques ».

En résumé : depuis des décennies, la vaccination est probablement l'acte médical qui entraîne le plus d'effets secondaires. Il n'est pas rare qu'elle provoque une réaction forte, qui passe généralement rapidement, mais pas toujours. Ce problème ne doit pas être minimisé, et des mesures judicieuses doivent être prises pour réduire les effets secondaires (voir les sections 11.3 et 11.4). Cela dit, beaucoup de personnes vaccinées ont peu voire aucune réaction suite à l'administration d'un vaccin.

Selon l'Institut Paul Ehrlich (2021c), 0,1 % des personnes ayant reçu un vaccin à ARNm ont des effets secondaires graves. Subjectivement, ce chiffre est probablement beaucoup plus élevé, et il est certain qu'après la deuxième vaccination plus d'une personne sur mille s'est sentie vraiment malade pendant un certain temps. Avec les vaccins à base d'ADN, des effets secondaires graves surviennent dans 0,4 % des cas.

Cependant, nous faisons aussi face à la pire pandémie depuis un siècle, et les effets secondaires sont des réactions typiques à la protéine Spike. Ainsi, plus une personne réagit vivement au vaccin, plus sa maladie sera grave avec le vrai virus, qui libère beaucoup, beaucoup, beaucoup plus de protéines Spike.

Pour commencer, quelques chiffres récents en provenance d'Allemagne. La proportion de quarantenaires en soins intensifs COVID-19 a plus que doublé entre mai et août 2021. Elle a même triplé pour les trentenaires. En août, dans les unités de soins intensifs, il y avait déjà plus d'adultes de moins de 60 ans que de plus de 60 ans, car ils sont largement vaccinés (RKI, 2021a). Plus de 94 % des patients atteints de la COVID dans les unités de soins intensifs et environ 90 % des patients atteints de la COVID dans les hôpitaux ne sont pas vaccinés. L'incidence est environ dix fois plus élevée chez les personnes non vaccinées (au mois d'août). Dans le même temps, la vague du variant Delta n'a pas encore vraiment touché l'Allemagne.

Par conséquent, la vaccination est un moindre mal. Du reste, tout dépend du vaccin. Les conséquences à long terme dues à l'incorporation souvent redoutée de l'ADN viral dans notre génome ne peuvent être exclues avec les vaccins à vecteur viral (cf. section 6.1). Les vaccins à ARNm sont donc clairement à privilégier, car ils excluent le dommage le plus important et le plus imprévisible à long terme, à savoir l'incorporation dans l'information génétique humaine.

Les coronavirus sont des virus à ARN. Après avoir pénétré dans une cellule, le virus est produit par la cellule hôte elle-même dans le plasma – jamais dans le noyau de la cellule.

En fait, il faut comprendre que les vaccins à ARNm sont une idée brillante, car ils imitent le fonctionnement d'une infection naturelle par un virus à ARN, ni plus ni moins. (Les vaccins basés sur l'ADN, en revanche, choisissent une voie non naturelle.)

Dès lors, les réactions au vaccin sont identiques à celles d'une infection. Elles sont très variables et peuvent être fortes. Toutefois, elles restent finalement relativement mineures par rapport aux dommages causés par la véritable maladie. Les réactions au vaccin, ainsi que les cas graves de COVID, sont souvent dus à un syndrome d'activation des mastocytes et peuvent être considérablement réduites (cf. sections 11.3 et 11.4).

Les personnes qui réagissent déjà vivement à cette forme d'infection la plus légère doivent s'attendre à une évolution beaucoup plus sévère lors d'une infection par le vrai virus. Elles ne réagissent pas au vaccin lui-même, mais à la protéine Spike, qui est produite naturellement dans une toute autre mesure par les cellules de l'organisme en cas de véritable infection. En outre, la protéine Spike est dégradée par l'organisme après une infection *via* vaccination, mais on la trouve en quantité beaucoup plus importante en cas d'infection naturelle, or l'infection et ses séquelles sont d'autant plus longues. Elles peuvent durer des années voire des décennies, et changer des vies pour toujours. Nous sommes tous attachés à notre autonomie et à notre liberté ; ceux qui ont la COVID longue les ont en grande partie perdues.

D'ailleurs, la vaccination obéit au vieux principe naturopathique selon lequel les stimuli faibles (vaccination) renforcent le système, tandis que les stimuli forts (infection) le font s'effondrer. Quand ce principe est appliqué correctement, la vaccination est une bénédiction. (Le fait de soumettre les nourrissons à plusieurs vaccinations contre douze virus en l'espace de douze mois ne respecte pas ce principe de stimulus faible.)

Les masques et un isolement social important peuvent également prévenir l'infection par le variant Delta, mais à long terme ce n'est pas sain pour la plupart des gens. Nous avons besoin de vie sociale.

Avec le virus originel, la vaccination était recommandée principalement pour les groupes à haut risque. Avec le variant Delta, beaucoup plus agressif et contagieux, le rapport bénéfice-risque s'est considérablement modifié. Les adultes en bonne santé bénéficient désormais aussi de la vaccination par ARNm, car une infection par le variant Delta est difficilement évitable, et ils peuvent aussi tomber gravement malades.

Le vaccin Moderna est plus efficace en raison de la dose beaucoup plus conséquente d'ARNm. Cependant, il provoque une inflammation du muscle cardiaque beaucoup plus importante chez les jeunes que le vaccin Biontech, qui est donc plus indiqué pour les jeunes adultes.

Je considère que recommander le vaccin STIKO pour les adolescents et les enfants est prématuré et hâtif en raison de son rapport bénéfice-risque. Un compromis raisonnable est la recommandation de la Norvège et de la Grande-Bretagne d'en administrer une seule dose à cet âge.

Hélas, les préoccupations de nombreuses personnes non vaccinées ne sont généralement pas prises au sérieux. Les médias, les politiciens et une partie croissante de la population (majoritairement vaccinée) mettent dans le même panier toutes les personnes non vaccinées. Pourtant, elles constituent un groupe de personnes très diverses, au sein duquel on peut essentiellement distinguer les hésitants – qui constituent la part la plus importante – et les véritables opposants à la vaccination. Les seconds ne sont pas du tout ouverts aux arguments rationnels, contrairement aux premiers qui sont très souvent prêts à les écouter. (Je connais la plupart des arguments de ces farouches opposants à la vaccination et je les ai examinés objectivement en tant que sceptique par rapport à la vaccination. Ni moi, ni la grande majorité des médecins et des scientifiques ne les considèrent comme valables. La plupart sont sérieusement erronés, et un certain nombre sont tout simplement inventés.)

Ceux qui hésitent à se faire vacciner sont tout sauf des « cinglés ». Ils estiment simplement n'avoir pas été suffisamment informés, ou ils sont très désorientés par la grande quantité d'informations contradictoires disponibles.

Les études montrent que, de manière générale, les hésitants sont plus intelligents que la moyenne et gagnent mieux leur vie. La plupart du temps, il s'agit de personnes sensées qui sont simplement très prudentes, non sans raison. Par conséquent, la stratégie consistant à présenter les opposants à la vaccination dans les médias comme des idiots de tous bords ou à les attirer avec des saucisses est la plus grande des bêtises. Les médias et bon nombre de politiciens portent une responsabilité majeure dans l'immense perte de confiance qui pousse les gens dans la sphère d'influence des informations souvent déformées ou fausses mais toujours très partiales, diffusées sur les réseaux sociaux. C'est là que réside le problème, qui ne peut être résolu ni par des saucisses ni par une chasse aux sorcières médiatique des non vaccinés.

Appréhender l'ampleur des phénomènes aussi objectivement que possible

Les quelque 180 000 études sur la COVID-19 fournissent des arguments aux deux parties, sans compter les innombrables pseudo-experts souvent cités par les opposants à la vaccination. Au début de la pandémie, il n'était pas rare que nos experts officiels se trompent ; aujourd'hui, la partie adverse fournit surtout des demi-vérités déformées et des mensonges purs et simples. Ironiquement, l'autre camp cite maintenant les arguments faux et complètement dépassés des experts, tels que « les masques sont inutiles ».

Pour cristalliser l'essence de ce gigantesque réservoir d'informations, il faut des connaissances solides, une volonté d'aller au fond des choses et surtout beaucoup de travail. Cela nécessite également une analyse continue de la pandémie, qui a grandement changé avec le variant Delta, et qui est devenue nettement plus dangereuse.

Bien comprendre les informations scientifiques n'est pas une tâche facile (même pour les experts). Pourtant, c'est crucial. En général, je trouve la couverture médiatique faite par la presse allemande tellement insuffisante que je ne la lis que pour voir ce que les Allemands sont censés penser. En effet, elle ne sert le plus souvent qu'à orienter les opinions, pas à les forger. De nombreuses personnes s'en aperçoivent et sentent bien que quelque chose cloche ; c'est pourquoi elles cherchent des alternatives.

En fait, les arguments des opposants à la vaccination se sont améliorés, car il existe des effets secondaires graves et des avancées dans le domaine de la vaccination. Ces questions sont discutées en long, en large et en travers dans divers forums. Quand on y plonge, on oublie vite qu'environ 50 millions d'Allemands ont été entièrement vaccinés et que, logiquement, de nombreux rapports font état de réactions graves à la vaccination ou d'effets secondaires indésirables. Intuitivement et humainement (car la plupart des gens ne sont pas des mathématiciens), ils ne les mettent pas en relation avec le nombre extrêmement élevé de personnes vaccinées, dont la plupart se portent très bien et profitent de leur liberté retrouvée. Au contraire, on est consterné et troublé par des récits individuels. Cette distorsion de la réalité joue un rôle décisif. Elle déstabilise énormément les personnes prudentes. Or, en cas de doute, les gens préfèrent ne rien faire – décision souvent très sage, sauf par rapport au variant Delta. On constate également une distorsion de la réalité dans les médias officiels, qui rapportent régulièrement les cas mortels et graves de COVID, mais plutôt rarement les effets secondaires des vaccins.

La peur entraîne trois sortes de réflexe : la fuite, la lutte et la sidération. Les opposants farouches à la vaccination ont tendance à se battre, les hésitants à la vaccination à se figer (en cas de doute, pas de vaccination) et à fuir (isolement social). Les partisans de la vaccination sans compromis sont psychologiquement très semblables aux opposants à la vaccination, également sans compromis. De manière générale, tous les extrêmes se ressemblent fortement.

Dans le débat sur la vaccination, on recourt généralement à la distorsion de perspective, adaptant ainsi complètement la réalité à sa propre façon de penser. Les opposants à la vaccination en font un monstre gigantesque et mortel en grossissant à l'extrême ses dangers, comme lorsqu'on grossit des fourmis avec une loupe. Dans le même temps, ils minimisent le « variant Delta », faisant du tigre un chat domestique. (Avec le variant Alpha, les médias et les politiciens ont joué le même jeu, mais dans l'autre sens : la COVID a été déclarée monstre mortel pour tous, alors qu'elle n'était vraiment dangereuse que pour les groupes à risque.)

D'ailleurs, ce phénomène se produit chez nous tous. Désormais, chacun connaît des personnes ayant eu des effets secondaires graves liés au vaccin, tandis qu'on connaît généralement beaucoup moins de personnes souffrant de la COVID longue ou qui sont mortes de la COVID-19. Cela est dû aux chiffres globaux (vaccinations c/ infections) et à l'évolution très limitée de la pandémie jusqu'à présent, grâce aux mesures qui ont été mises en place. Or, cela donne une fausse image de la réalité et de l'ampleur des phénomènes. Un médecin en soins intensifs vit l'expérience d'une toute autre façon ; il aura tendance à dramatiser la maladie. Le citoyen moyen, en revanche, aura tendance à la dédramatiser. En fait, il faut analyser les chiffres réels et établir des proportions aussi objectives que possible à partir de ces derniers. Dans une pandémie de cette ampleur, une vue d'ensemble vaut bien mieux qu'une vision étroite des choses.

Les réseaux sociaux et la vision déformée qu'ils offrent du monde

Personne ne voit la réalité telle qu'elle est. Elle est trop complexe, et il y a trop de points de vue possibles. Or, il existe de très grandes différences dans l'approche de la situation factuelle réelle. Et là, malheureusement, lorsqu'on y regarde de plus près, les arguments des opposants à la vaccination sont étonnamment mauvais. La plupart sont en contradiction directe avec les faits et les nombreuses remontées d'information que je reçois en provenance du monde entier.

La psychologie comportementale nous enseigne qu'avoir raison et se tromper complètement est exactement pareil. C'est pourquoi je remets constamment en question mes croyances pour les confronter à la réalité ; c'est la meilleure stratégie de survie. La pensée manichéenne en noir et blanc finit toujours par ne pas regarder la réalité en face, et elle conduit systématiquement aux plus grandes tragédies de l'histoire humaine. Pourtant, cette façon de penser est très populaire (aujourd'hui plus que jamais), d'abord car elle simplifie énormément la vie. On se sent en sécurité dans sa bulle. On peut toujours trouver une opinion qui confirme la sienne. En psychologie cognitive, on parle de biais de confirmation, que l'on définit comme la tendance à sélectionner les informations de manière à ce qu'elles correspondent à sa propre opinion et à ses attentes.

Les réseaux sociaux sont la plateforme idéale pour cela, et de loin la plus dangereuse. Ils constituent la pire source d'information. Les analyses de données montrent de manière stupéfiante que les mensonges peuvent être diffusés beaucoup plus efficacement que la vérité, généralement trop ennuyeuse.

Malheureusement, le variant Delta est si dangereux qu'il est presque trop tard pour des campagnes de sensibilisation différenciée. Soit vous vous faites vacciner rapidement (une protection vaccinale complète nécessite au moins six semaines), soit vous serez très probablement infecté et malade quand la vague Delta déferlera. Par conséquent, d'une manière ou d'une autre, le nombre de personnes non immunisées sera fortement réduit dans les mois à venir. Ce qui restera après le passage du variant, ce sera les vaccins ou l'immunisation suite à l'infection/maladie naturelle.

L'immunité que procure une vaccination ou une infection naturelle est limitée dans le temps. C'est pourquoi les masques et le renforcement du système immunitaire restent de la plus haute importance.

La vaccination est très efficace pour prévenir le décès dû au coronavirus, mais elle peut causer des effets secondaires qui peuvent aussi être assez graves. Cela s'explique par les raisons suivantes :

1. Les personnes vaccinées se comportent souvent de manière imprudente : on ne met plus du tout le masque, on vit comme avant (d'où la « règle des 2G »). La vie nocturne non masquée est le vecteur principal d'infection pour ces personnes (cf. Israël, États-Unis, Royaume-Uni).
2. Tous les vaccins perdent leur effet avec le temps.
3. Les vaccins s'appuient sur un système immunitaire fonctionnel, mais ils ne le remplacent pas. Cela nécessite d'avoir un bon apport en nutriments, or c'est rarement le cas.

L'efficacité d'un vaccin dépend du système immunitaire de la personne qui le reçoit. Il ne remplace pas un bon système immunitaire ; il le forme ! Par conséquent, un vaccin ne saurait remplacer un mode de vie sain et, si besoin, des compléments alimentaires, puisque son fonctionnement optimal en dépend. Dans ce guide, vous découvrirez les aliments et compléments alimentaires qui ont réellement un effet positif (même sans vaccination). Vous apprendrez aussi comment améliorer les effets de la vaccination, réduire les réactions et autres effets secondaires, quels vaccins ont le meilleur ou le pire rapport bénéfice-risque, et bien davantage.

Être pragmatique face au coronavirus

Mes propres informations viennent de sites Internet professionnels et de qualité, de Pubmed, de nombreuses expériences et retours d'expérience directs ainsi que de sites de presse internationale triés sur le volet. C'est de cette manière que je recherche des modèles cohérents. Ces informations deviennent plus claires avec le temps. Elles permettent également de distinguer les *fake news* des vraies. Les émotions fortes n'ont rien à faire ici, elles obscurcissent la vue. Elles agissent comme des lunettes. À travers, la réalité apparaît colorée et déformée selon que les verres sont rouges, noirs ou roses. Ainsi, on devient fortement persuadé de certaines choses, mais en aucun cas cela ne permet d'acquérir des connaissances réelles. Ce qui me motive, c'est le désir d'aller au fond des choses de manière objective afin d'aider les gens.

Dans la nature, tout suit des modèles. Imaginez une fontaine ou une chute d'eau. Chaque nanoseconde, l'image exacte change, mais le modèle de base demeure. Rien n'est à 100 %, car tout est sujet à des changements constants. Même au niveau quantique, il n'y a que des probabilités et des modèles. Quand on admet ces modèles, on peut tirer les bonnes conclusions d'un grand nombre d'informations, bonnes ou mauvaises.

En l'occurrence, et jusqu'à présent, j'ai vu de tels schémas dans l'affaire de la COVID-19. Avec cette deuxième édition, je les adapte à l'évolution du virus. Je n'ai **pas toujours** été d'accord avec les recommandations officielles – car j'avais des mois d'avance sur elles. Par la suite, les faits m'ont donné raison sur les points essentiels.

Personnellement, je suis avant tout un pragmatique du coronavirus. En effet, se contenter de reconnaître les modèles ne sert à rien. Lorsque les médias et l'Institut Robert Koch pensaient que les masques étaient inutiles, nous avons acheté des masques pour notre équipe en Chine car il n'y en avait pas en Allemagne. Nous avons immédiatement séparé les bureaux, installé des cloisons et rendu possible le télétravail à partir de l'automne 2020. Alors que personne ne s'intéressait aux filtres à air, nous en avions déjà équipé tous les bureaux à l'été 2020. J'ai d'abord souligné l'importance que pourrait avoir la vitamine D dans un communiqué de presse au début du mois de mars 2020. Résultat : parmi une cinquantaine d'employés, il n'y a pas eu une seule infection transmise au sein des locaux de l'entreprise. (Il y a eu des infections individuelles par des membres de leurs familles, mais elles n'ont donc pas été transmises dans l'entreprise. D'ailleurs, les employés ne doivent pas porter un masque en permanence, mais seulement en cas de contacts rapprochés.) J'ai reçu de nombreux retours qui m'ont montré que les conseils fournis dans la première édition de mon guide fonctionnaient.

Bien que j'aie correctement estimé la mortalité réelle de la COVID-19 depuis le début (beaucoup plus faible que ce qui avait été affirmé au départ), je me suis trompé dans mon estimation des décès attendus au printemps 2020. À l'époque, je supposais que les chiffres provenaient d'Asie. La Chine, la Corée du Sud, Taïwan, Singapour et le Japon ont maîtrisé l'infection rapidement et efficacement, sans avoir à déplorer de victimes, même jusqu'à ce jour, malgré le virus Delta. J'ai extrapolé ces chiffres parce que j'ai supposé – à tort – que les pays occidentaux s'en sortiraient au moins à moitié aussi bien. Hélas, lorsqu'il s'est agi de protéger leurs citoyens, tous les pays occidentaux (à l'exception de la Norvège) ont échoué à bien des égards. Leur richesse n'a servi à rien et ne protège pas les vies, notamment celles des personnes âgées.

La Suède est souvent citée en exemple pour montrer à quel point on peut être détendu et libéral pendant la pandémie. Oui, les Suédois sont plus détendus à bien des égards, et c'est une bonne chose. Néanmoins, la Suède a une densité de population qui n'est que de 10 % de celle de l'Allemagne, et elle ne connaît pas du tout le tourisme pendant les hivers rigoureux. Ce sont deux facteurs décisifs, rendant extrêmement facile la lutte contre une pandémie. Résultat : un taux de mortalité supérieur à celui de l'Allemagne et dix fois supérieur à celui de la Norvège, qui est épidémiologiquement directement comparable. Voici les chiffres (Worldometer, 2021 ; en septembre 2021) : pour 1 million d'habitants, la Norvège comptait 157 décès ; la Suède 1 457, l'Allemagne

1 120. Pire encore : le Royaume-Uni (RU), avec 2002 décès pour 1 million d'habitants, et les États-Unis, particulièrement « épris de liberté », avec le système de santé le plus coûteux du monde, 2 156 décès pour 1 million d'habitants. Le Brésil atteint même 2785 décès pour 1 million d'habitants, alors que les pays plus pauvres d'Amérique du Sud sont généralement encore plus nombreux.

À titre de comparaison, Taïwan, beaucoup plus densément peuplé, compte 35 décès dus au corona pour 1 million d'habitants. Singapour a une densité de population 34 fois supérieure ! Une densité de population plus élevée que celle de l'Allemagne, ce qui rend le contrôle de la pandémie extrêmement difficile, et pourtant seulement 16 décès pour 1 million d'habitants (au 1er octobre 2021). Il est temps pour l'Occident d'arrêter de faire la leçon au reste du monde et d'apprendre de lui.

On peut philosopher sur la signification profonde de la pandémie, mais cela n'a aucun intérêt pratique par rapport à une infection réelle, même si cela présente un intérêt à long terme. La pensée positive s'est avérée résolument inefficace contre le virus, à l'instar des prières, des croyances religieuses et autres.

En revanche, j'ai été surpris de voir à quel point les vaccins ARNm protègent réellement contre le variant Delta, qui est vraiment dangereux. Je ne me suis pas prononcé sur les vaccinations tant que des chiffres fiables sur les effets et les effets secondaires n'étaient pas disponibles. Je dois quand même dire que je m'attendais à de meilleurs vaccins contre le variant.

Les faits parlent en faveur de la vaccination ARNm pour les adultes – simplement parce que c'est un moindre mal par rapport à une infection naturelle par le variant delta, et parce qu'une infection est difficilement évitable. Sans être vacciné, on peut probablement survivre à la vague Delta, mais seulement avec beaucoup de bon sens, des contacts sociaux raisonnables et un masque. Même une seule vaccination prémunit bien contre une évolution fatale et présente généralement des effets secondaires minimes. Ceux-ci ne surviennent généralement qu'après la deuxième vaccination avec les vaccins à ARNm. Pour les hésitants, cela pourrait être un compromis raisonnable.

Nous avons passé beaucoup de temps au Portugal pendant la pandémie. J'ai été impressionné par la solidarité qui y règne. Au lieu de « démonstrations de francs-tireurs », les gens ont dansé dans les rues et organisé des concerts, mais en portant des masques. Ils se sont immédiatement sentis beaucoup plus libres et plus heureux. Il suffit de constater à quel point le climat social est meilleur quand on traverse une crise ensemble.

Plus de bon sens, de solidarité et de considération peuvent sauver la vie de millions de personnes dans le monde, voire de beaucoup plus si en parallèle on vit tous plus sainement. Or, ça ne vaut pas seulement en période de pandémie. Ce livre vous fournira également des informations importantes à ce sujet. La plupart des mesures qu'il contient sont aussi propres à assurer la survie de l'homme sur cette planète à l'ère du changement climatique.

Dans ce livre, si je me répète souvent, ce n'est que pour insister sur les choses les plus essentielles. Certains lecteurs trouveront cela ennuyeux à juste titre, mais ce pourrait être salvateur pour d'autres. En effet, j'ai constaté à maintes reprises que, souvent, les mesures les plus simples ne sont pas appliquées correctement. Or, seule compte la façon dont elles sont mises en œuvre.

Dans cette optique : restez en bonne santé et positifs.

Bien à vous,

Dr. Ludwig Manfred Jacob

———— • ————

P. S. : un grand merci à Sandra Karl (titulaire d'une maîtrise en nutrition) pour sa précieuse contribution à cet ouvrage. Il est dédié à toutes les personnes qui sont mortes de la COVID, directement ou indirectement, à cause des mesures qui ont été prises. Je le dédie aussi aux personnes qui sont mortes de la faim et des conséquences de maladies non traitées telles que le VIH, la tuberculose, la malaria, le cancer et les maladies cardiovasculaires.

———— • ————

P. P. S. : à l'adresse *www.drjacobsweg.eu*, vous pouvez vous abonner à une lettre d'information dans laquelle vous aurez les nouvelles les plus importantes concernant le coronavirus et de nombreux autres sujets de santé. Hélas, je reçois beaucoup de courriels personnels pour pouvoir continuer à y répondre.

1. COVID-19 – Que peut-on faire soi-même pour se protéger ?

Si le coronavirus SARS-CoV-2 propage la maladie respiratoire COVID-19 dans le monde entier, il propage aussi une grande peur. Or, cette crise planétaire représente une fantastique opportunité pour chacun d'entre nous. Au lieu de nous laisser influencer par les reportages des médias dans le sens de la panique, nous devrions prendre conscience que nous ne sommes pas à la merci du virus. Nous devons simplement apprendre à mettre en place des mesures simples pour réduire considérablement le risque d'infection. À long terme, la crise actuelle nous offre même une occasion unique de prendre notre vie et notre santé en main.

Dans les pays où la mortalité due à la COVID est élevée, quasi personne ne pense que le virus est inoffensif voire un canular. Chacun connaît quelqu'un qui en est mort, souvent un proche parent. En Allemagne, en revanche, la pandémie a été jusqu'à présent relativement modérée. C'est là que réside une partie du problème : en fait, le virus Alpha était relativement inoffensif pour la majorité des gens. Les cas graves ou mortels concernaient des personnes présentant des facteurs de risque particuliers (cela dit, énormément de personnes sont concernées alors qu'elles se considèrent à l'abri). Au contraire, le variant Delta est très dangereux, beaucoup plus infectieux, et son taux de contagion atteint presque celui de la varicelle et de la rougeole. Alors que le virus originel ne causait pratiquement aucun décès en été, le variant Delta cause une maladie grave même par temps chaud, et même chez des personnes relativement jeunes et en bonne santé.

Grâce à sa protéine Spike, le virus se lie spécifiquement au récepteur ACE-2, qui est beaucoup plus présent dans les poumons et les autres organes des personnes à risque. Pour une personne, ce ne sera qu'un rhume, tandis que pour une autre ce sera une maladie multi-organique très grave voire mortelle.

La politique et la communication au sujet du coronavirus étaient mauvaises tant sur le plan psychologique que pédagogique. Il n'est pas étonnant que de nombreux citoyens ne fassent plus confiance aux scientifiques, aux politiciens et aux médias. Ainsi, les manifestations contre les mesures gouvernementales sont une réaction psychologique logique. La confiance a été perdue et ne sera regagnée qu'avec beaucoup d'efforts, des actions intelligentes et une politique d'information utile et sensée.

Les grands médias se focalisent encore uniquement sur le virus et sa transmission, au lieu de former les gens sur la façon dont ils peuvent se protéger en dehors de la vaccination. C'est pourquoi ce guide traite d'une part des moyens d'éviter une infection, et d'autre part de ce que nous pouvons faire pour atténuer l'évolution de la maladie. En la matière, l'état du système immunitaire et des muqueuses (poumons, oreilles, nez et gorge, intestins), l'état de santé général, les facteurs de risque spécifiques et la quantité de virus dans l'infection jouent un rôle prépondérant.

Alors que les deux camps se raidissent de plus en plus dans une alternative « soit ci soit ça » binaire et destructrice, mes conseils sont basés sur une approche constructive du type « les deux et », qui s'appuie sur les dernières recherches et la médecine empirique. Si je ne pense pas grand-chose de la « médecine alternative » – dont la devise est souvent « contre pour l'essentiel » –, je suis pour une médecine holistique.

Les maladies respiratoires ont toujours été parmi les principales causes de décès dans le monde. Or, nous avons toujours été en mesure de faire beaucoup pour éviter que les maladies ne mettent notre vie en danger.

Pendant toute mon enfance, j'ai enchaîné les infections respiratoires graves, ainsi que les amygdalites et les infections de l'oreille moyenne. À cet égard aussi, je dois ma vie à mes parents, tous deux médecins. À l'époque, mon père utilisait déjà de nombreux remèdes naturopathiques très efficaces. En hiver, je pourrais encore attraper tous les virus qui circulent. Il suffit que j'aie la gorge qui gratte (comme régulièrement) pour qu'une infection frappe à ma porte. Cependant, j'ai appris comment éviter cela. Cela fait des lustres que je ne n'ai pas eu d'infections respiratoires, ou que j'ai seulement des infections légères.

La COVID-19 a jusqu'à présent coûté la vie à environ 5 millions de personnes – principalement des personnes âgées souffrant de maladies préexistantes, dont une grande partie pourrait encore être en vie si l'on avait adopté une approche sage (voir l'exemple de l'Asie). En Inde, des études sérieuses supposent que ce ne sont pas 400 000 – comme on le prétend officiellement – mais 4 millions de personnes qui sont mortes de la COVID. Les pays asiatiques comme Taïwan, Singapour, la Corée du Sud et la Chine comptent encore seulement 1 % environ des décès dénombrés dans toute l'Europe, l'Amérique du Nord et l'Amérique du Sud (par rapport à la population totale).

L'Europe et les États-Unis n'avaient pas à réinventer la roue (ils l'ont mal fait, d'ailleurs) ; il leur aurait suffi d'appliquer les meilleures pratiques de ces pays.

La COVID-19 ne disparaîtra probablement pas de nos vies. Comme pour la gripe, nous devons apprendre à vivre avec la maladie. Par notre comportement ainsi que par notre alimentation et notre mode de vie, nous avons une influence considérable sur le risque d'infection et l'évolution de la COVID-19. A long terme, il convient de mentionner l'optimisation du système immunitaire ainsi que le maintien de la distanciation sociale, les mesures d'hygiène et surtout les masques (ceci même avant la vaccination). Le vaccin est recommandé pour la plupart des personnes comme une base aux autres mesures décrites, et il l'est a fortiori pour toutes les personnes présentant des facteurs de risque.

Comme nous le verrons plus loin, nous sommes capables de faire face à de nouvelles vagues de la pandémie sans confinement et en ayant beaucoup moins de décès à déplorer. De nombreux morts, confinements et traumatismes sont évitables grâce à des mesures telles que la vaccination, le port de masques, la distanciation sociale, l'hygiène et l'optimisation du système immunitaire par la vitamine D et d'autres substances vitales, ainsi que la protection ciblée des groupes à risque (notamment dans les maisons de retraite et les établissements de soins).

2. Qu'est-ce que le « corona » ?

Les coronavirus constituent une grande famille de virus à l'origine d'infections chez de nombreuses espèces animales et d'infections respiratoires chez l'homme. L'infection respiratoire déclenchée par le virus SARS-CoV-2 est appelée COVID-19 (**CO**rona**VI**rus **D**isease 2019). Elle est le résultat de la troisième vague d'infections déclenchée par les coronavirus, après le SARS et le MERS. Dans le langage courant, la COVID-19 est souvent appelée simplement « corona ».

2.1 Origine du SARS-CoV-2 – et de nombreuses maladies infectieuses

De nombreuses maladies infectieuses qui se sont transformées en épidémies n'existent que depuis environ 10 000 ans. C'est à cette époque que l'homme a commencé à apprivoiser et domestiquer les animaux. Sans cette étape, nous aurions été épargnés par une multitude de maladies. En effet, à l'origine, les virus les plus connus ont été transmis à l'homme par l'animal : rougeole (bovins), variole (chameaux), coqueluche (porcs), typhoïde (poulets), grippe (canards), lèpre (buffles d'eau), rhinovirus/crises (chevaux), VIH (singes).

Le nouveau coronavirus SARS-CoV-2 vient probablement des chauves-souris et a été transmis à l'homme par un hôte intermédiaire. Divers animaux sauvages consommés en Chine sont soupçonnés d'être impliqués. On soupçonne que le virus provient d'un grand marché d'animaux sauvages et de fruits de mer à Wuhan, d'où il est passé pour la première fois à l'homme fin 2019 (Schwarz, 2020 ; McKeever et Greshko, 2021). Si cela n'a pas encore été prouvé (Ärzteblatt, 2021), en janvier 2020, après la fermeture du marché, 585 échantillons ont été prélevés dans les canalisations et sur les sols, dont 33 se sont révélés positifs au SARS-CoV-2. Des rapports fort bien documentés font également état de la vente d'animaux sauvages vivants sur ce marché, bien que cela soit désormais démenti par le gouvernement chinois (Gale, 2021). Les marchés d'animaux sauvages étant également connus pour être à l'origine du SARS, il s'agit d'une situation embarrassante pour la Chine.

Le syndrome respiratoire aigu sévère (SARS) et le syndrome respiratoire du Moyen-Orient (MERS) ont été causés par des coronavirus qui ont initialement infecté des animaux (chauves-souris et hôtes intermédiaires).

Des appels fondés ont été lancés pour reconsidérer et limiter la consommation d'animaux provenant d'élevages industriels, qui sont une source majeure d'épidémies et de maladies. L'interdiction du gibier, qui a été imposée en Chine après l'épidémie, ne s'attaque pas au cœur du problème (Jacob *et al.*, 2020).

Dans l'histoire de l'humanité, les épidémies sont survenues régulièrement. Citons quelques exemples particulièrement connus. La peste a tué un tiers de la population européenne au Moyen Âge. La grippe espagnole de 1918 a coûté la vie à environ 40 millions de personnes (souvent jeunes) dans le monde entier ; l'origine du virus était la volaille (Taubenberger, 2006). Les porcs sont désormais aussi le point de convergence des nouveaux virus de la grippe, d'où le nom de « grippe porcine ». La grippe saisonnière tue chaque année entre 250 000 et 500 000 personnes dans le monde. C'est sans compter les théories du complot et la biotechnologie.

2.2 Les variants

Les variants d'un virus résultent de mutations du virus pendant sa réplication. Une mutation est en fait une erreur qui se produit dans le matériel génétique et qui n'a souvent aucun effet sur l'organisme en question. Parfois, cependant, la mutation apporte une nouvelle propriété qui peut être un avantage ou un inconvénient. Dans le cas d'un virus, par exemple, une mutation peut le rendre plus stable à la chaleur, plus infectieux ou plus dangereux. Un tel variant peut se propager beaucoup plus rapidement. Les mutations qui entraînent des propriétés plus dangereuses sont tout aussi courantes, mais ne sont guère remarquées parce qu'elles sont chassées par les variants les plus forts.

Les campagnes de vaccination augmentent la pression de sélection du virus, et la probabilité d'apparition de nouveaux variants du virus est élevée dès le début. Cependant, à long terme, la vaccination généralisée garantit que le virus devient globalement plus rare et que les mutations deviennent donc moins probables.

De nombreuses mutations du SARS-CoV-2 sont déjà en circulation. Elles sont classées en fonction de leur dangerosité. Les variants de virus suivants sont actuellement considérés comme des « variants préoccupants » (BzgA, 2021 ; OMS, 2021) :

Alpha (B.1.1.7) : il a été découvert pour la première fois en Grande-Bretagne en septembre 2020. Il est plus contagieux que le virus originel et est peut-être associé à une mortalité accrue. Ce variant a été responsable de la troisième vague d'infection en Allemagne au printemps 2021.

Bêta (B.1.351) : il a été découvert pour la première fois en Afrique du Sud en mai 2020 est probablement plus contagieux que le virus originel. Une infection passée et les vaccins prémunissent probablement moins bien contre une (ré)infection. Le variant Bêta n'est guère répandu en Allemagne.

Gamma (P.1) : il est apparu pour la première fois au Brésil en novembre 2020. Ses caractéristiques sont similaires à celles du variant Bêta.

Delta (B.1.617.2) : il a été identifié pour la première fois en Inde en octobre 2020. Il est nettement plus contagieux que le virus originel et le variant Alpha. Le virus Delta se propage donc extrêmement rapidement dans le monde entier et est désormais répandu en Allemagne. Les vaccins protègent beaucoup moins contre l'infection par le variant Delta que par le variant Alpha, mais ils permettent de prévenir efficacement l'évolution grave de la maladie.

Le variant Delta est presque aussi contagieux que la rougeole, maladie la plus infectieuse connue à ce jour. Malgré les progrès réalisés en matière de vaccination, le nombre de cas monte en flèche dans de nombreux pays. Contrairement au virus originel, celui-ci résiste à la chaleur et se propage très rapidement en été, même en plein air. En hiver, lorsque les gens passent plus de temps à l'intérieur, ce phénomène s'intensifiera (Gretler et Lacqua, 2021).

Les personnes qui ont déjà attrapé l'ancien virus ne sont pas à l'abri de retomber malades avec le variant Delta.

D'une manière générale, il n'y a pas pire que le variant Delta en termes de dangerosité et de contagion. La situation devrait donc se calmer d'ici l'été 2022, soit grâce aux vaccinations, soit en raison du nombre croissant de personnes étant guéries. Il n'y aura pas de véritable immunité de groupe, mais la maladie deviendra moins agressive et moins fréquente.

3. Comment le virus se transmet-il d'une personne à une autre ?

Comme pour d'autres agents pathogènes respiratoires, notamment l'influenza (grippe) et les rhinovirus (rhume), la transmission du coronavirus d'une personne à l'autre se fait **par le biais de gouttelettes** lors de la toux et des éternuements. En outre, l'infection *via* les **aérosols** revêt une grande importance. Une **contamination par frottement** (infection par contact *via* les mains) est également possible.

3.1 Infection par gouttelettes et par frottement

Pendant longtemps, on a cru à tort que le virus ne se transmettait que par les gouttelettes excrétées par la bouche et le nez des personnes infectées. Par exemple, lorsqu'elles éternuent, toussent ou parlent, les gouttelettes sont projetées directement sur d'autres personnes. Pour être infectées *via* des gouttelettes, deux personnes doivent généralement se tenir relativement près l'une de l'autre, car les gouttelettes libérées tombent au sol relativement rapidement. Toutefois, une particule virale peut être projetée jusqu'à cinq mètres en cas de toux et jusqu'à huit mètres en cas d'éternuement, selon l'humidité, la température et les courants d'air. Les gouttelettes peuvent atterrir directement dans le nez, la bouche ou les yeux, être inhalées ou adhérer à la main et ainsi atteindre l'un de ces points d'entrée (Gale, 2020).

Un contact rapproché (moins de 1,5 mètre) pendant seulement quelques minutes avec une personne infectée est associé à un risque élevé de transmission du virus. Si elle tousse ou éternue, un contact très bref peut même être suffisant.

Cela vaut particulièrement pour le nouveau variant Delta, beaucoup plus contagieux.

Les gouttelettes peuvent aussi se déposer sur des surfaces et être en quelque sorte ramassées par d'autres personnes. Ces dernières s'infectent alors en touchant leur visage (infection par frottement). C'est de là que vient l'importance du lavage des mains.

À température ambiante, le virus survit environ 24 heures sur du carton, 48 heures sur de l'acier inoxydable et 72 heures sur du plastique. Sur une surface comportant des traces de protéines, comme le mucus, le virus a même survécu pendant quatre jours. Cependant, une désinfection standard le tue, tout comme la lumière du soleil (Gale, 2020).

Les virus peuvent se fixer sur des particules autres que les gouttelettes, comme la poussière et les contaminants en suspension, et se propager dans l'air. Lorsque ces particules se déposent, elles peuvent contaminer les surfaces. Quand une surface est touchée, l'infection est possible par la bouche, le nez ou les yeux (Gale, 2020). L'inhalation de ces particules peut également provoquer une infection.

Néanmoins, dans l'ensemble, l'infection par frottement semble jouer un rôle mineur dans le SARS-CoV-2.

3.2 Les aérosols

Il est désormais bien établi que l'infection par des aérosols de virus joue un rôle au moins aussi important voire plus dangereux que l'infection par des gouttelettes. Les aérosols sont de minuscules particules en suspension dans l'air et contenant des virus. On en émet en respirant, en parlant, en toussant et en éternuant. Elles sont si légères qu'elles tombent à peine au sol, et restent en suspension. En huit minutes, les gouttelettes d'aérosol d'un diamètre inférieur à 4 micromètres ne descendent que de 30 centimètres vers le sol – dans des conditions de laboratoire, c'est-à-dire dans un environnement calme (RKI, 2020 ; Götze, 2020a, b ; Beigel, 2020).

Les aérosols de virus peuvent rester en suspension dans l'air pendant plus de trois heures et se propager partout (van Doremalen *et al.*, 2020). L'infection par les aérosols est donc également possible sur de plus longues distances. Dans les espaces intérieurs dépourvus de ventilation et de filtration de l'air suffisantes, ils restent en suspension pendant une période particulièrement longue (Gale, 2020). Ils peuvent ainsi conduire à ce que l'on appelle des « événements de *superspreading* », dans lesquels une seule personne infectée infecte un grand nombre d'autres personnes. Cela s'est par exemple produit lors de carnavals, de services religieux, de répétitions de chorales, de réunions de familles et dans les abattoirs. Chanter fort, crier et parler fort dans un milieu humide a un effet similaire à celui de la toux et des éternuements. Cela génère des quantités phénoménales d'aérosols. Cependant, chanter n'est pas nécessairement plus problématique que parler ou respirer ; c'est le volume qui est le facteur décisif. Le fait de chanter et de parler fort (90-100 dB) produit 20 à 30 fois plus d'aérosols viraux que le fait de parler et de chanter à un volume conversationnel normal (50-60 dB) (Gregson *et al.*, 2021).

Par exemple, le *Los Angeles Times* rapporte le cas de la répétition d'une chorale aux États-Unis en mars. Personne n'était malade et ne toussait, et les règles de distance étaient respectées. Néanmoins, 45 personnes ont été infectées, dont deux sont décédées (Read, 2020). Quelque chose de semblable s'est produit en Allemagne.

En fonction de la charge virale de la personne infectée, environ 1 000 particules contenant du virus (jusqu'à 100 000 dans les cas extrêmes) pénètrent dans l'air en une minute de parole forte. Or, non seulement des parties de l'ARN viral mais aussi des virus vivants complets sont collés à ces aérosols (Stadnytskyi *et al.*, 2020).

Les longues périodes passées dans des espaces clos sont particulièrement problématiques. Une seule personne infectée peut remplir une pièce entière d'aérosols en quelques minutes. Plus il y a de personnes et de mouvements dans la pièce, plus les aérosols se répandent rapidement. Les pièces dans lesquelles la ventilation ou la climatisation est en circuit fermé, comme les trains, les restaurants et les *open spaces*, sont particulièrement risquées. En revanche, en extérieur, le risque d'infection par les aérosols est nettement plus faible (RKI, 2020 ; Götze, 2020a, b ; Beigel, 2020).

Selon l'Institut Robert Koch, les personnes suivantes sont considérées comme en situation de contact étroit avec une personne infectée, et ont un risque élevé d'être infectées (RKI, 2021b) :

1. Les personnes en contact étroit (< 1,5 m) pendant au moins 10 minutes, sans protection par un masque correctement porté (pour la personne en question ET pour celle avec laquelle elle est en contact). (Cette règle est basée sur l'expérience acquise avec le virus Alpha et n'est probablement pas suffisante pour le virus Delta. Avec ce dernier, l'infection peut se produire beaucoup plus rapidement.)

2. Les personnes avec lesquelles – à une courte distance (< 1,5 m), quelle que soit la durée – on a eu une conversation sans protection par un masque correctement porté (pour la personne en question ET pour celle avec laquelle elle est en contact), ou

les personnes qui ont eu un contact direct (avec des sécrétions respiratoires, par exemple en toussant, en éternuant, en s'embrassant).

3. Les personnes qui se sont trouvées dans la même pièce pendant plus de 10 minutes avec une concentration probablement élevée d'aérosols infectieux, quelle que soit la distance, même si le masque est porté correctement. Cela vaut également, par exemple, pour les personnes qui font la fête, chantent ou font du sport ensemble en intérieur.

3.3 Deux voies d'infection : bouche-nez-gorge ou poumons

Première voie d'infection par gouttelettes : les voies respiratoires supérieures (bouche, nez et gorge) : le point d'entrée habituel des virus est constitué par les muqueuses de la bouche et du nez. Après contact avec des gouttelettes infectées, les virus peuvent pénétrer dans les cellules des muqueuses du nez et de la bouche et se multiplier. L'hypothermie est un important déclencheur d'infections virales car elle a pour effet de rendre les muqueuses vulnérables. À partir de là, le virus peut progressivement infecter d'autres organes et les poumons. Toutefois, quand les poumons et les autres organes ne sont pas infectés du tout ou infectés plus tard, cette évolution s'accompagne généralement de symptômes plus légers.

Deuxième voie d'infection par les aérosols : les voies respiratoires inférieures (poumons) : dans la voie d'infection la plus dangereuse, le virus atteint directement les poumons *via* les aérosols. En effet, il y pénètre en se fixant sur les petites particules d'aérosols qui, contrairement aux gouttelettes beaucoup plus grosses, sont inhalées profondément dans les poumons. La fumée de cigarette et le smog favorisent cet effet (Anbound, 2020).

Ainsi, une grande quantité de virus peut pénétrer directement dans les voies respiratoires lorsqu'une personne infectée tousse en direction d'une autre, voire simplement lorsqu'elle parle ou chante. Une fois dans les poumons, le virus peut se multiplier rapidement, gagner d'autres organes et favoriser une évolution grave de la maladie (Gale, 2020).

Certains groupes à risque sont particulièrement exposés. Les personnes souffrant d'hypertension, d'obésité et de maladies pulmonaires, ainsi que les fumeurs, ont beaucoup plus de récepteurs ACE2 dans les poumons, mais aussi dans d'autres organes (Radzikowska *et al.*, 2020). Il s'agit du récepteur auquel le coronavirus s'arrime avec sa protéine de liaison et par lequel il pénètre dans la cellule. Il est à noter que les enfants ont très peu de ces récepteurs, et que les hommes en ont beaucoup plus que les femmes.

La transmission par aérosols explique les épidémies massives régulières lors des services religieux avec chant, des répétitions de chorale ou dans l'industrie de la viande partout dans le monde. La climatisation et les systèmes de ventilation en circuit fermé favorisent cette propagation.

La charge virale, c'est-à-dire la quantité de virus ingérée au cours d'une infection, et la voie d'ingestion, sont des facteurs importants dans l'évolution de la maladie, au même titre que le système immunitaire. Il est donc primordial de respecter la règle de la distance d'au moins 1,5 mètre, de porter des masques et d'éviter autant que possible les milieux fermés très fréquentés.

D'ailleurs, la prise de conscience que les aérosols viraux peuvent rester en suspension dans l'air et se propager pendant des heures n'est pas nouvelle. Elle est connue depuis le SARS, première épidémie de corona (Doremalen *et al.*, 2020). De nombreuses études prouvent l'intérêt du FFP2 et des masques chirurgicaux pour la protection du personnel médical comme des patients.

4. COVID-19 – Quels en sont les symptômes ?

La période d'incubation de la COVID-19 est en moyenne de 5 à 6 jours, mais peut varier de 2 à 14 jours (Xin *et al.*, 2021). L'apparition précoce des symptômes indique une charge virale importante au moment de l'infection et laisse présager une évolution plus grave de la maladie.

Selon une étude chinoise, le temps moyen jusqu'à la contagion est de 4,0 jours, tandis que la période d'incubation (c'est-à-dire le temps jusqu'à l'apparition des symptômes) est de 5,8 jours en moyenne (Kang *et al.*, 2021). La personne infectée est donc déjà contagieuse deux jours avant l'apparition des symptômes, **or c'est le jour précédant l'apparition des symptômes que l'infectivité est la plus élevée**. C'est pourquoi les masques sont si importants lorsque le virus circule.

La plupart des gens ne sont pas infectés par des personnes malades symptomatiques, mais par des personnes qui n'ont pas encore développé de symptômes. À propos, les tests corona PCR sont fiables, mais ils ne sont positifs qu'après la période d'incubation et peu avant l'apparition des symptômes. Il est donc inutile de procéder à un test immédiatement après un contact.

Une grande partie des infections par le SARS-CoV-2 sont asymptomatiques ou bénignes, bien que la proportion de cas asymptomatiques ait fortement diminué avec la propagation du variant Delta. Par « bénignes », on entend une maladie sans symptômes graves (comme une pneumonie) pour laquelle aucune hospitalisation n'est nécessaire. Alors qu'une évolution bénigne de la maladie était encore tout à fait inoffensive avec le variant originel Alpha, avec le variant Delta elle est généralement associée à des symptômes de rhume sévères, à une forte sensation d'être malade pendant environ deux semaines, à une faiblesse extrême et à un besoin d'être alité. Même les jeunes en bonne santé présentent des évolutions beaucoup plus graves qu'avec le virus Alpha. Désormais, cela se produit même en été, alors que le virus Alpha ne déclenchait habituellement que des infections sans aucun symptôme à cette période de l'année. Normalement, les cas sont beaucoup plus sérieux en hiver – c'est là que toute la dangerosité du virus Delta sera révélée.

Avec la souche originelle, la fièvre et la toux étaient parmi les symptômes les plus courants. La perte de l'odorat et du goût – symptôme précoce particulièrement spécifique à la COVID – était également fréquente. Avec le variant Delta, cependant, les symptômes ont changé et ressemblent davantage à un rhume typique au début. Les maux de tête, les maux de gorge et les rhumes font désormais partie des symptômes les plus courants de la COVID 19. Les jeunes en particulier, chez qui l'infection n'est que légère, peuvent donc initialement la confondre avec un simple rhume ou même un rhume des foins (Nordbayern, 2021 ; Roberts, 2021 ; étude Zoe COVID, 2021).

Les symptômes les plus courants de la COVID 19 en 2021 sont (CDC, 2021) :

- Maux de tête
- Maux de gorge
- Frissons
- Fièvre
- Toux (sèche)
- Essoufflement

- Fatigue
- Douleurs musculaires
- Perte de l'odorat/du goût
- Nausées, vomissements
- Diarrhée
- Pneumonie

Les autres symptômes peuvent être les suivants : perte d'appétit, perte de poids, douleurs abdominales, conjonctivite, éruption cutanée, gonflement des ganglions lymphatiques, apathie, somnolence (vertiges) (RKI, 2020).

Selon l'étude britannique Zoe COVID (2021), les symptômes de la COVID-19 les plus courants chez les personnes non vaccinées sont les suivants :

1. Maux de tête
2. Maux de gorge
3. Frissons
4. Fièvre
5. Toux

La maladie peut également survenir chez les personnes vaccinées. Toutefois, cela est rare avec les vaccins à ARNm. Les formes graves ne surviennent quasi jamais chez les personnes vaccinées. Les cinq symptômes les plus fréquents chez les personnes ayant reçu deux doses de vaccin sont les suivants :

1. Maux de tête
2. Rhinite
3. Éternuement
4. Maux de gorge
5. Perte du goût

Même si les symptômes semblent similaires, ils sont très différents dans leur gravité. La vaccination avec des vaccins à ARNm entraîne presque toujours des évolutions très légères. Chez les personnes vaccinées, les symptômes font encore plus penser à un simple rhume. Cette situation est particulièrement périlleuse car les personnes vaccinées ont encore moins de chances d'être infectées, mais développent une charge virale aussi élevée que les personnes non vaccinées. Elles peuvent donc propager le virus et la maladie.

La fréquence des symptômes de la COVID-19 diffère selon les études et selon la méthode d'enquête. Les symptômes de la COVID-19, de la grippe et du rhume étant similaires, un diagnostic fiable n'est possible que par un prélèvement au niveau de la gorge (Struyf *et al.*, 2020 ; Blasius, 2020).

Certains patients développent un essoufflement après quelques jours. Une diminution du nombre de leucocytes et de lymphocytes dans l'hémogramme est également spécifique à la COVID-19. Toutefois, les évolutions de la maladie sont si diverses et variées qu'aucune déclaration générale ne peut être faite sur cette question.

Dans les cas graves et critiques, la maladie peut entraîner une pneumonie sévère, une insuffisance respiratoire, une thrombose, un choc septique et le dysfonctionnement ou la défaillance de plusieurs organes.

Les symptômes sont classés selon les critères suivants :

- **Cas bénins :** patients sans pneumonie ou avec une pneumonie légère.
- **Cas graves :** patients présentant un essoufflement, une fréquence respiratoire d'au moins 30/minute, une saturation sanguine en oxygène de 93 % maximum, un indice d'oxygénation inférieur à 300 et/ou des infiltrats pulmonaires de plus de 50 % dans les 24-48 heures.

- **Cas critiques**: patients présentant une insuffisance respiratoire, un choc septique et/ou un dysfonctionnement ou une défaillance de plusieurs organes.

Tableau 1: COVID-19 – symptômes du variant Delta comparés aux symptômes typiques de la grippe et du rhume (d'après APA/WHO, CDC, étude Zoe COVID).

Symptôme	COVID-19	Grippe	Rhume
Fièvre	Fréquemment	Fréquemment	Rarement
Toux	Fréquemment (sèche)	Fréquemment (sèche)	Légère
Maux de tête	Fréquemment	Fréquemment	Rare
Maux de gorge	Fréquemment	Parfois	Fréquemment
Rhume	Fréquemment	Parfois	Fréquemment
Perte de l'odorat et du goût (en-dehors de la consommation de tabac à priser)	Parfois	Jamais	Jamais
Douleur musculaires	Parfois	Fréquemment	Fréquemment
Fatigue	Parfois	Fréquemment	Parfois
Éternuements	Parfois	Jamais	Fréquemment
Essoufflement	Parfois	Jamais	Jamais
Symptômes gastro-intestinaux	Parfois	Jamais	Jamais

4.1 COVID-19 – Une maladie multi-organique

La COVID-19 est une maladie multi-organique. Cela signifie que presque tous les organes peuvent être touchés. Des indications importantes à ce sujet sont fournies par les autopsies de personnes décédées de la COVID-19. Outre les poumons, les agents pathogènes sont souvent présents dans les reins, le cerveau, le foie, le cœur et la gorge. Il existe une corrélation entre l'infestation virale des organes et l'existence de plusieurs maladies antérieures (Puelles *et al.,* 2020).

Le système cardiovasculaire semble être particulièrement affecté par la COVID-19. D'une part, les maladies cardiovasculaires existantes sont associées à un risque accru de mourir de la COVID-19. D'autre part, elle semble favoriser le développement de troubles cardiovasculaires, par exemple des maladies cardiaques, des maladies thromboemboliques ou des myocardites.

Le virus provoque une endothéliose systémique (inflammation des cellules endothéliales des vaisseaux sanguins du cœur, du cerveau, des poumons, des reins et des intestins). Il en résulte des troubles circulatoires graves, qui peuvent entraîner des lésions cardiaques, des embolies pulmonaires, une occlusion vasculaire au niveau du cerveau et des intestins, une défaillance de plusieurs organes et même la mort (Varga *et al.,* 2020). En outre, des symptômes ou des complications neurologiques peuvent survenir. Des symptômes dermatologiques semblent également possibles. En l'occurrence, les dommages les plus importants sont causés par la mauvaise réaction du système immunitaire.

Une étude souligne l'importance de la protéine Spike dans la COVID-19. Les protéines Spike se trouvent à la surface du coronavirus, s'accrochent à la protéine ACE2 de l'organisme dans la membrane cellulaire et pénètrent ainsi dans les cellules de l'organisme. L'ACE2 a des tâches multiples et un effet protecteur dans le système cardiovasculaire. Par exemple, la protéine est responsable de la transmission des signaux moléculaires aux mitochondries. En outre, l'ACE2 est un élément important du système rénine-angiotensine-aldostérone (SRAA), qui régule notamment la pression artérielle. Les protéines de pointe du coronavirus se lient à l'ACE2 et l'« occupent », de sorte que ses fonctions réelles sont inhibées (Lei *et al.,* 2021).

Pour l'étude, Lei *et al.* (2021) ont créé un pseudovirus ne contenant pas de génome viral mais possédant l'enveloppe externe classique avec des protéines Spike. Le pseudovirus a été injecté à des hamsters, chez qui il a causé des dommages aux artères et aux poumons. Outre les lésions endothéliales, la fonction mitochondriale a également été altérée et l'activité de la eNOS a été réduite, ce qui a entraîné une diminution de la formation du NO (oxyde nitrique) dilatant les vaisseaux sanguins.

La protéine Spike ne joue donc pas seulement un rôle dans l'infection, mais elle peut aussi causer elle-même des dommages importants au niveau cellulaire, y compris au système vasculaire. Cela pourrait expliquer pourquoi la COVID-19 est une maladie multi-système et peut entraîner des complications dans de nombreux organes mais également, par exemple, des accidents vasculaires cérébraux. Sur la base de leurs résultats, les chercheurs de l'étude vont même jusqu'à qualifier la COVID-19 de maladie vasculaire plutôt que de maladie respiratoire (Cereceda, 2021).

4.2 Les méthodes de dépistage

Test PCR

Aucun test médical n'est parfait. Mais les tests PCR offrent le résultat le plus fiable lors du dépistage de la COVID-19. L'échantillon est un prélèvement nasal ou de gorge effectué par le personnel médical et analysé en laboratoire pour détecter les virus SARS-CoV-2. La méthode PCR (réaction en chaîne par polymérase) permet de détecter jusqu'à de très petites quantités de virus. Le résultat est généralement disponible dans les 24 heures.

Test antigénique rapide et autotest

Les tests antigéniques rapides fournissent un résultat en 15 minutes, qu'on obtient directement, sur place. Le test peut être effectué par le personnel médical ou par vous-même. Là aussi, un prélèvement nasal ou de la gorge est effectué.

Les tests antigéniques rapides sont beaucoup moins fiables qu'on ne le pense généralement. Ils sont donc probablement plus nuisibles qu'utiles.

Dans une étude menée par des chercheurs de l'université de Würzburg, plus de 5 000 patients de la clinique Mitte de Würzburg ont été testés pour la COVID-19, à la fois *via* un test PCR et un test antigénique rapide. Le test rapide n'a détecté que 43 % des personnes infectées. Plus de la moitié n'a donc pas été détectée. La sensibilité (c'est-à-dire la probabilité de détecter une personne infectée) dépendait fortement de la charge virale de la personne testée. Plus la charge virale était élevée, plus le test rapide était susceptible d'être positif (Wagenhäuser *et al.*, 2021).

La grande sensibilité des tests rapides à des charges virales élevées présente au moins l'avantage de pouvoir éliminer les *superspreaders* potentiels. Cependant, les tests faussement négatifs donnent à la personne testée un faux sentiment de sécurité et peuvent conduire les personnes infectées à ne plus respecter les mesures de protection telles que la distance ou le port d'un masque et – même avec une faible charge virale – à propager davantage le virus. Les tests rapides sont donc tout sauf pertinents en tant que mesure de protection essentielle.

Étant donné que des résultats faussement positifs sont également possibles avec les tests rapides, un test rapide positif est toujours confirmé par un test PCR avant que le diagnostic de COVID-19 soit certain et que la quarantaine soit ordonnée.

5. Quel est le danger réel de la COVID-19 ?

Le virus original du SARS-CoV-2 n'était globalement pas plus dangereux pour les personnes en bonne santé que les autres virus respiratoires. Plus de 80 % des cas de COVID-19 ont présenté une évolution bénigne. Entre-temps, la situation a considérablement évolué avec l'apparition du variant Delta. Les premières études et données empiriques montrent qu'il est nettement plus dangereux que le variant Alpha. Non seulement il est beaucoup plus contagieux, mais l'évolution de la maladie est également devenue plus grave. Une « infection bénigne » est une évolution de la maladie sans pneumonie, qui peut néanmoins durer plusieurs semaines et se dérouler comme une grippe sévère, et qui entraîne aussi fréquemment une COVID longue.

Le virus SARS-CoV-2 est également particulièrement infectieux (surtout le variant Delta) et peut être potentiellement mortel, notamment pour les personnes ayant déjà été malades. Même si les vaccins offrent une protection efficace, il existe de nombreux cas parmi les personnes vaccinées, même des formes graves nécessitant une hospitalisation. Au Royaume-Uni, 40 % des patients admis à l'hôpital pour le coronavirus avaient été vaccinés une ou deux fois en juillet 2021 (Volkery, 2021). Cependant, ce sont surtout les personnes anciennement vaccinées qui sont ici concernées, comme l'a constaté une autre étude britannique du printemps 2021 (Twohig *et al.*, 2021). Dans l'étude, 74 % des patients hospitalisés n'étaient pas vaccinés, 24 % étaient incomplètement vaccinés et seulement 2 % étaient complètement vaccinés. La vaccination offre donc une bonne protection contre les formes graves, et ce sont surtout les personnes non vaccinées qui doivent être prises en charge à l'hôpital.

La leçon qu'il faut tirer des chiffres de l'Angleterre, c'est avant tout que :

1. AstraZeneca, un vaccin relativement pauvre, y a été majoritairement administré ;
2. L'obligation de porter un masque a été levée ;
3. De nombreuses personnes vaccinées se sont crues invulnérables et ont fait la fête comme avant.

Quelque chose de similaire s'est produit en Israël, mais avec BioNTech, un meilleur vaccin.

De nombreuses percées vaccinales peuvent être expliquées de la façon suivante : si la quantité de virus est élevée au moment de l'infection (ce qui est le cas lorsque les gens cessent de porter des masques et font la fête), la protection induite par la vaccination ou la guérison ne dure pas, car la quantité d'anticorps ne peut pas empêcher l'infection avec un nombre élevé de virus.

C'est pourquoi, sans masques, nous connaîtrons régulièrement des infections massives, même avec la règle des 2G[1]. Les personnes qui se remettent d'une infection Alpha contractent presque toujours le virus Delta ; seules les conséquences de la maladie sont atténuées.

L'étude de Twohlig *et al.* (2021) prouve également que le variant Delta est nettement plus dangereux que le virus

1. En matière d'accès à certains lieux publics, l'Allemagne applique la « règle des 3G ». Les trois « G » renvoient à *Geimpfte, Genesene oder Getestet* (Vaccinés, guéris ou test négatif). Or, depuis quelque temps, la règle des 2G est appliquée dans certaines villes allemandes. En vertu de cette dernière, plus stricte, seules les personnes vaccinées ou guéries sont autorisées à entrer dans certains lieux. (Note du traducteur – N.d.T.)

original. La probabilité d'hospitalisation après une infection par le variant Delta était 2,26 fois plus élevée que par le variant Alpha (Twohig *et al.*, 2021). Le taux d'hospitalisation de 2,2 % pour le variant Alpha était similaire à celui de 2,3 % pour le variant Delta, mais après ajustement des données en fonction de l'âge et du statut vaccinal des patients (entre autres), qui différaient considérablement, l'augmentation significative du risque est apparue.

Déjà au printemps et à l'été 2021, le taux d'hospitalisation de cas avec le virus Delta était significativement plus élevé qu'avec le virus Alpha, à une période où la dangerosité du virus était censée être fortement réduite. Ce sont surtout les jeunes qui sont désormais touchés (en raison de la vaccination des personnes âgées), qui n'ont pratiquement jamais dû être hospitalisés pour le variant Alpha à l'été 2020. **Les données disponibles permettent de conclure que le virus Delta est trois à cinq fois plus dangereux que le variant Alpha.** Dans le pays, cependant, cet effet est atténué en termes de mortalité par un taux de vaccination élevé des groupes à risque et des restrictions de contact pour les personnes non vaccinées.

Dans le monde, on dénombre aujourd'hui environ cinq millions de décès, dont la majorité est en fait due à la COVID-19. Dans les pays pauvres, la plupart des personnes sont décédées sans avoir fait de test pour le corona et n'apparaissent donc pas dans les statistiques officielles. Selon les dernières estimations, jusqu'à 13,7 millions de personnes supplémentaires pourraient avoir été victimes du virus dans le monde (*The Economist*, 2021). Ces données sont basées sur le calcul de la surmortalité. En comparaison, on ne sait toujours pas combien de personnes sont mortes à ce jour des conséquences indirectes de la pandémie, notamment de la famine.

Le 20 août 2020, lors d'une conférence de presse en ligne conjointe de l'Association fédérale des pathologistes allemands, de la Société allemande de pathologie et de la Société allemande de neuropathologie et de neuroanatomie, Johannes Friemann a déclaré (*Ärzteblatt*, 2020) : « Dans plus de trois quarts des autopsies, la COVID-19 a pu être documentée comme la principale ou l'unique maladie ayant conduit au décès. » Sans la maladie, les personnes concernées auraient pu vivre bien pendant quelques années, voire pendant de nombreuses années. Au lieu de ça, beaucoup sont mortes dans des circonstances terribles, isolées dans une unité de soins intensifs et privées de leurs proches.

5.1 Le taux de mortalité

La mortalité due à la COVID-19 dans les différents pays varie fortement. Elle est de 7,6 % au Mexique, par exemple, mais de moins de 1 % en Turquie, ce qui est absurdement bas (Worldometer, 2021, au 30 septembre 2021). Cela peut s'expliquer par différents facteurs. Outre la pyramide des âges de la population et la proportion de patients à risque, la politique joue un rôle majeur. Un enregistrement correct est-il politiquement souhaitable ou non ? En outre, le système de soins de santé est bien sûr déterminant, par exemple l'équipement des hôpitaux en lits, en matériel (les respirateurs par exemple) et en personnel. Mais la stratégie de test a également une influence majeure. Plus on effectue de tests COVID-19, plus le nombre d'infections (légères) détectées est élevé, ce qui réduit statistiquement le taux de mortalité (MPG, 2021).

Malheureusement, les symptômes de la COVID-19 sont si peu spécifiques que les taux d'infection sont beaucoup plus élevés que ce que l'on sait sur la base de résultats de tests confirmés. En fait, il y a beaucoup plus d'infections COVID-19 légères ou asymptomatiques que celles qui sont officiellement diagnostiquées. On estime qu'environ 5 % seulement de tous les cas ont été diagnostiqués et enregistrés en Chine (Read *et al.*, 2021).

Toutefois, le nombre de cas d'infection par le coronavirus non signalés en Allemagne a considérablement diminué l'année dernière. Alors qu'il était encore de 90 % en mai 2020, il est actuellement de 30 % ou 42 %, selon les études (université de Lübeck, 2021 ; étude Gutenberg COVID-19, 2021). Cette évolution est due, d'une part, à l'augmentation du nombre de tests effectués, et d'autre part à la propagation du variant Delta, qui est beaucoup moins souvent asymptomatique.

Tableau 2 : Pourcentage de décès imputables à la COVID-19 parmi les cas de COVID-19 (Worldometer, au 29 juin 2021).

Pays	Proportion de cas mortels de COVID-19*	Estimation du taux de mortalité réel
Chine	5,1 %	0,27 % (Read *et al.*, 2021)
Italie	3,0 %	
Grande-Bretagne	2,7 %	0,6 % (Ward *et al.*, 2020)
Allemande	2,4 %	0,36 % (Streeck *et al.*, 2020)
Corée du Sud	1,3 %	

*Les pourcentages sont des chiffres cumulatifs. Cela signifie que toutes les infections survenues depuis le début de la pandémie sont prises en compte, y compris celles survenues avant le début du dépistage généralisé, alors que le nombre de cas non signalés était encore très élevé.

Dans le cadre d'une étude, un test d'anticorps a été effectué chez 100 000 adultes sélectionnés au hasard en Angleterre entre le 20 juin et le 13 juillet 2020 afin d'identifier les personnes ayant déjà été infectées par la COVID-19. Londres présentait le taux de positivité aux anticorps le plus élevé du pays, soit 13 % (Ward *et al.*, 2020). Si l'on ajoute à cela la population de Londres (8 982 000 habitants, en 2019) et le nombre de décès liés à la COVID-19 (6 885 au 17 août 2020), le taux de mortalité n'est « que » de 0,6 % (Ward *et al.*, 2020). Les estimations pour la Chine sont encore plus basses, à 0,2-0,3 %.

Ce chiffre est confirmé par la méta-analyse de Ioannidis, qui a pris en compte les résultats de 61 études. Selon cette dernière, le taux de mortalité moyen de la COVID-19 était de 0,27 %, mais variait fortement en fonction du lieu (Ioannidis, 2021).

Que nous enseignent ces chiffres sur ce qui s'est passé et sur ce qui nous attend ?

La mauvaise nouvelle : le SARS-CoV-2 est hautement infectieux et se propage rapidement. Les chiffres réels de l'infection sont beaucoup plus élevés que les chiffres officiels. Les personnes sans symptômes étaient les principaux porteurs.

Le virus Delta est beaucoup plus infectieux. Les gens tombent violemment malades. Les « nouveaux sans symptômes » (donc les principaux porteurs) sont les convalescents et les personnes vaccinées qui ne portent pas de masque dans les foules.

La bonne nouvelle : l'infection virale est bénigne dans de nombreux cas et passe même souvent inaperçue. Le taux de mortalité relativement élevé d'environ 2,2 % en Allemagne (Worldometer, 2021, au 30 septembre 2021) s'explique par le fait que toutes les infections sont loin d'être connues. Le taux de mortalité réel est nettement plus faible, soit environ 0,3 %. Cependant, il n'est pas rare que la maladie laisse des séquelles durables et graves (cf. COVID longue, voir ci-dessous). Par conséquent, le taux de mortalité est de moins en moins la mesure de toutes choses.

La meilleure nouvelle est que nous ne sommes pas sans défense contre le virus. Même s'il est impossible de prévenir une infection, il est possible d'influer positivement sur son évolution. Le système immunitaire et l'état général de la personne infectée jouent un rôle décisif : tous deux peuvent être améliorés de manière décisive, même en un temps très court.

Face au virus Delta, on peut se sentir très en sécurité en étant vacciné et en portant un masque. Ceux qui se passent des deux tomberont très probablement malades – souvent gravement.

5.2 COVID longue : conséquences à long terme de l'infection

Un grand nombre de symptômes peuvent apparaître longtemps après l'infection aiguë par le SARS-CoV-2, et entraîner des séquelles durables pour les personnes touchées. Il s'agit d'une part des symptômes qui persistent après l'infection aiguë, et d'autre part des symptômes qui réapparaissent des semaines ou des mois après la guérison complète. Ce tableau clinique est appelé COVID longue. La COVID longue peut affecter les personnes atteintes d'une COVID-19 grave, ainsi que celles présentant une infection aiguë très légère, les patients atteints d'une maladie plus grave présentant un risque plus élevé. L'âge avancé et les affections préexistantes sont également des facteurs de risque importants dans la survenance de la COVID longue, bien que les personnes jeunes en bonne santé et les enfants puissent également être touchés (Kron, 2020 ; Crook *et al.*, 2021 ; Eppinger, 2021).

À l'instar des maladies aiguës, la COVID longue peut affecter divers organes et systèmes, notamment le système respiratoire, le système cardiovasculaire, le système neurologique, le système gastro-intestinal et le système musculo-squelettique.

Les symptômes connus de la COVID longue comprennent (Crook *et al.*, 2021 ; Herzog, 2021) :

- Fatigue et épuisement persistants, limitation des capacités physiques ;
- Essoufflement en cas d'effort léger ;
- Anomalies cardiaques ;
- Maux de tête, douleurs articulaires et musculaires ;
- Faiblesse musculaire ;
- Problèmes cognitifs tels que : problèmes de concentration, de mémoire, chercher ses mots ;
- Troubles du sommeil ;
- Symptômes psychologiques tels que dépression, impulsivité ;
- Troubles persistants de l'odorat et du goût ;
- Troubles hormonaux, perte de cheveux ;
- Problèmes gastro-intestinaux ;
- Risque accru de diabète sucré, de thrombose, de crise cardiaque.

Chez une grande partie des personnes concernées, les symptômes disparaissent complètement en quelques semaines ou mois. Toutefois, environ 10 % des patients continuent à avoir des problèmes graves six mois après la maladie. Cela affecte principalement les patients atteints de la forme grave de la COVID-19. Ils présentent souvent des dommages structurels irréparables aux organes, qui entraînent des séquelles permanentes. Ici, les poumons sont particulièrement touchés (mais ne sont pas les seuls). La fonction pulmonaire peut être altérée de façon permanente, ce qui limite considérablement la capacité du patient à faire de l'exercice (Herzog, 2021).

Une COVID longue peut entraîner une incapacité professionnelle et rendre difficile l'accomplissement de simples tâches quotidiennes. En plus de l'épuisement physique, un épuisement mental est souvent constaté (Herzog, 2021).

Il est difficile d'évaluer la fréquence de la COVID longue. Les données des études varient d'environ 10 à 96 % (pour des symptômes survenant environ trois mois après l'infection) (Eppinger, 2021).

Une étude menée à Wuhan a examiné l'état de santé de 1 276 anciens patients atteints de la COVID-19 (âge moyen : 59 ans) six mois et un an après leur guérison. Dans l'ensemble, les sujets avaient bien récupéré physiquement au cours de l'année. Toutefois, leur état de santé était moins bon que celui des personnes du groupe témoin qui n'avaient pas eu la COVID-19. Après six mois, 68 % des patients souffraient encore d'un symptôme secondaire de leur COVID. Après douze mois, ils étaient encore 49 % dans ce cas. Certains symptômes se sont même aggravés avec le temps. Ainsi, la part de patients souffrant d'essoufflement est passée de 26 à 30 %, et celle des patients souffrant d'anxiété et de dépression est passée de 23 à 26 %. 12 % des personnes qui était employées avant de tomber malades n'avaient pas encore repris le travail un an après. Les femmes étaient plus susceptibles que les hommes de faire face à une COVID longue (Huang *et al.*, 2021).

Sur les 143 patients d'une autre étude, seuls 18 étaient exempts de symptômes associés à la COVID-19 environ deux mois après l'apparition des symptômes. La fatigue chronique et la dyspnée étaient les plus fréquentes. 44 % des participants à l'étude ont fait état d'une qualité de vie réduite (Carfi *et al.*, 2020).

Une étude de cohorte a examiné les conséquences à long terme de la COVID-19 en prenant 73 435 patients non hospitalisés. Les conséquences de la COVID-19 six mois après comprenaient des troubles pulmonaires, cardiovasculaires, neurologiques, psychiatriques, gastro-intestinaux et métaboliques, ainsi qu'un risque de mortalité fortement accru de 59 %. Par exemple, les patients avaient un risque accru de souffrir de troubles du sommeil, de développer un diabète sucré, de développer des caillots sanguins ou de subir une crise cardiaque. Même après des évolutions légères de la maladie, on observe une fatigue à long terme, des problèmes de mémoire et des troubles dans la recherche de mots (Siegmund-Schultze, 2021 ; Al-Aly, 2021). Ce dernier point est soutenu par une étude récente :

Le cerveau vieillit de 10 ans à cause d'une infection grave

En Angleterre, 81 337 personnes ont passé un test d'intelligence. Parmi eux, 192 avaient été hospitalisés pour la COVID-19. 326 personnes avaient une infection avérée mais n'ont pas été hospitalisées. Après leur guérison, les personnes présentaient de graves déficits cognitifs. Ces déficits touchent particulièrement les personnes ayant une infection avérée. Pour les patients qui devaient être branchés à un respirateur pendant leur séjour à l'hôpital, le déficit mesuré correspondait à un vieillissement du cerveau de dix ans ou à un quotient intellectuel inférieur de sept points. Singulièrement, ils avaient des difficultés en matière de pensée logique, et dans l'ensemble ils répondaient plus lentement (Hampshire *et al.*, 2021).

Comme l'expérience le montre désormais, les symptômes des malades de la COVID longue peuvent durer plus d'un an. Il n'est pas encore possible d'évaluer de manière définitive s'ils persisteront ou finiront par passer.

Causes de la COVID longue

Il existe plusieurs explications de l'origine de la COVID longue. L'une des possibilités est une réaction auto-immune déclenchée par le virus qui dure au-delà de la maladie proprement dite. Pendant la maladie, le système immunitaire est renforcé, mais sa réaction ne s'estompe pas par la suite (Langreth, 2021). Cela entraîne des réactions inflammatoires excessives avec une suractivation des mastocytes et une libération accrue de cytokines et d'histamine.

Une autre possibilité est qu'après avoir combattu la maladie, il reste dans l'organisme des virus qui provoquent des réactions inflammatoires. Cela explique pourquoi de nombreuses personnes guéries continuent d'être testées positives longtemps après la maladie (Langreth, 2021).

Selon un troisième scénario, le virus se « cache » dans le tissu et réapparaît des semaines ou des mois plus tard – comme c'est le cas pour les virus de l'herpès ou le VIH (Langreth, 2021). Il est probable que ces trois théories se retrouvent dans la réalité à des degrés divers.

Les troubles circulatoires jouent probablement aussi un rôle dans la COVID longue. Par exemple, l'étude de Kubánková *et al.* (2021) a révélé une flexibilité réduite des globules rouges, de sorte qu'ils passent moins bien dans les vaisseaux sanguins. Cela pourrait expliquer, par exemple, la grande fatigue qu'entraîne la COVID longue. La protéine Spike en est largement responsable. De même, des effets indirects sur le psychisme, par exemple par le biais de l'isolement social, peuvent contribuer à la COVID longue (Siegmund-Schultze, 2021).

Les causes du syndrome de fatigue chronique sont généralement multiples. De plus petits dommages à différents systèmes organiques conduisent finalement à un épuisement général (Herzog, 2021).

La vaccination semble avoir une influence positive sur la COVID longue, de sorte que les personnes concernées peuvent ressentir un soulagement voire une guérison grâce à une dose de vaccin. Les études à ce sujet ne sont pas encore disponibles, mais les rapports sont crédibles. En cas d'infection persistante, la vaccination peut stimuler le système immunitaire pour mettre fin à l'infection. Cependant, comme les processus auto-immuns (tels que l'activation des mastocytes) sont également cruciaux, cette approche ne sera généralement pas suffisante.

Pour les mesures de traitement de la COVID longue, voir la section 11.6.

6. Comment éviter les infections ?

Si une infection par le SARS-CoV-2 se produit avec une charge virale élevée, même un bon système immunitaire se trouvera dépassé. Cela explique, entre autres, la mort tragique du personnel infirmier et des médecins en bonne santé, ainsi que celle du médecin chinois qui a découvert la pandémie. Il est donc particulièrement important de garder ses distances en public et de porter des masques pour réduire considérablement la quantité de virus absorbée.

Les mesures suivantes sont recommandées :

1. Réduisez fortement l'exposition aux virus en gardant vos distances, en portant un masque et en prenant des mesures d'hygiène (voir ci-dessous) ;
2. Soutenez votre système immunitaire et vos muqueuses ;
3. Améliorez votre état de santé général ;
4. Faites-vous vacciner.

Les mesures décrites dans ce chapitre (à l'exception de la vaccination) ne sont pas seulement utiles contre le SARS-CoV-2 et la COVID-19, mais aussi contre d'autres virus et maladies respiratoires. Cela a été démontré, par exemple, par le faible nombre de cas de grippe et de décès au cours de l'hiver 2020-2021 et par l'apparition moins fréquente de rhumes, d'infections gastro-intestinales et d'autres maladies virales pendant la pandémie de corona.

6.1 Vaccination et immunité après la guérison

Toute personne ayant survécu à une infection virale est immunisée contre ce virus spécifique – du moins pendant un certain temps, qui varie fortement en fonction du système immunitaire. Dans le cas de la COVID-19, il est maintenant clair que les nouveaux variants sont si différents du virus Alpha et de la souche sauvage originelle que les personnes immunisées contractent malheureusement régulièrement le virus à nouveau.

En fait, les vaccins sont tout aussi bénéfiques que les antibiotiques. Toutefois, comme pour toute chose, leur bon usage est crucial.

On ne peut pas dire que les vaccins soient quelque chose de nouveau. Ils suivent l'ancienne sagesse naturopathique selon laquelle les stimuli faibles renforcent et préparent le système. Le stimulus faible est la vaccination, le stimulus fort, qui peut provoquer l'effondrement d'un organisme même selon l'enseignement naturopathique, est l'infection naturelle. Soigner « par analogie » était une approche essentielle même avant Hahnemann (1755-1843, fondateur de l'homéopathie classique). En fait, même un vaccin à ARNm ne délivre qu'une quantité homéopathique de la protéine de pointe par rapport à une infection active. Les effets secondaires sont fréquents en médecine et en naturopathie ; les avantages doivent toujours être mis en balance avec ces effets.

D'une manière générale, le débat sur la vaccination n'est pas objectif. Il est unilatéral. Il n'y a pas de dialogue. Les opposants à la vaccination ont des inquiétudes en partie justifiées. Ses partisans ne sont pas sensibles à ces inquiétudes, de sorte qu'on vaccine généralement trop, trop jeune et avec des vaccins qui doivent être améliorés – ce qui renforce encore la réticence des opposants à la vaccination. Seuls un discours adapté et une analyse objective des risques et des avantages pourraient arranger cette situation.

C'est également vrai pour la COVID-19. La plupart des opposants à la vaccination sont en fait des hésitants, peu sûrs d'eux, chez qui on a créé des inquiétudes au sujet de la vaccination. La mauvaise information et la gestion de crise sont en partie responsables de cette incertitude.

La vaccination est la mesure unique la plus efficace pour se protéger contre l'infection et surtout contre une évolution grave de la maladie. En deuxième position, on trouve les masques chirurgicaux et FFP2, même si on en a tous marre.

La principale question est la suivante : quel est le rapport bénéfice-risque de la vaccination ? Dans le cas du virus Alpha, la vaccination était particulièrement utile et recommandée pour les groupes à haut risque. Cependant, avec le virus Delta, beaucoup plus agressif et contagieux, le rapport bénéfice-risque s'est considérablement modifié. Même les personnes en bonne santé sans facteurs de risque tirent désormais clairement profit de la vaccination par ARNm, car une infection par le variant Delta est difficilement évitable. Dans tous les cas, la vaccination est un moindre mal. Toutefois, cela ne s'applique pas à tous les vaccins dans la même mesure (voir ci-dessous).

En général, les vaccinations sont une immunothérapie et nécessitent donc un système immunitaire en bon état général pour qu'ils soient efficaces, qui dépend elle-même de micronutriments spécifiques (voir chapitres 8 et 10). Ce lien explique une grande partie des percées vaccinales : la qualité d'un vaccin dépend du système immunitaire de la personne vaccinée. Par conséquent, les vaccins ne remplacent pas un bon système immunitaire – ils le renforcent et l'entraînent !

Les vaccins COVID-19 approuvés

Jusqu'à présent, quatre vaccins contre l'infection par le SARS-CoV-2 ont été approuvés en Allemagne :

– BioNTech/Pfizer : Comirnaty®

– Moderna : Spikevax®

– AstraZeneca : Vaxzevria®

– Johnson&Johnson (J&J) : Janssen®

Les vaccins de BioNTech/Pfizer et Moderna sont des vaccins à ARNm. En revanche, AstraZeneca, Sputnik et Johnson&Johnson sont des vaccins à ADN basés sur des vecteurs. Les vaccins ADN contiennent la protéine Spike sous forme d'ADN et entrent dans le noyau cellulaire de la personne vaccinée. Les vaccins ARNm ne contiennent pas d'ADN et n'entrent pas dans le génome humain, mais sont multipliés dans le plasma cellulaire.

Les coronavirus sont des virus à ARN. Après avoir pénétré dans une cellule, le virus est produit dans le plasma par la cellule hôte. Cela signifie que les vaccins à ARNm sont en fait une idée brillante, car ils suivent le parcours d'une infection naturelle – ni plus ni moins. Aussi, tous les effets secondaires réels – et ils existent – correspondent également à ceux d'une infection. Les personnes qui réagissent déjà fortement à cette forme d'infection la plus bénigne doivent s'attendre à une évolution bien pire en cas d'infection naturelle. Ils ne réagissent pas au vaccin lui-même, mais à la protéine Spike, qui est produite naturellement dans une toute autre mesure dans les cellules de l'organisme lors d'une véritable infection.

Il existe de grandes différences entre les vaccins en termes d'efficacité et d'effets secondaires potentiels. AstraZeneca et Johnson&Johnson peuvent non seulement avoir des effets secondaires particulièrement importants, mais aussi offrir une protection nettement moins bonne que les deux vaccins à ARNm (voir ci-dessous). Bien que les infections pernicieuses ne soient pas non plus rares avec les vaccins à ARNm, les formes

sévères sont efficacement évitées. L'effet de la vaccination, notamment le niveau d'anticorps, diminue fortement après six mois – en fonction du système immunitaire. Cela permet aux infections de se produire, mais cela peut tout de même prévenir une évolution grave de la maladie, car les lymphocytes T, qui sont également protecteurs, diminuent nettement moins.

En Allemagne, des effets secondaires graves sont survenus chez 0,1 % des personnes vaccinées après une vaccination avec BioNTech ou Moderna. Les personnes vaccinées avec AstraZeneca étaient quatre fois plus susceptibles d'être touchées (Paul Ehrlich Institute, 2021c). En raison de la biochimie (ADN c/ ARN), des dommages secondaires tardifs ne peuvent être exclus avec les vaccins à ADN – ils atteignent le noyau cellulaire, alors que cela peut être largement exclu avec les vaccins à ARN.

Quelle est l'efficacité de la protection offerte par les vaccins ?

L'effet des vaccins est plus faible dans le variant Delta que dans le variant originel Alpha. Il diffère également en fonction du vaccin. Le variant Delta est plus résistant aux vaccins, surtout chez les personnes qui n'ont reçu qu'une seule dose.

La protection vaccinale contre le variant Delta est de 67 % en cas de vaccination complète avec le vaccin AstraZeneca. Le vaccin BioNTech/Pfizer est nettement plus efficace, avec une efficacité de 88 % après deux doses de vaccination (Lopez Bernal *et al.,* 2021). Le vaccin de Moderna semble fonctionner aussi bien que celui de BioNTech (Shapiro *et al.,* 2021). Moderna délivre beaucoup plus d'ARNm que BioNTech, de sorte que l'effet semble durer beaucoup plus longtemps, mais les réactions vaccinales sont également plus graves après la première vaccination.

La combinaison d'une dose de vaccin à vecteur (AstraZeneca) avec une dose de vaccin à ARNm semble également très efficace (Schmidt *et al.*, 2021).

Tableau 3 : Efficacité du vaccin contre le variant Delta après 1 et 2 doses de vaccin d'AstraZeneca et de BioNTech/Pfizer, respectivement (Lopez Bernal *et al.*, 2021).

	AstraZeneca	BioNTech/ Pfizer
1 dose	30,0 %	35,6 %
2 doses	67,0 %	88,0 %

Une protection vaccinale de 88 % signifie qu'il existe un risque résiduel d'infection de 12 %. Si les personnes à proximité sont également vaccinées ou sont guéries, le risque est encore réduit. Ainsi, un taux de couverture vaccinale élevé entraîne ce que l'on appelle une immunité collective. En raison de la volonté insuffisante de la population de se faire vacciner, de l'absence actuelle de vaccins pour les enfants et de la diminution de l'efficacité des vaccins au fil du temps (voir ci-dessous), il ne sera probablement pas possible d'atteindre une véritable immunité collective pour la pandémie de corona.

Une vaste étude menée par les CDC américains (Centers for Disease Control and Prevention), portant sur 569 142 cas de COVID-19 aux États-Unis, a examiné l'efficacité de la vaccination contre le SARS-CoV-2. 92 % des personnes vaccinées avaient reçu des vaccins à ARNm (Moderna et BioNTech), 8 % le Johnson&Johnson. Depuis la propagation du variant Delta, les personnes non vaccinées avaient environ 11 fois plus de risques de mourir de la COVID-19 que les personnes vaccinées. Les personnes non vaccinées avaient également 10 fois

plus de risques d'être hospitalisées et 4,6 fois plus de risques de contracter le virus. Avant le 20 juin, alors que le variant Delta était encore plus rare, les personnes non vaccinées avaient encore 11,1 fois plus de risques d'être infectées par le SARS-CoV-2 que les personnes vaccinées. La réduction de la protection contre l'infection reflète l'effet protecteur plus faible des vaccins par rapport au variant Delta, mais aussi le contact social fortement accru des personnes vaccinées, souvent sans masque.

Cependant, la protection que constitue la vaccination contre l'hospitalisation reste élevée, avec une moyenne de 86 % - Moderna étant le plus efficace dans l'étude avec 92 %, suivi de BioNTech avec 77 % et de J&J avec 65 % (Dyer, 2021 ; Scobie *et al.*, 2021).

Attention : de nombreuses infections surviennent dans les jours qui suivent la première dose de vaccin. Les gens se sentent tout de suite plus en sécurité et baissent la garde. Dans le même temps, l'organisme n'a pas encore réussi à produire suffisamment d'anticorps pour se protéger du virus SARS-CoV-2. La protection vaccinale complète n'intervient que 7 à 15 jours après la deuxième dose de vaccin. Comportez-vous comme si vous n'étiez pas vacciné pendant le plus longtemps possible.

Combien de temps dure l'immunité ?

L'efficacité totale des vaccins ne dure que sur une période limitée et diminue avec le temps. Une étude sur l'efficacité du vaccin BioNTech a montré qu'elle est la plus élevée dans les deux premiers mois après la deuxième dose de vaccin, et qu'elle diminue ensuite d'environ 6 % tous les deux mois (Thomas *et al.*, 2021).

Une autre étude portant sur 122 personnes vaccinées avec le BioNTech a montré que le nombre d'anticorps avait diminué de manière significative six mois après la deuxième dose de vaccin et se situait à peu près au même niveau qu'après une seule dose de vaccin ou que chez les convalescents. Six semaines après la deuxième vaccination, les concentrations d'anticorps avaient déjà diminué de 45 % en moyenne. Après six mois, les concentrations d'anticorps ne représentaient plus que 2 à 25 % de la valeur maximale mesurée une semaine après la deuxième dose de vaccination. La réponse en anticorps était légèrement plus faible chez les participants plus âgés de l'étude, et plus élevée chez ceux qui avaient signalé davantage d'effets secondaires du vaccin (Naaber *et al.,* 2021).

Une autre étude des CDC américains a examiné la protection à long terme des trois vaccins de Moderna, BioNTech et J&J. Tous trois ont fourni une bonne protection contre l'hospitalisation après quatre mois : Moderna 92 %, BioNTech 77 % et J&J 68 % (Self *et al.,* 2021). En examinant les chiffres, il convient de noter que la protection aurait certainement été beaucoup plus élevée si les gens s'étaient comportés comme avant la vaccination. Au lieu de cela, la plupart des personnes vaccinées ont renoncé à porter des masques et à restreindre les contacts et ont, par exemple, fait la fête sans prendre de précautions.

Parmi les vaccins homologués en Allemagne, Moderna semble offrir la meilleure protection à long terme, car il entraîne la formation d'un plus grand nombre d'anticorps – même si les anticorps ne sont pas nécessairement le facteur le plus important dans ce contexte (voir ci-dessous).

Le moment exact où une piqûre de rappel est nécessaire (même après qu'une infection a été surmontée) n'a pas encore été clarifié. En attendant, un troisième rappel est recommandé environ six mois après la deuxième dose, au moins pour les personnes âgées et les patients à haut risque. Même après avoir surmonté une infection, la vaccination est conseillée six mois après la guérison. Dans ce cas, une seule dose est suffisante.

Bien que les anticorps contre le coronavirus diminuent avec le temps, l'effet d'un vaccin dure beaucoup plus longtemps. Il ne protège plus contre l'infection, mais il protège contre une évolution grave de la maladie. Cela s'explique par le fait que la vaccination crée une mémoire immunitaire permanente contre le SARS-CoV-2 sous la forme de cellules B et T. Celles-ci peuvent prévenir une maladie grave dans le cas d'une éventuelle percée vaccinale (Goel *et al.,* 2021).

On parle de « percée vaccinale » lorsqu'une personne vaccinée est infectée par le SARS-CoV-2 et attrape la COVID-19. Toutefois, l'évolution de l'infection chez les personnes vaccinées est généralement beaucoup moins préoccupante.

Le système immunitaire et son approvisionnement optimal en substances vitales ont une influence décisive sur la qualité et la durée de la protection offerte par une vaccination ou d'une immunité après une infection.

Le vaccin : oui ou non ? Analyse bénéfices-risques

La vaccination est comparable à une infection bénigne. Les personnes qui ont une réaction vaccinale plus forte réagiraient donc aussi en conséquence en cas d'infection naturelle et seraient beaucoup plus malades. Il ne s'agit pas de banaliser la vaccination – il s'agit peut-être de la vaccination la plus chargée en effets secondaires depuis des décennies. Cependant, cette pandémie est aussi la plus meurtrière depuis un siècle. Il s'agit donc d'une question de proportionnalité.

Les effets secondaires connus des vaccins, tels que le risque d'inflammation du muscle cardiaque après la vaccination avec le vaccin à ARNm de BioNTech/Pfizer, sont loin de l'emporter sur les avantages de la vaccination. En outre, les effets secondaires graves sont extrêmement rares. Chez les jeunes de 12 à 39 ans, on a recensé 4,7 cas de myocardite pour 1 million de femmes et 32 cas pour 1 million d'hommes (Swain, 2021). Les évolutions de la myocardite étaient pour la plupart bien gérables. Les hommes sont donc presque sept fois plus susceptibles d'être affectés par cet effet secondaire, mais ils développent aussi la COVID-19 souvent plus sévèrement que les femmes.

Bien que le risque de myocardite soit multiplié par trois pendant une courte période après la vaccination (avec BioNTech) par rapport aux circonstances normales, l'infection par le SARS-CoV-2 multiplie le risque par 18 (Barda *et al.,* 2021).

Le vaccin AstraZeneca augmente le risque de thrombose difficile à traiter voire mortelle. Les vaccins à ARNm sont donc préférables aux vaccins à vecteur à tous les égards. Cependant, même avec AstraZeneca :

Le risque de souffrir d'une thrombose en tant qu'effet secondaire de la vaccination est nettement inférieur au risque de thrombose dû à la COVID-19. Sur 10 millions de personnes ayant reçu la première dose du vaccin AstraZeneca, 66 personnes supplémentaires en moyenne souffrent d'une thrombose par rapport à la normale. En revanche, sur 10 millions de personnes souffrant de la COVID-19, on dénombre 12 614 cas supplémentaires, soit 191 fois plus (Hippisley-Cox *et al.,* 2021 ; Gitau, 2021).

L'affirmation selon laquelle les vaccins contre le coronavirus rendent les gens infertiles est fausse, mais elle est très efficace pour activer les peurs primitives des femmes. Rien ne laisse le soupçonner, que ce soit dans les essais vaccinaux ou dans les cas réels d'infection. Cette rumeur est probablement fondée sur le fait qu'il y a longtemps, dans le tiers-monde, on voulait utiliser des vaccins contenant des hormones pour contrôler les naissances.

Une analyse détaillée des effets secondaires révèle clairement le schéma suivant : la grande majorité des effets secondaires connus du vaccin – hormis de très rares réactions allergiques authentiques – sont des réactions typiques à la protéine Spike du coronavirus. Ainsi, toute personne qui réagit violemment à un vaccin le ferait encore plus fortement à une véritable infection. Une réaction vaccinale peut être contrôlée, mais une véritable infection est due à un virus qui se multiplie activement et est donc beaucoup plus difficile à contrôler.

Effets secondaires et décès : de la fiction à la réalité

Il ne fait aucun doute que toutes les vaccinations ont des effets secondaires très désagréables chez un certain nombre de personnes, qui peuvent aussi être mortels dans certains cas, principalement chez les personnes très âgées. Des chiffres effrayants sur les décès dus à la vaccination circulent sur Internet. Ils sont présentés comme des « statistiques officielles », ce qui est faux.

L'Union européenne utilise souvent la base de données suivante : Base de données européenne des rapports sur les effets indésirables présumés des médicaments (adrreports.eu). La note suivante, figurant sur son site Internet, est mal comprise par les opposants à la vaccination : « *Les informations figurant sur ce site Internet concernent les effets indésirables présumés des médicaments, c'est-à-dire des événements médicaux qui ont été observés dans le cadre de l'utilisation d'un médicament, mais qui ne sont pas nécessai-*

rement liés au médicament ou causés par celui-ci. Les informations sur les cas suspects d'effets indésirables ne doivent pas être comprises comme si le médicament ou la substance active avait causé l'effet observé ou comme si le médicament ou la substance active n'était pas sûr d'être utilisé. » Il en va de même pour les décès. Les opposants à la vaccination prennent des cas purement suspects et aiment ensuite coller dessus un autre facteur parce que, après tout, le gouvernement « nous cache tout ». En Europe, cependant, les gouvernements ne sont souvent même pas capables de mettre en œuvre des mesures simples pour protéger les citoyens (pensez aux maisons de retraite !), et encore moins d'orchestrer une conspiration complexe à grande échelle dans laquelle des centaines de milliers d'individus seraient impliqués. Dans le cas des bases de données, tout un chacun peut également signaler des effets secondaires. Par conséquent, il est possible d'influencer les chiffres dans le sens de « plus d'effets secondaires », mais pas dans l'autre.

En fait, l'Institut Paul Ehrlich, qui est en charge des effets secondaires des vaccins, a rapporté les chiffres suivants pour l'Allemagne, du 27 décembre 2020 au 31 juillet 2021 : « Décès après la vaccination contre la COVID-19 : dans 1 254 cas suspects, une issue fatale a été signalée à différents intervalles de temps après la vaccination. Dans 48 cas, l'Institut Paul Ehrlich considère qu'une relation de cause à effet avec la vaccination COVID-19 est possible ou probable. L'Institut Paul Ehrlich a évalué 31 cas de thrombose avec thrombocytopénie et sept cas de thrombocytopénie/purpura thrombocytopénique idiopathique (PTI) avec une issue fatale après l'administration de Vaxzevria [AstraZeneca] ou du vaccin COVID-19 de Janssen [J&J] comme étant compatibles avec une relation causale selon les critères de l'OMS. C'est également le cas de deux cas d'hémorragie cérébrale après Vaxzevria, dont l'un impliquait la détection d'anticorps anti-PF4, et de deux décès après Vaxzevria chez deux hommes chez qui une thrombose des veines sinusales a été détectée à l'autopsie. En outre, deux patients sont décédés des suites du syndrome de Guillain-Barré (SGB) après le Vaxzevria ; une relation de cause à effet ne peut être exclue. » (Paul-Ehrlich-Institut, 2021b) En comparaison, près de 100 000 personnes sont mortes de la COVID-19 en Allemagne.

Dans le rapport de sécurité du 27 décembre 2020 au 31 août 2021, le Paul-Ehrlich-Institut (PEI) fait état de « 156 360 cas suspects d'effets indésirables ou de complications vaccinales signalés en Allemagne en lien temporel avec la vaccination [...] pour se protéger contre la COVID-19 depuis le début de la campagne de vaccination, le 27. Selon l'Institut Robert Koch, 101 877 124 vaccinations ont été effectuées au 31 août 2021, dont 76 982 568 avec Comirnaty, 9 396 381 avec Spikevax, 12 645 915 avec Vaxzevria et 2 852 260 avec le vaccin COVID-19 de Janssen. 84 763 cas suspects ont été signalés pour la vaccination avec Comirnaty, 24 457 cas suspects pour Spikevax, 41 534 avec Vaxzevria et 4 895 rapports de COVID-19 avec le vaccin de Janssen. Dans 711 cas suspects signalés, le vaccin COVID-19 n'était pas précisé. Le taux de déclaration était de 1,5 déclaration pour 1 000 doses de vaccin, tous vaccins confondus, et de 0,15 déclaration pour 1 000 doses de vaccin pour les réactions graves. » (Institut Paul Ehrlich, 2021c)

Pour ceux qui ont néanmoins peur des effets secondaires de la vaccination et qui hésitent donc à se faire vacciner, la simple vaccination avec un vaccin à ARNm peut être un compromis raisonnable. Les vaccins à ARNm ne présentent presque jamais d'effets secondaires lors de la première vaccination. Elles surviennent principalement après le deuxième ou le troisième rappel. Une seule vaccination offre une faible protection contre l'infection, mais une bonne protection contre la progression de la maladie grave. Une dose unique a conféré une protection de 78 % (BioNTech) et de 96 %

(Moderna) contre l'hospitalisation ou le décès dus au variant Delta dans une étude canadienne (Nasreen *et al.*, 2021).

On ne sait pas combien de temps dure la protection conférée par une vaccination unique, mais elle devrait au moins permettre de survivre sans maladie grave à la prochaine vague de Delta, hautement infectieuse.

Chacun doit et devrait être autorisé à prendre lui-même la décision de se faire vacciner. Cependant, ceux qui sont contre la vaccination ET les masques ne mettent pas seulement leur vie en danger, mais aussi celle des autres, puisque certaines personnes à risque, par exemple, ne peuvent pas du tout être vaccinées.

La discussion sur la vaccination est trop émotionnelle et souvent peu objective des deux côtés. Les partisans de la vaccination jouent essentiellement sur la peur, les opposants davantage encore. Cependant, les gens ne prennent pas de sages décisions quand ils sont mus par la peur. La décision doit être prise en fonction du profil de risque personnel.

Des études très intéressantes montrent que nous, les humains, ne décidons presque jamais de manière rationnelle, mais beaucoup plus souvent de manière émotionnelle. Nous essayons ensuite de justifier cette décision de manière rationnelle. Les personnes dont le centre émotionnel du cerveau est détruit peuvent encore avoir une pensée parfaitement logique, mais ne peuvent pas prendre les décisions les plus simples. Pendant ce temps, les États-Unis nous inondent de « révélations » pseudo-scientifiques très bien ficelées et difficiles à comprendre, même pour les experts. Malheureusement, l'arnaque fonctionne, notamment parce que sur les réseaux sociaux les mensonges se propagent beaucoup mieux que les faits ennuyeux.

Ainsi, chacun s'empêtre dans cet immense marécage mondial et cherche des arguments qui le conforte dans sa position. Or, aujourd'hui, du côté de la médecine alternative, ce ne sont malheureusement souvent que des demi-vérités déformées ou, de plus en plus souvent, des mensonges purs et simples. Résultat : ceux qui hésitent n'agissent généralement pas du tout – ce qui peut mettre leur vie en danger en cas de pandémie.

Quelles sont les mesures supplémentaires à prendre ?

En particulier, tant qu'il n'existe pas d'immunité collective dans la population grâce à une vaccination généralisée, nous ne pouvons et ne devons pas compter uniquement sur la vaccination pour nous protéger. Le risque résiduel de tomber malade (et de transmettre le virus) malgré la vaccination peut être encore réduit grâce à un système immunitaire efficace et les mesures de protection connues. Avant tout, les mesures faciles à mettre en œuvre peuvent être observées en permanence, par exemple compenser ses carences en nutriments, avoir une alimentation saine, se laver les mains et ne pas se serrer la main pendant la saison froide.

Les raisons suivantes plaident en faveur de ces mesures :

- Aucun vaccin ne protège à 100 %. Bien que le risque de contracter la COVID-19 soit fortement réduit chez les personnes vaccinées, de même que le risque d'une évolution sévère de la maladie, il existe toujours un risque résiduel (voir ci-dessus).
- Même si les personnes vaccinées ne tombent généralement que légèrement malades de la COVID-19, elles peuvent développer une charge virale aussi élevée que les personnes non vaccinées et donc transmettre le virus (Tageschau, 2021). Une infection doit donc toujours être évitée.

– L'efficacité des vaccins diminue avec le temps (voir ci-dessus). C'est particulièrement le cas chez les personnes immunodéficientes. Cela peut être retardé par un renforcement du système immunitaire.

– Demain, de nouvelles mutations pourraient apparaître et nous confronter à de nouveaux défis. Or, nous ne savons pas si – ni dans quelle mesure – nos vaccins existants nous protégeront, ou à quelle vitesse ils pourront être adaptés au nouveau virus.

– Les mesures de protection sont utiles non seulement contre la COVID-19 mais aussi contre d'autres infections respiratoires telles que la grippe ou le rhume.

La carence en substances vitales affaiblit le système immunitaire et limite l'efficacité des vaccins

Le système immunitaire a besoin d'un grand nombre de substances vitales (micronutriments). Quand ces dernières ne sont pas disponibles en quantités suffisantes, l'efficacité de la réponse immunitaire à une infection en pâtit, ainsi que la réponse à une vaccination et l'effet protecteur qui en découle. C'est notamment le cas des personnes âgées, qui ont une réponse immunitaire plus faible et réagissent moins bien aux vaccins que les jeunes adultes (Rayman et Calder, 2021a). Il est donc toujours bon de renforcer son système immunitaire avant la vaccination.

Il n'est pas rare que les personnes âgées souffrent de malnutrition et de sous-alimentation. La correction des carences vitales avant la vaccination est donc un moyen d'augmenter l'efficacité de la vaccination contre la COVID-19. Bien que la majorité des personnes âgées soient désormais vaccinées, la question reste d'actualité, car les vaccins doivent être renouvelés. Or, bien sûr, il est également judicieux d'optimiser son état nutritionnel indépendamment des vaccinations et d'être ainsi bien préparé contre diverses infections.

Une étude a examiné l'influence du régime alimentaire sur la réponse à une vaccination contre le pneumocoque. Les 83 participants à l'étude, âgés de 65 à 85 ans, mangeaient peu ou beaucoup de fruits et légumes (moins de 2 portions ou environ 5 portions par jour, respectivement). Le groupe dont la consommation de fruits et légumes était la plus élevée présentait une réponse en anticorps significativement plus élevée et réagissait donc beaucoup mieux à la vaccination (Gibson *et al.*, 2012). Des études sur la vitamine E, le sélénium et les vaccinations ont donné des résultats similaires.

La vitamine E et le sélénium sont des micronutriments antioxydants. Un bon niveau d'antioxydants peut contribuer à prévenir les mutations virales, qui sont plus susceptibles de se produire chez les personnes qui présentent un stress oxydatif élevé (Rayman et Calder, 2021a).

Des essais cliniques sont en cours sur la supplémentation en vitamine D en tant que moyen d'optimiser l'efficacité des vaccins. Dans le cas des vaccinations contre le virus de la grippe, il a déjà été observé que la vaccination déclenchait une réponse immunitaire réduite chez les personnes carencées en vitamine D (Inserra *et al.*, 2021).

La carence en substances vitales est particulièrement fréquente chez les personnes âgées, mais les personnes plus jeunes sont également touchées. Cela peut conduire à ce que les vaccins COVID-19 n'atteignent pas leur plein potentiel. Une supplémentation en micronutriments pertinents pour le système immunitaire est donc utile pour toute personne présentant un risque accru de carence en nutriments, notamment les personnes âgées. Prise quelques semaines avant et après la vaccination, elle pourrait renforcer l'effet de la vaccination (Rayman et Calder, 2021a). Rayman et Calder recommandent donc que les personnes âgées de plus de 70 ans reçoivent un complément apportant la plus grande quantité possible de micronutriments importants pour le système immunitaire (par exemple, les vitamines A, B6, B9, B12, C, D et E, ainsi que le zinc, le cuivre, le sélénium et le fer) gratuitement pendant 45 jours au total avant et après la vaccination contre le virus SARS-CoV-2 (Rayman et Calder, 2021b).

Le Pr Philip Calder a été président de la Nutrition Society de 2016 à 2019 et est actuellement président (2019-2023) de la Fédération des sociétés européennes de nutrition (FENS). Ses recherches actuelles portent notamment sur l'influence des micronutriments sur la fonction immunitaire. Sa recommandation contraste fortement avec les efforts de nombreux politiciens allemands visant à introduire des plafonds extrêmement stricts pour les vitamines et les minéraux contenus dans les compléments alimentaires. Conformément aux lignes directrices de l'Institut fédéral d'évaluation des risques, ces plafonds sont généralement inférieurs de 70 à 80 % à ceux de l'EFSA, d'autres pays et organismes faisant autorité au niveau mondial. Ils entraîneraient une interdiction de vente pour 99 % des compléments alimentaires.

Vous trouverez de plus amples informations sur les micronutriments du système immunitaire aux chapitres 8 et 10.

6.2 La quantité (de virus) fait le poison

Les infections se produisent principalement via l'air (gouttelettes et aérosols) et, dans une moindre mesure, via les surfaces. La proportion des cas provenant de chacune de ces voies d'infection n'est pas entièrement claire.

L'incidence est à juste titre de plus en plus critiquée en tant que mesure de toutes choses. Néanmoins, elle constitue un indice précieux pour évaluer le risque actuel d'infection. Plus elle est élevée, plus le risque d'être infecté est important. Par conséquent, il y a des moments où vous pouvez traverser la vie sans souci, et d'autres où vous devez prêter une attention particulière aux mesures décrites ci-dessous. L'incidence sur 7 jours indique combien de personnes sur 100 000 habitants ont contracté le virus au cours des 7 derniers jours. Avec une incidence de 100, 1 personne sur 1 000 aura été infectée en une semaine. Si vous vous trouvez dans un groupe de 100 personnes en milieu clos, vous avez une chance réaliste d'attraper le virus d'environ 10 %. En effet, sur 100 personnes, il y a 10 % de chances qu'une personne soit infectée – et cette personne suffit à infecter toutes les autres dans un espace clos mal ventilé. Ce calcul montre également que le fait de rencontrer quelques amis une fois par semaine représente un risque assez faible, alors que les habitués des discothèques ont 99,9 % de chances d'être infectés.

Par conséquent, les mesures les plus judicieuses pour réduire le risque d'infection et la charge virale contributive en cas d'incidence accrue sont les suivantes :

- Gardez une distance d'au moins 1,5 mètre avec les gens ;
- Évitez les grands rassemblements ;
- Rencontrez des personnes non vaccinées n'appartenant pas à votre propre foyer à l'extérieur, à distance ou en portant un masque ;
- Portez correctement un masque OP ou FFP2 à l'intérieur dans les lieux publics – la majorité des gens portent les masques de manière incorrecte, ce qui les rend quasi inefficaces ;
- Les groupes à haut risque doivent porter des masques

FFP2 dans les lieux où le risque d'infection est accru ;
- Lavez-vous les mains régulièrement et soigneusement (obligatoirement avant de manger) ;
- Si possible, ne touchez pas votre visage ;
- Toussez et éternuez dans le creux du bras, dans un mouchoir ou dans votre masque ;
- Aérez régulièrement les pièces fermées et très fréquentées et/ou utiliser des filtres à air HEPA avec des filtres H13 ;
- Évitez les pièces occupées, climatisées et à circulation d'air fermée, ou entrez-y avec un masque ;
- Dans les zones à haut risque, prenez votre température tous les jours pour détecter l'infection à un stade précoce ;
- Il est préférable d'arrêter de fumer ou de passer aux e-cigarettes ;
- En cas de signes de maladie : test PCR, évitez les contacts, renforcez votre système immunitaire.

6.3 Évitez les milieux clos très fréquentés et utilisez des filtres HEPA

En raison de la transmissibilité du SARS-CoV-2 par les aérosols, il convient d'éviter les salles climatisées à circuit de ventilation fermé, particulièrement risquées. Dans la plupart des pièces climatisées, ainsi que dans les transports publics (aéroports, bus, métros), l'air ambiant est aspiré par le système de climatisation, puis redistribué sans filtre dans la pièce. Les climatiseurs propagent donc efficacement le virus, ce qui constitue un problème majeur. Dans les avions, la situation semble être différente, car l'air des systèmes de climatisation est filtré, puis purifié avant d'être renvoyé.

Bien entendu, les pièces non climatisées sont également problématiques. Celles-ci doivent être ventilées fréquemment. Cependant, surtout pendant la saison froide, il est difficile de ventiler fréquemment et suffisamment longtemps. Les filtres à air HEPA sont recommandés ici pour réduire la charge virale causée par les aérosols infectieux. Les filtres HEPA de niveau H13 filtrent les particules de la taille de gouttelettes d'aérosol dans l'air. Cela suffit car les virus les plus petits adhèrent aux gouttelettes et sont filtrés avec elles. Les filtres de niveau H14, qui peuvent filtrer les virus eux-mêmes dans l'air, ne sont pas nécessaires.

Graphique 1 : Risque de transmission du variant Delta.

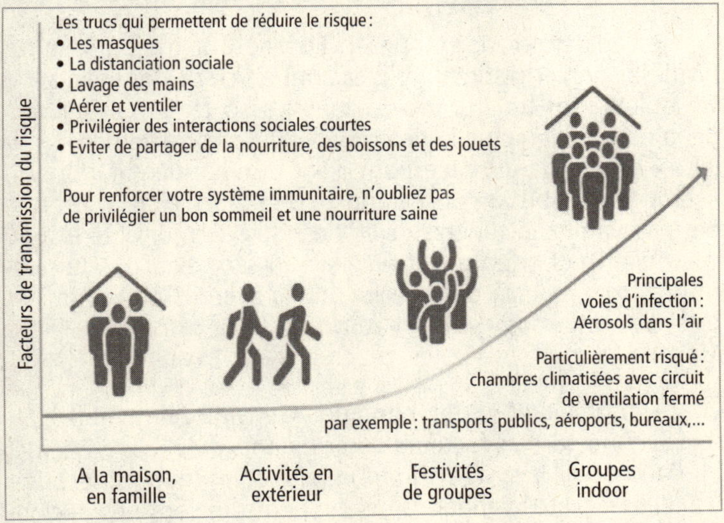

6.4 Pourquoi la COVID-19 tue-t-elle beaucoup plus en hiver ?

Il est frappant de constater que l'évolution de la maladie COVID-19 varie fortement d'une région à l'autre et d'une saison à l'autre. Malheureusement, ce point n'est pratiquement jamais abordé dans le débat général sur le virus.

L'évolution de la maladie est beaucoup moins grave en été qu'en hiver. (Les États-Unis sont une exception. Là-bas, la climatisation transforme également l'été en hiver !) Le taux de mortalité de la COVID-19 a toujours été beaucoup plus faible dans les climats chauds. C'est le cas de toutes les infections respiratoires, y compris la grippe, car les muqueuses sont moins exposées aux changements de température importants. Les infections virales sont donc bénignes.

Le cycle saisonnier des maladies virales respiratoires est connu depuis longtemps, puisque les épidémies annuelles de virus du rhume, du corona et de la grippe frappent continuellement les populations pendant la saison hivernale.

Les épidémies de grippe en Europe ont toujours eu un profil saisonnier distinct, les pics annuels coïncidant avec l'hiver et le temps froid et sec qui lui est associé. La saisonnalité de la pandémie actuelle de corona est donc également similaire à celle de la grippe espagnole. Cette pandémie, dont on estime le nombre de décès entre 30 et 50 millions, a frappé en trois vagues distinctes, avec des taux de mortalité et une virulence (pathogénicité) très élevés, associés à des températures froides et à des précipitations accrues à chacun des pics, au printemps 1918, à l'automne 1918 et à l'hiver 1918-1919.

La modification des conditions environnementales affecte d'une part les facteurs déterminants du virus lui-même, et d'autre part le système immunitaire et les muqueuses. L'air froid et les fortes variations de température sont des déclencheurs décisifs de l'apparition d'une infection virale, car les muqueuses deviennent vulnérables et les virus peuvent franchir cette première et plus haute barrière immunitaire. Les infections respiratoires sont également plus dangereuses en hiver car c'est de janvier à mars que les taux de vitamine D sont les plus bas (Rabenberg *et al.*, 2015). En outre, la vitamine D joue un rôle primordial dans de nombreuses fonctions de défense immunitaire. Les conseils pour éviter les infections respiratoires et les formes sévères de COVID-19 doivent donc se concentrer sur le renforcement général du système immunitaire, la supplémentation en vitamine D, l'évitement de l'hypothermie et la protection des muqueuses des poumons et de la gorge.

SARS-CoV-2 et températures froides = infectivité et mortalité en forte augmentation

Dans un environnement froid, le virus est beaucoup plus stable. À des températures proches du point de congélation, il peut survivre pendant des semaines (Gale, 2020), ce qui contribue considérablement à sa propagation. Les usines de transformation de la viande, les défilés de carnaval et les marchés de Noël sont donc de grandes sources d'infection.

Dans un examen de 23 études, les liens de causalité entre le climat et la COVID-19 ont été scientifiquement prouvés (McClymont et Hu, 2021). Les études sont unanimes : le climat est un facteur déterminant dans la transmission de la COVID-19, en particulier la température. En conséquence, l'incidence la plus élevée a été observée dans la fourchette de températures 0-17 °C. En revanche, le virus Delta est beaucoup plus indépendant de la température et s'acclimate à la chaleur.

Une étude portant sur l'effet de la température sur les taux d'infection de la COVID-19 dans 30 provinces chinoises a montré une diminution de 36 à 57 % des cas pour chaque augmentation d'un degré Celsius (Qi *et al.*, 2020). Les données européennes montrent également que la mortalité a diminué d'environ 15 % pour chaque augmentation d'un degré Celsius (Kifer *et al.*, 2021).

Pourquoi l'hypothermie et les chutes de température sont si redoutables ?

L'hypothermie directe et la déshydratation des muqueuses par l'air froid ou l'hypothermie indirecte (cou froid, pieds froids) entraînent une forte réduction de la circulation sanguine des muqueuses, une réduction de la « clairance mucociliaire » (nettoyage) et donc une altération considérable du système immunitaire. Les baisses de température ont un effet similaire. Elles se produisent entre autres en hiver quand vous sortez de pièces intérieures chauffées, ou quand vous venez de l'extérieur et entrez dans des pièces intérieures climatisées en été. Les grandes différences de température sont comme un « choc » pour les muqueuses de la gorge et des poumons. Les pieds et la gorge doivent donc toujours être maintenus au chaud. C'est pourquoi, en hiver, les masques sont doublement utiles, gardant également les muqueuses au chaud.

L'air froid et les pièces chauffées affaiblissent la fonction des muqueuses

La barrière muqueuse des voies respiratoires protège l'organisme des virus et autres agents pathogènes grâce à un système sophistiqué. Ce que l'on appelle la clairance mucociliaire fonctionne via une double couche de muqueuse. La couche muqueuse supérieure, qui est en contact avec l'air inspiré et expiré, est visqueuse et lie les virus et les bactéries aux mucines qu'elle contient. La couche inférieure de la muqueuse est aqueuse et borde la couche de cellules épithéliales des voies respiratoires. Avec les processus cellulaires mobiles des cellules épithéliales, les cils, la couche de mucus aqueux transporte la couche de mucus visqueux avec les agents pathogènes liés hors du corps. Si la bronchite chronique est si fréquente chez les gros fumeurs, c'est parce que ce mécanisme est gravement endommagé (Moriyama *et al.*, 2020).

Ce mécanisme efficace d'autonettoyage des voies respiratoires est gravement compromis par un air ambiant sec. Les deux couches de mucus s'assèchent alors de plus en plus, ce qui limite également la mobilité des cils. L'élimination des agents pathogènes devient de plus en plus difficile (Moriyama *et al.*, 2020).

Nous trouvons de l'air sec partout en hiver. L'air froid extérieur est généralement plus sec car il peut stocker moins d'eau (Moriyama *et al.*, 2020). Toutefois, l'air froid humide et/ou le smog sont également dangereux. Ils ont joué un rôle typiquement délétère dans de graves épidémies comme celles de Wuhan, de Bergame et du Portugal en janvier 2021. À l'intérieur, l'air chauffé, avec son faible taux d'humidité, endommage également les muqueuses. L'air intérieur chaud doit donc être humidifié pour que les muqueuses restent à la fois chaudes et humides. D'ailleurs, cela vaut pour les climatiseurs en été. Si ces derniers ne sont pas alimentés par l'air extérieur, l'air climatisé s'assèche beaucoup au fil du temps. Ici aussi, il faut tenir compte de l'humidité de l'air (idéalement entre 40 et 60 %).

En outre, la climatisation crée de fortes amplitudes thermiques entre l'intérieur et l'extérieur. Elle affaiblit donc énormément le système immunitaire et les muqueuses, qui constituent une importante barrière protectrice.

Le virus Delta s'est répandu massivement dans le monde entier, même en été et en plein air, entraînant d'innombrables cas de maladies graves et des millions de décès. Malheureusement, tout cela n'est pas de bon augure pour l'hiver.

Les pieds froids facilitent la tâche aux virus

Les pieds froids contribuent aussi indirectement à une plus grande susceptibilité aux infections. Une étude menée auprès de 180 étudiants en bonne santé a permis de vérifier cette vieille sagesse, malheureusement oubliée par la médecine orthodoxe. La moitié des élèves ont placé leurs pieds nus dans de l'eau froide à 10 °C pendant 20 minutes. L'autre moitié a été autorisée à garder ses chaussettes et ses chaussures (groupe témoin). Au bout de quatre à cinq jours, 13 participants du groupe « eau » ont eu un rhume, contre seulement cinq participants du groupe témoin. Les auteurs de l'étude pensent que cela est dû à une diminution de la circulation sanguine dans le corps en raison de l'eau froide. La surface du corps se refroidit et les vaisseaux sanguins des muqueuses du nez se contractent. La diminution de la circulation sanguine affaiblit les défenses immunitaires et facilite le déclenchement d'un rhume par les virus. Les pieds doivent donc toujours être maintenus au chaud (Johnson et Eccles, 2005). Il en va de même, bien sûr, pour tout refroidissement du corps. C'est pourquoi la langue vernaculaire allemande parle de « froid »[2], « *cold* » en anglais.

Plus de récepteurs ACE2 en raison des températures extrêmes

Une autre raison pour laquelle on effectue ces observations saisonnières est le récepteur ACE2, point d'entrée du virus (voir section 7.1). Le froid, les températures particulièrement élevées et surtout les fortes variations de tempéra-

2. *Erkältung*, qui veut aussi dire rhume. (N.d.T.)

ture sont un facteur de stress important pour nos cellules. En hiver, nous sommes particulièrement exposés à de fortes amplitudes thermiques, par exemple lorsque nous sortons d'un appartement chauffé pour aller dehors et vice versa. En été, des changements de température aussi importants sont moins fréquents – quoiqu'à cette saison les pièces climatisées puissent constituer un problème.

Ces facteurs de stress importants – par exemple un choc froid et de fortes variations de température pendant au moins 15 minutes – entraînent la formation de protéines dites de choc thermique (HSP72). Des études montrent que la HSP72 augmente massivement l'expression de l'ACE2 (Hedayati, 2020). La porte est donc littéralement grande ouverte pour le virus lors de grands froids et de changements marqués de température.

Le manque de lumière solaire entraîne une carence en vitamine D et réduit l'immunité

En raison de ses propriétés antimicrobiennes, immunorégulatrices et anti-inflammatoires, ainsi que de son rôle dans la tempête de cytokines, la vitamine D est essentielle pour nos muqueuses et notre système immunitaire (voir chapitre 8). Cependant, l'apport en vitamine D est nettement plus faible en hiver qu'en été. L'étude sur la santé des adultes en Allemagne (DEGS1) montre qu'en été et en automne, 34 % et 52 % des adultes ont un niveau de vitamine D inférieur à 50 nmol/l (!), mais qu'au printemps et en hiver il est beaucoup plus élevé, avec 72 % et 82 % (Rabenberg *et al.*, 2015). Les valeurs optimales supérieures à 75 nmol/l selon la recommandation de l'Endocrine Society, qui fait autorité en matière de vitamine D, sont donc encore plus rares et ne sont atteintes que par 12 % de la population en Allemagne (Holick *et al.*, 2011).

Graphique 2 : Taux sériques de vitamine D au cours de l'année.

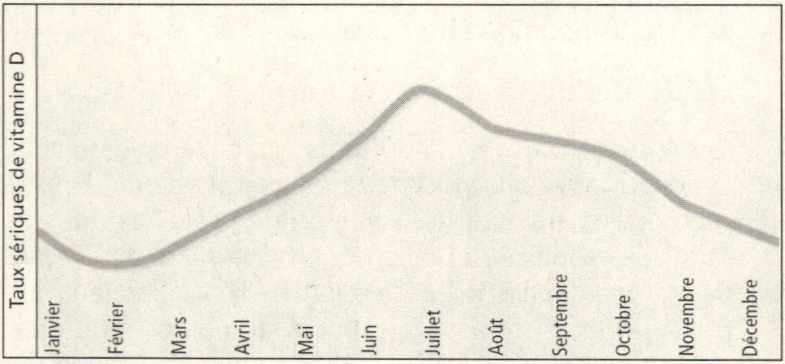

6.5 L'air froid humide et pollué : un cofacteur majeur

La région où on habite joue également un rôle capital dans la gravité de la maladie. Les décès ont été particulièrement nombreux à Wuhan, en Chine. La région connaît un brouillard froid pendant la saison froide, car on y trouve de grandes étendues d'eau. Elle est également traversée par le Yangtze, le plus long fleuve de Chine. Au moment de la propagation du virus, la région était également recouverte d'un épais smog, ce qui est courant à cette époque de l'année. Le brouillard froid, combiné au « smog chinois », a favorisé les formes graves de la maladie, car le virus peut se fixer sur les particules du smog. De cette façon, il pénètre dans les poumons et peut déclencher une pneumonie avec tempête de cytokines (Anbound, 2020). Ainsi, les évolutions particulièrement sévères sont plus susceptibles de se produire, tandis que les infections sans atteinte pulmonaire ne sont souvent même pas remarquées. Le climat de la Lombardie, dans le nord de l'Italie, avec sa vallée du Pô et ses grands lacs comme le lac de Garde, est tout aussi défavorable. Il en va de même pour Madrid, New York, Londres et Paris, où, en outre, les métros ont assuré une diffusion rapide. Le risque d'infection est le plus élevé quand l'air est froid, humide ou même brumeux, pollué par une foule de personnes. C'est dans ce contexte qu'on observe les pires cas.

Les espaces intérieurs mal ventilés sont tout aussi défavorables que l'air froid et humide (les gens peuvent même y fumer), a fortiori quand de nombreuses personnes y sont rassemblées ou les fréquentent. Ces deux types d'environnement sont idéaux pour une infection qui peut facilement se propager aux poumons. Ici, un seul porteur de virus peut suffire à infecter l'air.

6.6 Les masques : quelle utilité ?

En mars 2020, j'ai évalué le danger du virus comme suit. Le nouveau coronavirus n'est pas très mortel, mais très contagieux. J'ai supposé que les Européens et les Américains feraient preuve d'autant de sagesse que les Chinois, les Sud-Coréens, les Japonais et les Taïwanais, chez lesquels le virus est apparu pour la première fois. Après tout, les avantages des masques ont été prouvés au moins depuis la grippe espagnole et le SARS.

Une grande partie des millions de morts du coronavirus que nous avons à déplorer dans le monde est imputable à l'étroitesse d'esprit et au manque de préparation de l'Occident.

En février 2020, lorsqu'il est devenu évident que le virus SARS-CoV-2 allait également nous atteindre, j'ai immédiatement remarqué qu'en Asie les gens portaient des masques de manière disciplinée. Cette mesure de protection a parfaitement fonctionné, comme le prouvent non seulement les taux d'infection et de mortalité comparativement extrêmement bas dans les pays bien organisés d'Asie, mais aussi des études anciennes et nouvelles (par exemple : Cheng *et al.*, 2020).

L'OMS, l'Institut Robert Koch, d'éminents scientifiques allemands ainsi que de nombreux médias n'ont pas encouragé le port du masque dans la phase cruciale de la première vague et l'ont jugé inutile. En mars, le principal scientifique de la COVID-19, directeur du Centre chinois de contrôle et de prévention des maladies, George Gao, a averti l'Europe et les États-Unis que c'était une « grosse erreur » de ne pas porter de masques. Il avait déclaré : « La grande erreur aux États-Unis et en Europe, à mon avis, est que les gens ne portent pas de masques. Ce virus est transmis par des gouttelettes et par contact étroit. Les gouttelettes jouent un rôle très important – vous devez porter un masque, car lorsque vous parlez, il y a toujours des gouttelettes qui sortent de votre bouche. De nombreuses personnes ont des infections asymptomatiques ou présymptomatiques. S'ils portent un masque facial, cela peut empêcher les gouttelettes porteuses du virus de s'échapper et d'infecter d'autres personnes. » (Cohen, 2020)

Depuis la première épidémie de corona (le SARS), une étude a montré que les masques constituent la meilleure protection contre les virus de ce type. Cette étude est parue en 2003 dans *The Lancet*, sans doute la revue médicale la plus réputée (Seta *et al.*, 2003). Le 3 mars 2020, une étude nous est parvenue directement de Wuhan, où l'épidémie est apparue : **à l'hôpital Zhongnan, de l'université de Wuhan, sur 493 professionnels de santé, pas une seule personne portant un masque FFP2 n'était tombée malade** – même si des patients atteints de la COVID-19 avaient été directement pris en charge. Parmi les 213 personnes qui n'ont pas porté de masque parce qu'elles avaient peu de contacts avec les personnes infectées, 10 sont tombées malades. Ces données ont été confirmées dans d'autres hôpitaux de Wuhan

(Wang *et al.*, 2020). L'affaire était donc claire depuis 2003 et au plus tard début mars : les masques protègent !

Le port de masques dans les lieux présentant un risque accru d'infection n'est pas seulement raisonnable ; elle est absolument nécessaire, car le masque permet de sauver d'innombrables vies.

La Chine et les pays démocratiques d'Asie n'ont connu qu'une fraction des décès du monde occidental. Début février, les militaires ont été déployés à **Taïwan** pour fabriquer des masques. **Pas de confinement, une action intelligente, des masques et seulement 7 décès sur 23 millions d'habitants au cours de la première année de la pandémie** (Worldometer, 2020). Une pandémie peut aussi se dérouler comme ça ! Pendant que les gens étaient enfermés en Espagne et en Italie, des masques étaient produits en Asie pour être portés par le monde entier.

Il est également possible que la population n'ait pas été correctement informée pour des raisons stratégiques. Pendant que la population se battait avec acharnement pour le papier toilette, en coulisses, en mars et avril, la véritable guerre de survie pour les masques faisait rage : les États-Unis, l'Europe et le reste du monde n'étaient absolument pas préparés ; ils disposaient à peine de masques FFP2 et de masques chirurgicaux pour protéger le personnel médical, sans parler de la population. Cela en dit long sur les priorités des pays occidentaux. Par exemple, en 2019, les États-Unis avaient plus de 700 milliards de dollars US de dépenses de défense, mais aucun masque pour les médecins et les infirmières. C'est également la principale raison pour laquelle l'OMS a déconseillé les masques. Elle l'a fait savoir à maintes reprises ; elle voulait éviter qu'un milliard de personnes des pays riches achètent les derniers masques au personnel médical des pays pauvres. Mais c'est exactement cette crainte qui s'est réalisée.

Tableau 4 : Nombre de décès dus à la COVID-19 pour 100 000 habitants dans différents pays (Worldometer).

Pays	Mesure	Décès dus à la COVID-19 pour 100 000 habitants	
		Situation au 26/08/2020	Situation au 29/06/2021
Taïwan	Masques depuis février 2020	0,03	2,7
Chine	Masques depuis janvier 2020	0,32	0,3
Singapour	Masques depuis février 2020	0,46	0,6
Corée du Sud	Masques depuis février 2020	0,61	3,9
Japon	Masques depuis février 2020	1,01	11,7
Inde	Confinement, masques	4,74	28,5
Allemagne	Masques depuis mai 2020	11,1	108,7
Espagne	Masques depuis mai 2020	62,2	172,7
Italie	Masques depuis mai 2020	58,7	211,2
Royaume-Uni	Masques depuis mai 2020	61,1	187,7
États-Unis	Trump	55	186,1
Brésil	Bolsonaro	57,1	240,2

Les données les plus récentes sur la COVID-19 sont disponibles à l'adresse suivante : www.worldometers.info/coronavirus.

Avant de traiter les autres de « covidiots », les journalistes, de nombreux experts et politiciens feraient mieux de se souvenir des fausses recommandations qu'ils diffusaient au plus fort de la pandémie. Au lieu d'apprendre des nations qui la maîtrisaient déjà, nous avons réinventé la roue – au prix de nombreuses vies, de dégâts financiers incommensurables et de graves traumatismes liés au confinement. Le confinement léger que nous avons vécu en Allemagne était désagréable, mais rien de comparable à des confinements stricts comme il y en a eu en Espagne ou en Italie.

Nos grands scientifiques et hommes politiques méritent donc aussi un certain respect pour leur volte-face, car il faut une certaine noblesse pour reconnaître ses erreurs.

Entre-temps, les masques ont également été reconnus comme une mesure de protection majeure dans le pays. Au nom de l'OMS, un examen des 172 études les plus informatives, dont 44 études comparatives, portant sur près de 26 000 participants, a été publié dans la célèbre revue *The Lancet* avec le résultat suivant (Chu *et al.*, 2020) :

Garder une distance de plus d'un mètre avec d'autres personnes réduit le risque d'infection de 82 % par rapport à une distance inférieure. Plus la distance est grande, plus le risque diminue. Les personnes qui ont utilisé un masque de protection bucco-nasal ont eu un risque d'infection 85 % plus faible que celles qui n'ont pas utilisé de masque. Les masques N95/FFP2 et les masques chirurgicaux (ou des masques comparables avec 12-16 couches de coton) ont été étudiés. Les masques N95/FFP2 ont donné les meilleurs résultats. La protection des yeux a également permis de réduire considérablement le risque. Une étude chinoise montre également que les personnes qui portent des lunettes ont un risque d'infection beaucoup plus faible (Zeng *et al.*, 2020). Par conséquent, s'il existe un risque accru d'infection, il est logique de porter une protection oculaire, en particulier pour ceux qui ne portent pas de lunettes.

Image 1 : Influence d'une protection bouche-nez (« masque ») sur le risque d'infection par le SARS- CoV-2.

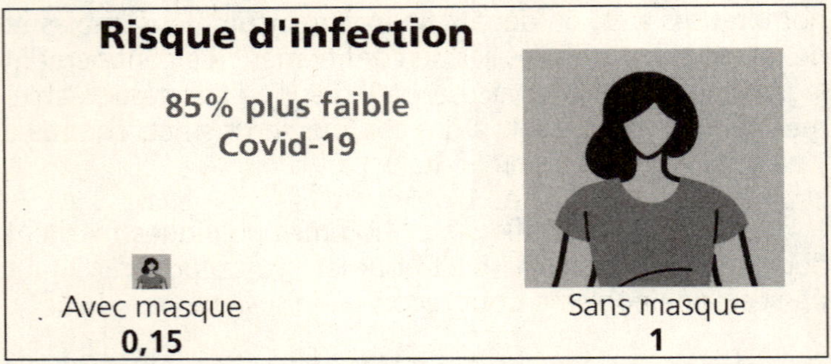

En Allemagne, la ville d'Iéna a été pionnière en rendant les masques obligatoires. Avec son introduction début avril 2020, le nombre de nouvelles infections a été considérablement réduit. Dans les 20 jours qui ont suivi l'introduction des masques obligatoires, il n'y a eu que 16 nouvelles infections à Iéna – contre 62 nouveaux cas dans le groupe de contrôle artificiel. Par conséquent, près des trois quarts des infections (supposées) pourraient être évitées grâce aux masques. L'effet était particulièrement important dans le groupe d'âge des plus de 60 ans (Mitze *et al.,* 2020).

Les calculs de l'US Institute for Health Metrics and Evaluation ont montré que le port du masque pourrait éviter une grande partie des décès dus à la COVID-19. En effet, si 95 % des citoyens américains portaient des masques dans les espaces publics, près de 70 000 décès pourraient être évités aux États-Unis en l'espace de quatre mois (au cours de la période allant d'août à décembre 2020), soit près de la moitié des décès prévus (IHME, 2020). Cela explique également pourquoi les taux de mortalité en Asie sont comparativement faibles. Là-bas, les masques sont portés de manière systématique (voir le tableau 5), alors qu'ils ne l'étaient pas en Europe et aux États-Unis pendant la première vague d'infection.

De façon purement pratique, voici ce que ça donne : dans une franchise Starbucks en Corée du Sud, une épidémie de COVID-19 s'est déclarée en août 2020 ; 27 clients ont contracté la maladie à cause d'une seule personne malade qui ne portait pas de masque ; l'air conditionné a probablement contribué à la propagation du virus dans la pièce ; les quatre employés ont pu se protéger de l'infection – ils portaient des masques (Kim et Kim, 2020).

Petite remarque : pendant des décennies, les États-Unis ont été le leader de la recherche médicale, une grande partie des scientifiques étant longtemps originaires d'Asie (Chine, Japon, Inde, etc.). Parallèlement, la Chine publie 19 % de tous les articles scientifiques dans le monde, les États-Unis 18 %, l'Inde 5 %, l'Allemagne, l'Angleterre et le Japon 4 % chacun (STM, 2018). L'image que nous avons des Asiatiques qui ne peuvent apprendre que par cœur ou en copiant est depuis longtemps dépassée. Il est donc intéressant de se tourner vers l'Asie par principe, en particulier quand une pandémie a été jugulée dans son pays d'origine avec une rapidité impressionnante. Il ne s'agit pas des droits de l'homme, mais de science, de médecine et du fait de sauver des vies.

Quels masques offrent une bonne protection ?

En fait, depuis le SARS, il existe des preuves sérieuses de l'utilité des masques chirurgicaux et des masques FFP2 comme protection contre les coronavirus. Pour réduire le risque d'infection, il est nécessaire et efficace de porter une protection bouche-nez (masque chirurgical) dans les lieux publics et, en cas de suspicion d'infection, également à la maison (s'il y a plusieurs personnes sous le même toit).

Tableau 5 : Comparaison de l'efficacité des masques dans le contrôle des infections.

Type de masque	Protection de la personne qui le porte	Protection d'autrui	Remarques
Masque fait maison / foulard en coton	Faible	Faible	Effet protecteur limité en ce qui concerne l'infection mutuelle
Protection bouche-nez ("masque chirurgical")	Moyenne*	Oui	Effet protecteur suffisant pour le porteur et ceux qui l'entourent dans la vie quotidienne
FFP2-/FFP3-/ KN95-/N95- Masque sans valve	Élevée	Oui	Protège les gens autour et la personne qui le porte en cas de risque accru d'infection
FFP2-/FFP3-/ KN95-/N95- Masque avec valve	Oui	Non	Ne protège que la personne qui le porte, mais pas autrui

*s'il est porté correctement

Pour l'ensemble de la population, le meilleur compromis entre l'autoprotection et la protection externe ET un air respirable suffisant est le masque chirurgical correctement porté.

Les masques OP sont utiles pour les personnes sans facteurs de risque et présentant un risque moyen d'infection, c'est-à-dire dans la vie quotidienne. Ils sont en fait conçus pour protéger autrui plutôt que le porteur. Néanmoins, ils offrent une bonne protection à celui qui les porte (O'Kelly *et al.,* 2020). Une étude a montré que les bons masques chirurgicaux ont des propriétés de filtrage très similaires aux masques FFP2. L'élément déterminant pour le meilleur effet n'est pas le matériau du filtre mais plutôt le meilleur ajustement des masques FFP2 sur le visage. Les masques FFP2/KN95 et les masques chirurgicaux sont nettement meilleurs que les masques de tous les jours faits maison ou achetés.

Ce sont les masques respiratoires des classes de protection FFP2 (équivalentes à KN95 ou N95) à FFP3 qui épousent le visage au plus près et qui protègent le mieux le porteur – lorsqu'ils sont portés correctement.

Ces masques doivent être portés en cas de risque accru d'infection (par exemple, dans les transports publics), par les personnes présentant des facteurs de risque et par le personnel médical. Le matériau des masques FFP2/KN95 peut filtrer environ 95 % des aérosols chargés de virus. Les masques ont donc une capacité de filtrage élevée, mais n'offrent leur haut niveau de protection que s'ils sont portés correctement, c'est-à-dire s'ils sont bien ajustés. Ils sont principalement nécessaires au personnel médical qui est au contact des personnes malades.

Les masques FFP3 offrent la plus haute protection, mais ne peuvent pas être portés longtemps car on peut tout simplement finir par manquer d'air. Les masques dotés d'une valve filtrante sont plus confortables car ils permettent de mieux respirer. Cependant, ils ne protègent pas les gens autour car le filtre ne nettoie que l'air inhalé, pas l'air expiré.

Les masques en coton sont beaucoup moins efficaces que les masques chirurgicaux.

Au début de la pandémie, lorsqu'il n'y avait pas suffisamment de masques appropriés, les masques de tous les jours étaient une « solution d'urgence ». Ils étaient tout à fait utiles et efficaces dans cette perspective. La raison pour laquelle la solution d'urgence est devenue une solution permanente fortement encouragée est une aberration difficilement compréhensible. Le slogan « AHA » (distance, hygiène, masques quotidiens[3]) a même élevé les masques quotidiens les moins efficaces au rang d'étalon-or – sans base scientifique suffisante.

Dans des conditions de laboratoire, les matériaux de tous les jours, comme le coton, ne sont qu'environ 60 % aussi efficaces que les masques chirurgicaux pour retenir les bactéries et les virus (O'Kelly *et al.*, 2020). Il n'existe pas d'études fiables sur l'efficacité des masques quotidiens sur le grand public, car l'efficacité des différents masques quotidiens est extrêmement variable.

L'efficacité des masques en coton dépend, entre autres, du type de tissu et du nombre de couches. Selon une étude parue dans le *Lancet* (Chu *et al.*, 2020), les masques en coton comportant 12 à 16 couches sont comparables aux masques chirurgicaux – et n'ont pas grand-chose à voir avec les modèles courants à deux couches.

Désormais, il y a suffisamment de masques « appropriés » pour l'ensemble de la population, de sorte que l'utilisation de masques ordinaires n'est plus nécessaire. Les masques chirurgicaux, plus efficaces, peuvent et doivent être utilisés.

La crainte que le virus soit si petit qu'il puisse passer à travers le masque n'est pas fondée. Le contraire a été prouvé.

Bien que les virus, d'une taille de 0,06 à 0,14 µm, soient plus petits que les « pores » d'un masque OP ou FFP2/KN95

---

3. Pour les mots allemands *Abstand, Hygiene* et *Alltagsmasken*. (N.d.T.)

(0,3 µm ou 0,1-0,3 µm), les virus ne volent pas dans l'air comme on l'imagine. Ils sont sous forme de gouttelettes (1-500 µm) et d'aérosols (~ 4 µm), qui sont beaucoup plus gros et ne passent pas à travers le masque. Ces particules sont également largement piégées par un masque chirurgical – pour autant que le masque soit porté correctement (Bar-On *et al.*, 2020 ; Stadnytskyi *et al.*, 2020).

Par exemple, la preuve en est fournie par une étude randomisée qui a déjà été publiée dans la célèbre revue *Nature* le 3 avril 2020 (Leung *et al.*, 2020). 246 cobayes atteints du corona, de la grippe et du rhume ont été répartis au hasard en deux groupes. Un groupe portait des masques chirurgicaux, l'autre non. Ensuite, l'excrétion du virus a été examinée. Parmi les personnes sans masque infectées par le coronavirus, les coronavirus ont été détectés dans les gouttelettes émises (particules supérieures à 5 µm) chez 30 % d'entre elles, et dans les aérosols émis (particules inférieures à 5 µm) chez 40 %. En revanche, aucune des personnes portant un masque chirurgical n'a excrété de coronavirus dans l'air ambiant. Cela signifie que les masques chirurgicaux ont pu retenir tous les coronavirus infectieux.

Par ailleurs, une forte réduction de la quantité de virus de la grippe était également détectable à travers les masques chirurgicaux, même si les virus étaient encore mesurables.

En matière d'infection, la quantité de virus est cruciale. Entre-temps, les scientifiques Gandhi et Rutherford (2020) ont publié la thèse selon laquelle les quantités infimes de virus qui traversent le masque représentent une sorte de vaccination. Cet effet a été utilisé dans la première vaccination de l'histoire de l'humanité. Dans le cadre de la vaccination contre les virus de la variole, on inoculait à des personnes de minuscules quantités de virus, les immunisant ainsi contre une infection naturelle. En effet, on constate que depuis que les masques sont devenus obligatoires dans de nombreux pays, le nombre de personnes infectées a explosé, mais le nombre de décès a sérieusement chuté.

Image 2 : Comparaison de la taille des gouttelettes, des aérosols, du virus corona et des pores du masque. Les petits virus adhèrent aux gouttelettes ou aérosols beaucoup plus gros et ne peuvent donc plus passer à travers le masque.

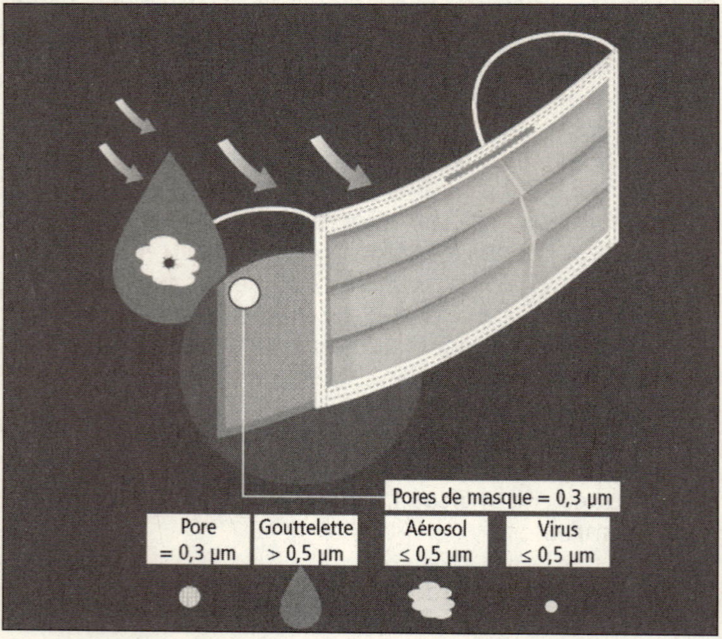

En matière de COVID-19, cet effet a déjà été démontré au moins dans les études animales **où des hamsters ont contracté** le SARS-CoV-2 à des degrés différents selon la quantité de virus lors de l'infection (Chan *et al.*, 2020). Cette corrélation est purement logique. D'ailleurs, elle est bien connue médicalement : la quantité fait le poison – **même en matière d'infections**, donc.

Dans tous les pays d'Asie où le taux de mortalité est particulièrement bas, les masques chirurgicaux ont été portés dès le début – et non pas des masques en fibres végétales faits maison, des foulards, etc. Il est logique de suivre un exemple qui fonctionne.

Conseils pratiques d'usage des masques

La performance de filtrage du masque diminue dès qu'il est imbibé par l'air respiré. Il est donc conseillé de changer le masque au plus tard après deux à quatre heures. Dans le cadre d'un usage domestique, la stérilisation n'est pas absolument nécessaire tant que le porteur utilise toujours les mêmes masques. Après séchage, le masque peut être réutilisé, de sorte que deux à trois masques peuvent être utilisés en alternance. Cependant, les masques doivent être jetés au plus tard après une semaine.

Un masque posé sur le bout du nez ne sert à rien !

L'ajustement du masque est très important pour l'effet protecteur, or il est souvent négligé. Le masque doit être ajusté au sommet du nez. Très souvent, il pend au bout du nez des gens. En ce qui concerne les masques chirurgicaux, les Asiatiques ont un avantage naturel : leur nez est plus petit et permet un ajustement optimal. Avec des formes de nez plus larges, il y a souvent un espace considérable entre le masque et la peau, à travers lequel les aérosols chargés de virus peuvent passer en grande quantité. Plus le masque est proche de la pointe du nez, plus l'écart est important. Dans ces cas, les masques FFP2 sont recommandés car ils s'adaptent mieux. Une barbe fournie peut également aggraver considérablement l'effet du masque en raison des fuites.

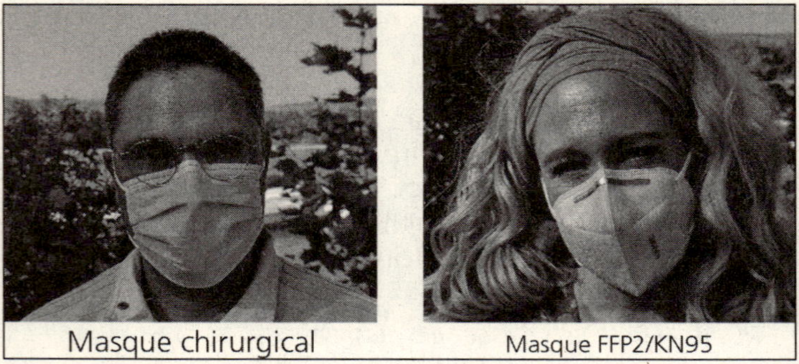

Photo 1 : Masque OP (gauche) et masque FFP2/KN95.

Conclusion :

Les masques FFP2/KN95 offrent la meilleure protection et doivent être portés lorsqu'il existe un risque accru d'infection, ainsi que par les personnes présentant des facteurs de risque : dans les zones à forte affluence avec des système de ventilation en circuit fermé comme les aéroports, les métros, les hôpitaux, etc. Ces masques peuvent être réutilisés et n'ont pas à être changés chaque jour.

Ces masques peuvent être réutilisés et vous n'avez pas besoin d'en avoir un nouveau chaque jour. Cependant, après un port de plus de 3-4 heures d'affilée, il faut les changer et mettre un masque neuf. L'humidité réduit l'effet.

Les masques chirurgicaux sont le meilleur compromis entre protection et bonne respiration. Ils sont utiles pour les personnes sans facteurs de risque et à risque moyen d'infection, c'est-à-dire dans la vie quotidienne.

Enfants : surveiller leur température plutôt que leur faire porter un masque

Aussi judicieux que soient les masques dans la bonne situation (en intérieur et dans les foules), les masques obligatoires pour les écoliers ne sont pas efficaces. Comme ils ne peuvent guère respecter les règles d'hygiène, leur risque d'infection est de toute façon très élevé, mais l'évolution de la maladie est presque toujours bénigne. Ils sont donc traumatisés de manière insensée par les masques.

Les parents doivent prendre quotidiennement leur température corporelle. Cela permet de détecter une infection à un stade précoce, avant même qu'un test rapide ne se révèle positif. Cependant, comme la température corporelle varie d'une personne à l'autre et également au cours de la journée, cette mesure n'a de sens que si elle est prise quotidiennement et toujours à la même heure.

Températures typiques de la COVID-19 :

- Chez les enfants de 0 à 5 ans : à partir de 38,5 °C (rectal)
- Chez les enfants de 6 ans et plus : à partir de 38,1 °C (oral)
- Chez l'adulte : à partir de 38 °C (voie orale)
- Chez les personnes âgées : à partir de 37,8 °C (voie orale)
- Ou 1 °C au-dessus de la moyenne individuelle

Bien sûr, d'autres virus et bactéries sont souvent à l'origine de la fièvre. Dans tous les cas, l'enfant ne doit pas aller à la crèche ou à l'école. Chez les enfants, les vomissements et les maux d'estomac sont également plus fréquents comme premiers symptômes de la COVID-19.

De nombreuses personnes s'indignent (à juste titre) de mesures inappropriées telles que l'obligation pour les enfants en âge de fréquenter l'école primaire de porter des masques, alors que des mesures plus raisonnables seraient largement acceptées.

Pourquoi les masques sont si controversés

Malheureusement, les masques sont controversés dans l'opinion publique. Par exemple, un livre bien connu (Bhakdi et Reiß, 2020) argumente comme suit contre les masques :

« 1) Il n'existe aucune preuve scientifique que les personnes sans symptômes, sans toux ni fièvre, propagent la maladie.

2) Les simples masques ne retiennent pas les virus, notamment lorsque les personnes toussent (Bae *et al.*, 2020a).

3) Ils sont également réputés ne pas protéger contre les infections.

Taille du virus de type corona : 160 nanomètres (0,16 micromètre) ; taille des « pores » des simples masques de coton : 0,3 micromètre. Ils passent à travers les masques conventionnels ou les couvre-bouches en tissu comme à travers une fenêtre ouverte. »

Cependant, aucune preuve scientifique solide n'étaye ces points !

Le **point 1** a été clairement réfuté entre-temps. Voici une étude sud-coréenne exemplaire (Lee *et al.*, 2020). L'enquête menée auprès d'un total de 303 jeunes infectés par la COVID-19 (dont 110 asymptomatiques) a montré que la charge virale dans les muqueuses des personnes infectées sans symptômes est tout aussi élevée que chez les personnes infectées présentant des symptômes. La charge virale a été examinée dans des échantillons provenant des voies respiratoires supérieures et inférieures (écouvillons nasopharyngés et oropharyngés et expectorations). L'infection a duré seulement deux jours de moins chez les personnes asymptomatiques (17 jours) que chez les personnes symptomatiques (19 jours). D'après cela, les personnes infectées par la COVID-19 sont infectieuses pendant longtemps, même sans symptômes. Le risque d'infection est même particulièrement élevé juste avant l'apparition des symptômes.

Il a également été documenté dans d'autres études et rapports de cas que le virus est en fait transmis avant l'apparition des symptômes (OMS, 2020).

Il y a un manque de preuves réelles pour les **points 2 et 3**. Ce qui est « réputé », c'est que le contraire a été scientifiquement prouvé entre-temps (voir ci-dessus).

La seule source citée pour le point 2 est une étude qui a été menée sur seulement quatre sujets, et qui a été retirée deux mois après sa publication en ligne en raison d'erreurs dans la conduite et l'évaluation (Bae *et al.*, 2020a ; Bae *et al.*, 2020b). Il ne reste donc pas un seul élément de preuve pour les trois affirmations, bien que les preuves n'auraient pas du tout soutenu la thèse de toute façon. Au contraire, de nombreuses études scientifiques sérieuses prouvent le contraire, dont une petite sélection a déjà été présentée (cf. section 6.6 : Quels masques offrent une bonne protection ?, étude de Leung *et al.*, 2020).

Toutes les sources scientifiques ne se valent pas. Afin que vous puissiez, en tant que lecteur, mieux le comprendre : la méta-analyse parue dans *The Lancet* (Chu *et al.*, 2020), portant sur 25 697 sujets, qui a également déjà été citée, et l'étude parue dans *Nature* (Leung *et al.*, 2020), sont, par rapport à l'étude à quatre sujets de Bae *et al.* (2020a), un peu comme un éditorial du *New York Times* comparé à la lettre d'information du club de l'association des éleveurs de teckels de Heidesheim, en termes d'importance.

De manière tout à fait explicite, je voudrais distinguer le livre cité *Corona* des travaux scientifiques antérieurs du professeur Bhakdi. Le professeur Bhakdi a fait un excellent travail en tant que microbiologiste et chercheur et je le considère comme un collègue et un être humain très respectable. Je partage également son opinion selon laquelle l'affaire COVID-19 aurait dû faire l'objet d'une réaction plus raisonnable dès le début, ce que les médias ont échoué à faire. Ils ont commis de nombreuses erreurs et se sont opposés à toute voix discordante, tuant dans l'œuf toute discussion sérieuse. Le livre *Corona* cité n'est hélas pas une bonne solution. Il est plutôt vecteur de confusion, et conduit à des décès.

7. Pourquoi le virus Delta est-il dangereux pour (presque) tout le monde ?

Pour les personnes en bonne santé, la souche sauvage originelle et le variant Alpha du SARS-CoV-2 ne sont guère plus dangereux que les autres virus respiratoires. Les cas graves et mortels ont tendance à concerner les personnes âgées et celles présentant des conditions préexistantes (TNC-PERET, 2020 ; Vardavas et Nikitara, 2020). Ces catégories ont besoin d'une protection et d'une attention particulières. Les facteurs de risque sont les suivants :

- Âge avancé
- Sexe masculin
- Hypertension artérielle
- Maladies cardiovasculaires
- Diabète
- Maladies respiratoires chroniques (par exemple, BPCO)
- Immunodéficience
- Tabagisme

Pour le corps humain, le SARS-CoV-2 est une grande inconnue. Le système immunitaire réagit de manière particulièrement appropriée chez les enfants et développe des mesures de défense spécifiques. Chez les adultes en bonne santé, le système immunitaire réagit également de manière efficace au virus Alpha moins infectieux – parce que dans la plupart des cas, en raison d'une faible charge virale au moment de l'infection, l'évolution de la maladie est plus lente et plus bénigne. La raison de cette faible charge virale réside en outre dans la plus faible densité de récepteurs ACE2 chez les enfants, qui constituent des portes d'entrée pour les virus.

Le virus originel a principalement surpris les défenses immunitaires des personnes âgées et des personnes ayant une maladie préexistante. Leur faible système immunitaire spécifique, chargé de reconnaître et éliminer les virus et cellules infectées, n'a pas réagi correctement. Au lieu de ça, leur système immunitaire non spécifique a réagi rapidement et de manière excessive.

Dans les cas graves, on peut observer une réaction excessive du système immunitaire, qui s'accompagne d'une surproduction de médiateurs inflammatoires, notamment dans le tissu pulmonaire, ce que l'on appelle une « tempête de cytokines » (Chen *et al.,* 2020b). Les réactions excessives des mastocytes sont le point central ici.

Prenons une image pour mieux comprendre. La réaction excessive du système immunitaire est similaire à la guerre contre le terrorisme que les États-Unis ont lancée après le 11 septembre. Au lieu d'éliminer spécifiquement les terroristes avec des unités spéciales (système immunitaire spécifique), des pays entiers ont été dévastés par des bombes (système immunitaire non spécifique). Les dommages collatéraux de cette guerre indifférenciée sont énormes, que ce soit dans le monde ou dans son propre corps.

L'arrivée du variant Delta, hautement infectieux, a fondamentalement changé beaucoup de choses. En effet, il arrive souvent que des personnes, même plus jeunes et en bonne santé, soient infectées par des niveaux élevés de virus, ce qui entraîne régulièrement des évolutions graves et fatales, y compris chez les enfants dans certains cas. Aux États-Unis, les personnes âgées de 25 à 65 ans non vaccinées envahissent désormais les

unités de soins intensifs. On constate une forte augmentation des décès dans cette tranche d'âge, alors qu'ils ont fortement diminué chez les personnes âgées grâce à la vaccination.

L'infection est beaucoup plus grave et rapide, de sorte que même un bon système immunitaire est généralement pris complètement au dépourvu. Le temps de la première maladie asymptomatique est révolu. Désormais, seuls les vaccinés sont légèrement malades ou sans symptômes. Le fait que nous ayons affaire à une pandémie complètement différente est vraiment compris par très peu de gens, et je le vis tous les jours.

En attendant, voici ce qui me rassure personnellement :

1. Nous avons un taux de vaccination relativement élevé chez les personnes âgées.
2. Les bons masques, portés correctement, fonctionnent également bien avec le Delta pour réduire la quantité de virus à un niveau inoffensif.
3. Avec un bon apport de substances vitales, on peut généralement éviter les formes sévères et les cas de COVID longue, même avec le virus Delta. Une quantité modérée de virus au moment de l'infection est également la condition préalable ici.
4. La maladie du virus Delta a un effet curatif au moins sur l'opinion de nombreux observateurs, de sorte que la vérité se répandra progressivement.

Comme vu précédemment, l'état de santé général est primordial. Son amélioration est la plus grande opportunité offerte par la crise de la COVID. Dans le cas de pathologies préexistantes telles que les maladies cardiovasculaires, l'hypertension artérielle et le diabète, nous pouvons améliorer considérablement la situation en modifiant notre alimentation et notre mode de vie (cf. Jacob, 2013 : *Dr. Jacobs Weg – Die effektivsten Maßnahmen zur Prävention und Therapie von Zivilisations- krankheiten*[1]). De cette manière, on ne réduit pas seulement le risque de décès dû à la COVID-19 : on traite les menaces sanitaires les plus importantes de notre époque – et c'est autrement plus important.

7.1 Le récepteur ACE2 comme porte d'entrée du coronavirus dans les poumons

La gravité d'une infection est largement déterminée par la quantité de virus présente au moment de l'infection. Comme toujours, c'est la quantité qui fait le poison.

La raison d'une faible quantité de virus réside notamment dans la densité des récepteurs ACE2. Le virus se lie à ce récepteur avec sa protéine Spike et pénètre ensuite dans les cellules muqueuses.

Si une faible quantité de virus pénètre dans les voies respiratoires supérieures, le système immunitaire peut s'adapter à la menace et se défendre. En revanche, si une armée de virus prend d'assaut les poumons directement (ce qui est généralement le cas sans masque), le système immunitaire des jeunes en bonne santé est envahi pareillement, et l'issue de la bataille est incertaine. En effet, dès que le système immunitaire est pris par surprise, une dangereuse tempête de cytokines fait rage et les mastocytes (en particulier) deviennent l'arme principale de la défense non spécifique.

1. Que l'on peut traduire par : *La voie du Dr Jacob – Les mesures les plus efficaces pour la prévention et la thérapie des maladies de civilisation.* (N.d.T.)

Chez les patients à haut risque (qui constituent hélas une foule immense), les portes sont grandes ouvertes pour le virus. Ils possèdent en effet un nombre beaucoup plus important de récepteurs ACE2 sur leurs cellules muqueuses dans les poumons et d'autres organes, auxquels le virus peut s'accrocher et ainsi pénétrer dans l'organisme des personnes en bonne santé et des enfants (Radzikowska *et al.*, 2020). Ces personnes à risque sont les suivantes : les personnes âgées, les personnes en surpoids, les fumeurs et les personnes souffrant d'hypertension artérielle, d'asthme et de maladies pulmonaires telles que la BPCO. Il s'agit précisément des groupes connus de personnes présentant un risque fortement accru de progression de la COVID-19 sévère. Dans ces groupes à risque, un nombre considérablement plus élevé de virus pénètre dans l'organisme lors de l'infection initiale. Les hommes ont également plus de récepteurs ACE2 et présentent donc un risque nettement plus élevé que les femmes et les enfants.

Dans le nez, nous avons tous ces récepteurs ACE2. Tant que le virus reste dans le nez et la gorge, l'évolution est généralement inoffensive. Mais si le virus attaque les poumons et d'autres organes, certains groupes de personnes sont particulièrement exposés.

Une quantité importante de virus lors de l'infection peut également déclencher des infections graves chez des personnes en bonne santé ayant peu de récepteurs ACE2. Cela a probablement causé la mort du médecin chinois qui a été le premier à découvrir l'épidémie. Or il emporte désormais régulièrement des personnes en bonne santé dans le cadre de l'onde Delta (personnes qui ne se sont pas rendu compte que nous avons pour la première fois affaire à un virus vraiment très dangereux).

Pour ceux que cela intéresse, voici les faits et études sur la question :

L'enzyme de conversion de l'angiotensine ACE2 a une double fonction spécifique en tant qu'enzyme et en tant que récepteur dans la membrane cellulaire. L'ACE2 y constitue le principal point d'entrée du coronavirus SARS-CoV-2 et joue un rôle décisif dans le déclenchement de la COVID-19. Le virus se lie au récepteur de l'ACE2 avec les protéines de pointe à sa surface et peut ainsi pénétrer dans la cellule. Le récepteur ACE2 est situé dans les membranes cellulaires du cœur, des poumons, des reins, du tractus gastro-intestinal, dans les cellules endothéliales des vaisseaux sanguins et dans le système nerveux (d'où la perte typique du goût). Le coronavirus peut donc pénétrer et se répliquer particulièrement bien dans ces organes, ce qui explique la défaillance multi-organique dans les cas graves de COVID-19.

2020, en plus d'être le 20e anniversaire de l'ACE2, est aussi l'année où il a acquis une triste notoriété. Alors qu'au cours d'une année normale, il ferait apparaître environ 150 entrées dans la base de données scientifiques Pubmed, on en compte déjà près de 900 rien qu'au cours du premier semestre 2020.

Outre l'ACE2, la sérine-protéase transmembranaire 2 (TMPRSS2) est également l'une des principales portes d'entrée des cellules du SARS-CoV-2 dans les poumons. Les gènes responsables de ces protéines dans les voies respiratoires supérieures et inférieures ne sont pas actifs dans la même mesure chez tout le monde ; cela dépend de l'âge du patient et de l'état de la maladie. Chez les fumeurs et les patients atteints de bronchopneumopathie chronique obstructive (BPCO), les gènes correspondants sont régulés à la hausse, de sorte que ces récepteurs sont beaucoup plus nombreux sur la muqueuse pulmonaire. Les patients souffrant d'hypertension présentent des niveaux d'expression accrus des deux gènes dans le sang, et les asthmatiques présentent des niveaux accrus d'ACE2 (Sharif-Askari *et al.*, 2020).

L'activité de ces deux protéines d'entrée cellulaire du coronavirus explique (en partie) la différence de sévérité de l'évolution de la COVID-19 chez les enfants, les adultes et les personnes ayant déjà été malades. Si l'ACE2 est particulièrement active dans les poumons (comme c'est le cas dans de nombreuses pré-maladies), cela favorise une évolution de la maladie mettant en danger la vie du patient. Les enfants, quant à eux, sont protégés par une faible activité de l'ACE2 et sont rarement gravement malades.

7.2 Principaux facteurs de risque et maladies antérieures

Hypertension artérielle

Avec l'âge, l'hypertension est le facteur de risque le plus important pour une évolution sévère à fatale de la COVID-19. Ceci est directement lié au système rénine-angiotensine et à l'ACE2, qui sont fortement régulés en cas d'hypertension. L'ACE2 est la porte d'entrée du virus.

L'hypertension artérielle est également un marqueur de problèmes vasculaires existants. En effet, elle est causée par un dysfonctionnement endothélial, autrement dit un trouble fonctionnel de l'endothélium. L'endothélium est une fine couche de cellules qui tapisse l'intérieur des vaisseaux sanguins. L'endothélium ne sert pas seulement de frontière. Il remplit de nombreuses autres fonctions primordiales. Dans le cas de la COVID-19, une endothéliite systémique (inflammation de l'endothélium) se développe, ce qui affecte gravement l'endothélium. Si l'endothélium est préalablement endommagé, comme c'est le cas dans l'hypertension, les thrombi peuvent se déposer encore plus facilement, altérant le flux sanguin et entraînant une occlusion vasculaire. C'est un autre facteur qui fait que les personnes souffrant d'hypertension artérielle ont un risque accru d'évolution fatale de la maladie.

Pour évaluer votre risque personnel de manière réaliste, mesurez votre tension artérielle au repos, mais aussi parfois en situation de stress (par exemple au travail) et d'effort physique. Une pression sanguine normale est de 120/80 mmHg.

À propos, les antihypertenseurs améliorent la pression artérielle, mais pas le dysfonctionnement endothélial sous-jacent. L'hypertension artérielle contrôlée par des médicaments reste donc un facteur de risque pour une évolution sévère de la maladie.

Syndrome métabolique

Les facteurs de risque de la COVID-19 se recoupent fortement avec les critères de diagnostic du syndrome métabolique :

Critères de diagnostic du syndrome métabolique :
(Moebus *et al.*, 2008)

1. **Obésité abdominale :** tour de taille/abdomen > 102 cm pour les hommes ou à 88 cm pour les femmes
2. **Pression artérielle** ≥ 130/85 mmHg
3. **Glycémie à jeun** ≥ 100 mg/dl ou **glycémie occasionnelle** ≥ 200 mg/dl ou **diabète sucré de type 2** connu
4. **Triglycérides** ≥ 150 mg/dl

5. **Cholestérol HDL** ≤ 40 mg/dl pour les hommes ou ≤ 50 mg/dl pour les femmes

Le diagnostic de syndrome métabolique est posé lorsqu'au moins trois de ces cinq critères sont remplis.

Le syndrome métabolique est composé du groupe de facteurs de risque cardiovasculaire susmentionné et entraîne une augmentation significative des maladies cardiovasculaires et du diabète sucré de type 2, mais favorise également le développement de la démence d'Alzheimer (de la Monte, 2012) et du cancer. Le syndrome métabolique est associé à une inflammation chronique, qui se caractérise par des taux élevés de cytokines, une augmentation des protéines de phase aiguë et l'activation de voies de signalisation pro-inflammatoires. Le tissu adipeux de l'abdomen et du foie est fortement impliqué dans le développement de cette réaction inflammatoire chronique. Le syndrome métabolique offre donc les meilleures conditions pour une tempête de cytokines dangereuse, qui est caractéristique d'une évolution sévère de la COVID-19 (voir ci-dessous).

L'**hormone cortisol** joue un rôle central dans le syndrome métabolique. Elle se trouve à des taux élevés dans l'organisme en cas de stress chronique et de régime alimentaire acidifiant (abondance de protéines animales, de sel). Le tissu adipeux, en particulier la graisse abdominale, produit également beaucoup de cortisol.

Le cortisol est immunosuppresseur et favorise l'excrétion des minéraux que sont le calcium, le magnésium et le potassium *via* l'urine, favorisant ainsi l'hyperacidité latente de l'organisme. Dans le même temps, le cortisol favorise l'accumulation de chlorure de sodium dans l'organisme, entraîne une rétention d'eau et augmente la pression artérielle. Le cortisol joue donc un rôle central dans le caractère délétère d'une alimentation acidifiante.

Même si le syndrome métabolique ne provoque généralement pas de gêne majeure chez les personnes concernées, il ne doit en aucun cas être sous-estimé. En effet, les différentes maladies qui découlent du syndrome métabolique se favorisent et se renforcent mutuellement. Les effets tardifs possibles du syndrome métabolique sont les suivants :

– Diabète sucré de type 2

– Arthrose des articulations du genou et de la hanche

– Maladies cardiovasculaires, crise cardiaque

– Accident vasculaire cérébral et démence

– Maladies cancéreuses

La thérapie nutritionnelle du syndrome métabolique nécessite un changement de régime alimentaire en faveur d'un régime à base de végétaux, pauvre en graisses, en sucre et en sel.

Le manque de sommeil est associé à l'obésité, à l'hypertension et à la résistance à l'insuline, et peut favoriser le syndrome métabolique. La réduction du stress et un sommeil nocturne suffisant sont donc essentiels pour la prévention et le traitement du syndrome métabolique.

Le tabagisme

Les fumeurs présentent également un risque d'infection nettement plus élevé, car le tabagisme affaiblit les muqueuses et le système immunitaire, et il attaque la couche endothéliale des vaisseaux sanguins. Les e-cigarettes ne sont pas saines, mais elles constituent au moins une bien meilleure alternative. Cela étant, le meilleur moment pour arrêter de fumer, c'est MAINTENANT.

7.3 La « tempête de cytokines » : réaction défectueuse du système immunitaire comme cause première des décès

Chez les personnes âgées et celles qui ont déjà été malades, le système de défense est pris par surprise par le SARS-CoV-2. Le système immunitaire spécifique, censé reconnaître et éliminer spécifiquement les virus et les cellules infectées, ne réagit pas correctement. Au lieu de ça, le système immunitaire non spécifique réagit rapidement et de façon excessive. Les patients connaissant une évolution sévère de la maladie présentent une réaction excessive de leur système immunitaire, qui s'accompagne d'une surproduction de substances messagères inflammatoires (cytokines), notamment dans le tissu pulmonaire, ce que l'on appelle une « tempête de cytokines » (Chen *et al.*, 2020b).

Des concentrations très élevées du récepteur de l'interleukine-2 (IL-2R) et de l'interleukine-6 (IL-6) ont été mesurées dans le sérum des personnes gravement malades, contrairement aux personnes légèrement malades. Ces deux cytokines sériques sont donc des marqueurs importants de la gravité du processus pathologique (Chen *et al.*, 2020b). Dans une étude américaine, des taux très élevés d'interleukine-6 et -8 ainsi que de facteur de nécrose tumorale (TNF) au moment de l'admission à l'hôpital indiquaient une évolution grave de la maladie (del Valle *et al.*, 2020).

Une tempête de cytokines est une réaction excessive dangereuse du système immunitaire, qui peut être grave voire mortelle. De fortes concentrations de cytokines liées à l'inflammation sont produites, ce qui incite alors les cellules immunitaires à produire encore plus de cytokines. La réaction immunitaire qui en résulte ne se calme pas automatiquement, et va au-delà du nécessaire pour traiter la cible. C'est ce qui rend tout cela si dangereux.

L'hypothèse de la bradykinine

La bradykinine est un neurotransmetteur aux effets similaires à ceux de l'histamine, qui rend les vaisseaux perméables. Selon Frank van de Veerdonk, la bradykinine contribuerait fortement à la pneumonie spécifique à la COVID-19 contre laquelle les respirateurs se montrent impuissants (van de Veerdonk *et al.*, 2020). Environ la moitié des patients sous respirateur meurent malgré la ventilation. Veerdonk confirme ainsi une nouvelle hypothèse prometteuse :

Le deuxième superordinateur le plus rapide du monde, au Oak Ridge National Lab, a calculé 2,5 milliards de combinaisons de gènes pour mieux comprendre la COVID-19. Cela lui a pris plus d'une semaine. L'évaluation de l'ordinateur a donné lieu à une nouvelle théorie sur les effets de la COVID-19 sur le corps : celle de la bradykinine. Pour Jacobson, qui a dirigé l'étude, l'hypothèse de la bradykinine s'est avérée être un grand moment de lucidité pour expliquer bon nombre des particularités de la COVID-19 (Garvin *et al.*, 2020).

Le SARS-CoV-2 « détourne » l'ACE2 pour pénétrer dans les cellules et les endommager, en régulant à la baisse l'ACE2, en réduisant ses effets protecteurs et en renforçant les effets néfastes de l'angiotensine II (Chung *et al.*, 2020). Autre effet secondaire : comme l'ACE et l'ACE2 sont responsables de la dégradation de la bradykinine, une tempête de bradykinine et une cascade inflammatoire se produisent. Le récepteur ACE2, le système rénine-angiotensine (SRA) et son influence sur le développement d'une tempête de bradykinine jouent donc un rôle central dans l'évolution de la maladie.

En somme, le virus agit comme un inhibiteur naturel de l'ACE2 dans la cellule. Cela explique, par exemple, la toux sèche et les troubles du goût – effets secondaires typiques des inhibiteurs de l'ECA. L'équipe de Jacobson recommande la vitamine D en plus des médicaments, car elle joue notamment un rôle fondamental dans le système SRA.

À propos : les inhibiteurs de l'ECA ne doivent pas être interrompus à cause de la COVID-19. Les propriétés enzymatiques différentes de l'ACE et de l'ACE2 signifient également que les inhibiteurs de l'ACE n'ont aucun effet sur l'activité de l'ACE2 (Bader, 2020).

Que faire pour remédier à la tempête de cytokines ?

Dans les hôpitaux, on utilise de la cortisone sous forme de dexaméthasone pour traiter la tempête de cytokines. Cet immunosuppresseur très puissant a sauvé la plupart des vies chez les patients atteints de la COVID-19 et sous respirateur, selon une étude d'Oxford (RECOVERY Collaborative Group, 2021). Cela montre très clairement que les gens ne meurent pas du virus, mais de la réaction excessive de leur propre système immunitaire. La survie peut donc être assurée en inhibant son propre système immunitaire. Le facteur décisif est de savoir à quel moment de l'infection (multiplication du virus, tempête de cytokines) le traitement est utilisé. La cortisone, qui inhibe la tempête de cytokines et de bradykinine, mais aussi l'ensemble du système immunitaire, ne doit être administrée qu'aux derniers stades de la maladie, lorsqu'une réaction excessive du système immunitaire s'est déjà produite.

Les substances qui ont un effet antiviral, antibactérien d'une part, et un effet immunomodulateur d'autre part, sont utiles à titre préventif. Elles peuvent renforcer le système immunitaire affaibli et, en même temps, prévenir une réaction inflammatoire excessive.

Le rôle décisif de la vitamine D dans l'optimisation du système immunitaire et l'atténuation de la tempête de cytokines est désormais très bien établi. De nouvelles études montrent que la vitamine K joue également un rôle important et que, surtout dans les cas graves, il existe une carence prononcée qui perturbe le métabolisme du calcium et favorise la coagulation du sang (voir ci-dessous).

Graphique 3 : Progression des cas de COVID-19.

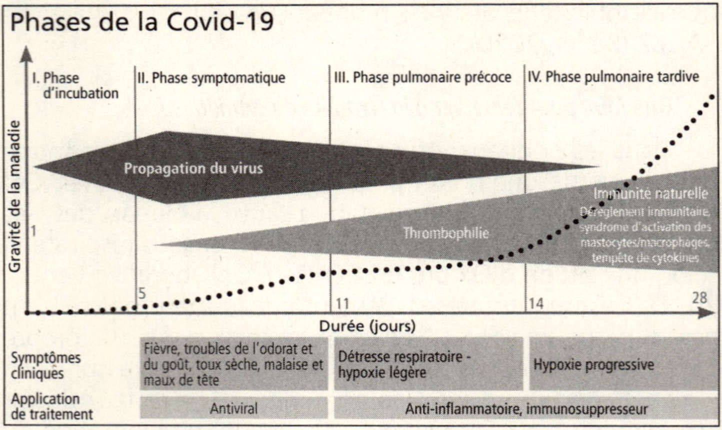

Activation des mastocytes

Chez les patients atteints de la COVID-19, il peut y avoir une production incontrôlée de cytokines, qui peut dégénérer en une tempête de cytokines (voir ci-dessus). Les macrophages et les mastocytes semblent jouer un rôle central dans ce domaine.

Les mastocytes font partie de la famille des globules blancs. Ils sont primordiaux pour la défense immunitaire non spécifique. Toute réaction allergique ou pseudo-allergique (à une piqûre d'abeille, par exemple) est médiée par les mastocytes.

Les mastocytes s'activent en réponse au contact avec des agents pathogènes tels que des virus, des bactéries ou des parasites, ainsi que des allergènes. Dans tout le corps, on les trouve dans le tissu conjonctif, le plus souvent dans la sous-muqueuse de l'intestin et des voies respiratoires, ainsi que dans le derme, près des vaisseaux sanguins et des nerfs. Les cellules immunitaires multifonctionnelles aident à combattre l'infection en libérant de nombreuses substances, telles que des médiateurs inflammatoires, des cytokines et de l'histamine, ainsi qu'en coordonnant la réponse immunitaire.

Dans le syndrome d'activation des mastocytes (MCAS), les mastocytes sont « hyperactifs » et libèrent trop d'histamine et autres substances messagères. Le MCAS est une maladie chronique multi-système avec des composantes inflammatoires et allergiques.

Les substances libérées par les mastocytes dans le tissu conjonctif sont principalement :

- L'histamine (notamment vasodilatation, formation d'œdèmes, attraction des cellules inflammatoires) ;
- L'héparine ;
- Les protéinases à sérine (activent la cascade inflammatoire du système du complément) ;
- Les prostaglandines (production de mucus, contraction des muscles des voies respiratoires) ;
- Les leukotriènes (contraction des muscles des voies respiratoires, vasodilatation, augmentation de la perméabilité vasculaire) ;
- Les cytokines (messagers inflammatoires).

Ce sont précisément ces processus et substances qui jouent un rôle central dans la COVID-19, la pneumonie de la COVID et la COVID longue. L'activation des mastocytes en est largement responsable. Le virus SARS-CoV-2 active les mastocytes, qui libèrent alors des cytokines et de l'histamine, ce qui peut déclencher des réponses immunitaires antivirales excessives et provoquer le développement d'une tempête de cytokines. Dans cette dernière, on assiste à une cascade de réponses immunitaires de plus en plus fortes qui épuisent le système immunitaire. Cela peut finalement conduire à une défaillance des organes et à une détresse respiratoire fatale (Hafezi *et al.*, 2021). Les mastocytes sécrètent également de l'héparine, qui favorise à son tour la formation de bradykinine (Oschatz *et al.*, 2011). La tempête de bradykinine en cas de COVID-19 repose fortement sur l'hyperactivité des mastocytes.

Les autopsies de patients décédés de la COVID-19 ont révélé une accumulation de mastocytes dans les poumons. On a soupçonné que cela était la cause de l'œdème pulmonaire, de l'inflammation et de la thrombose (Hafezi *et al.*, 2021). Il a également été démontré que les mastocytes sont davantage activés chez les patients atteints de la COVID-19 – en fonction de la gravité de la maladie (Tan *et al.*, 2021).

Une grande partie de l'hyper-inflammation (réaction inflammatoire sévère) qui se produit dans la COVID-19 correspond aux formes d'inflammation qui peuvent être déclenchées par l'activation des mastocytes. Des médicaments contre les mastocytes ou leurs médiateurs se sont déjà révélés utiles en cas de COVID-19 (Afrin *et al.*, 2020a).

Syndrome d'activation des mastocytes : 17 % de la population allemande concernés

Le syndrome d'activation des mastocytes (MCAS) est un facteur pronostique qui rend plus probable une forme grave de COVID-19 et une COVID longue. Le MCAS est prévalent chez 17 % de la population allemande (Molderings *et al.*, 2013). Ce chiffre est très proche des estimations de la prévalence de la forme grave de la maladie. La tempête de cytokines hyper-inflammatoires dans les cas graves de COVID-19 pourrait dans de nombreux cas être due à une réponse mastocytaire dysfonctionnelle dans le contexte du MCAS – plutôt qu'à la réponse mastocytaire normale. Ces résultats présentent un énorme avantage thérapeutique et pronostique (Afrin *et al.*, 2020a). Les mastocytes jouent un rôle essentiel dans toutes les allergies, pseudo-allergies (intolérances) et maladies auto-immunes.

Remarque : les personnes qui présentent une activation accrue des mastocytes et une intolérance à l'histamine doivent s'attendre à une évolution plus grave de la maladie.

Tableau 6 : Rôle des organes/systèmes dans le syndrome d'activation des mastocytes (MCAS).
Les conditions mises en évidence en italique se produisent également dans le cas d'une infection aiguë par la COVID-19 et/ou du syndrome de la COVID longue (Afrin *et al.*, 2020a).

Organe/système	Symptômes/constats
Constitution	*Fatigue, fièvre, frissons, perte de poids,* prise de poids
Oreilles, nez et gorge	*Conjonctivite, rhinite, sinusite, troubles ou perte de l'odorat ou du goût, acouphènes, perte d'audition, maux de gorge*
Nerfs	*Maux de tête,* migraine, *troubles de la conscience, anxiété, dépression, insomnie, crises d'épilepsie*
Cardiovasculaire	*Douleurs thoraciques thoraciques, palpitations, hypotension artérielle*
Poumons	*Toux, essoufflement, respiration sifflante*

Organe/système	Symptômes/constats
Appareil génito-urinaire	Fréquence et urgence des mictions, dysurie (miction difficile ou douloureuse), douleurs pelviennes, SJSU (symptômes du bas appareil urinaire) chez les femmes et les hommes.
Œsophage	*Brûlures d'estomac, dysphagie,* sensation de globus ("boule dans la gorge"), *douleurs thoraciques*
Estomac	*Dyspepsie (malaise dans la partie supérieure de l'abdomen), nausées vomissements*
Intestin grêle et gros intestin	*Flatulence, intolérance alimentaire, douleurs abdominales, diarrhée,* constipation
Foie	*Augmentation des transaminases (enzymes spécifiques), hypertrophie du foie*
Glandes salivaires	*Gonflement*
Vaisseaux lymphatiques	*Gonflement des ganglions lymphatiques*
Peau	Rougeurs, démangeaisons, *urticaire,* hémangiomes, nodules, éruptions cutanées, perte de cheveux
Musculo-squelettique	*Douleurs musculaires et articulaires, œdèmes*

La détection de la tempête de cytokines et la prévention de la libération des médiateurs mastocytaires sont cruciales pour le traitement adéquat des patients. Elles pourraient permettre de réduire considérablement la gravité de la COVID-19. Les médicaments qui ciblent les fonctions des mastocytes pourraient être très utiles dans son traitement (Hafezi *et al.,* 2021). Des études ont montré que les antiallergiques (kétotifène), les antibiotiques (clarithromycine) et surtout les corticostéroïdes (hydrocortisone, dexaméthasone) sont des stabilisateurs de mastocytes très efficaces. Malheureusement, si la cortisone est la plus efficace, elle a aussi les plus forts effets secondaires. Ces médicaments couramment utilisés pourraient donc également être utiles dans le traitement de la COVID-19 et de la COVID longue (Kazama, 2020).

La section 11.4 décrit en détail les moyens naturels et médicinaux permettant de stabiliser les mastocytes.

7.5 L'acidose augmente considérablement la mortalité

Dans le cas du syndrome de détresse respiratoire aiguë, qui est fréquent dans la COVID-19, il y a un manque d'oxygène (hypoxie) dans le sang. Dans le même temps, l'exhalation des acides en excès est réduite et l'acide carbonique s'accumule dans le sang. Si l'on ajoute à cela la limitation de la fonction tampon du sang, qui s'ajoute à celle induite par l'âge, cela conduit inévitablement à une acidose, c'est-à-dire à une suracidification sévère du sang.

Selon une étude de Wuhan, les patients souffrant de la forme grave de la COVID-19 ont donc assez souvent une acidose décompensée. Dans cette étude, 30 % des patients décédés de la maladie présentaient une acidose (16 sur 54), contre seulement 1 % (1 sur 137) des survivants (Zhou *et al.*, 2020). La quasi-totalité des patients décédés présentaient une détresse respiratoire, un syndrome de détresse respiratoire aiguë (SDRA) et une septicémie. Une acidose décompensée prédisait une évolution fatale de la maladie avec la plus grande probabilité dans l'étude susmentionnée : 22 % des patients sont décédés sans acidose, 94 % avec acidose. La probabilité de décès était multipliée par 16 en cas d'acidose.

Les patients COVID-19, qu'ils soient diabétiques ou non, développent relativement souvent une cétose et une acidocétose, ce qui aggrave considérablement l'évolution et la mortalité. La cétose augmente la durée de l'hospitalisation et la mortalité (Li *et al.*, 2020).

Les critères de diagnostic de l'« acidose » ne couvrent que l'acidose décompensée. Parmi les patients présentant une détresse respiratoire, une proportion beaucoup plus importante est susceptible de présenter une acidose respiratoire encore compensée sur le plan métabolique. Plus l'organisme est capable de tamponner l'acidose respiratoire en cas de détresse respiratoire grâce à des réserves de bases (et donc d'éviter l'acidose décompensée), meilleures sont les chances de survie. Les groupes à risque typiques souffrant de diabète et de maladies rénales ont les plus mauvais mécanismes de compensation et sont donc ceux qui meurent le plus souvent. C'est pourquoi l'insuffisance rénale aiguë était fréquente chez 50 % des personnes décédées, et seulement 1 % des survivants.

L'acidose dans le syndrome de détresse respiratoire aiguë abaisse la valeur du pH dans le sang. En conséquence, le calcium est libéré de sa liaison protéique et augmente considérablement la quantité de calcium libre dans le sang. Cela active la coagulation du sang et réagit davantage avec le phosphate du sang pour former du phosphate de calcium. Les patients présentant une évolution sévère de la maladie avaient un risque sept fois plus élevé d'avoir des taux de calcium bas et un risque quinze fois plus élevé d'avoir des taux de phosphate bas, par rapport aux patients présentant une évolution modérée qui ne souffraient pas de manque d'oxygène et d'acidose (Yang *et al.*, 2020). Le phosphate de calcium précipite et peut se déposer sous forme de sel : les vaisseaux et leurs fibres de tissu conjonctif se calcifient, ce qui favorise les troubles circulatoires.

Carences en minéraux potentiellement mortelles en cas de COVID-19

Calcium :

Dans le cadre de l'acidose typique liée à la détresse respiratoire dans la COVID-19, il y a une perturbation significative de l'équilibre calcique. Il n'est donc pas surprenant que l'hypocalcémie soit très fréquente chez les patients COVID-19. Dans deux études, 75 % et 82 % de l'ensemble des patients présentaient une faible calcémie (hypocalcémie) à leur admission à l'hôpital (Sun *et al.*, 2019 ; Di Filippo *et al.*, 2020). Les patients présentant un faible taux de calcium avaient une évolution de la maladie significativement plus défavorable. Ils étaient plus susceptibles de présenter des lésions organiques et un choc septique, ainsi qu'une mortalité plus élevée à 28 jours (Sun *et al.*, 2019).

En médecine, on sait depuis longtemps que l'inflammation entraîne toujours des processus de calcification. Les mécanismes exacts sont maintenant particulièrement évidents et peuvent coûter la vie aux patients COVID-19.

Les causes les plus importantes de carence en calcium (hypocalcémie) dans la COVID-19 sont les suivantes :

- Le calcium est consommé pour la réplication virale.
- L'ACE2 et la bradykinine transloquent le calcium du sang vers les cellules musculaires et endothéliales.
- Le calcium libéré par l'hypoxie/acidose précipite sous forme de phosphate de calcium.
- Le calcium libéré par l'hypoxie/acidose active la coagulation du sang.
- En cas d'acidose, le potassium et le magnésium sont perdus dans la cellule, tandis que le calcium, le sodium

et les protons s'accumulent. Résultat : réduction du potentiel de la membrane et œdème cellulaire.

- Les réactions inflammatoires abaissent la valeur du pH (acidose locale) et entraînent la précipitation du calcium et la formation de cristaux de calcium à cet endroit.
- Le calcium se lie aux fibres du tissu conjonctif endommagé par l'inflammation dans les poumons et les vaisseaux.
- La carence fréquente en vitamines K et D perturbe l'équilibre calcique et favorise une réaction inflammatoire excessive, la formation de thromboses et des lésions du tissu conjonctif dans les poumons et les vaisseaux, et augmente considérablement la mortalité.

(Parmi les autres causes possibles de perturbation du métabolisme calcique, citons une sursécrétion de parathormone, un apport alimentaire réduit, une hypoprotéinémie, une hypomagnésie et des interactions avec des médicaments.)

Remarque : le calcium ne doit pas être consommé sous forme de phosphate de calcium, mais sous forme de citrate ou de lactate de calcium basique, tout au long de la journée et de préférence dans une solution isotonique. Des doses modérées d'environ 550 mg par jour au maximum sont conseillées (des doses plus élevées pourraient favoriser la calcification).

L'équilibre du calcium est non seulement régulé par les vitamines D3 et K2, mais aussi de manière significative par le potassium et le magnésium.

Potassium :

L'hypokaliémie est très fréquente chez les patients atteints de la COVID-19. Le rôle majeur du potassium, électrolyte le plus important de chaque cellule, est encore souvent sous-estimée. Une grande partie de la population est gravement carencée en potassium (et l'était même avant la COVID) car on le trouve principalement dans les aliments d'origine végétale et crus, tels que les légumes et les fruits.

Environ un tiers de l'énergie de la cellule est dépensé pour pomper le potassium dans la cellule et le sodium hors de la cellule au moyen de la pompe sodium-potassium, afin de maintenir le potentiel de la membrane. En effet, le potassium détermine le potentiel de la membrane, qui est le cœur de la « batterie cellulaire » et permet la réalisation d'innombrables processus cellulaires essentiels. Le potassium régule la pression artérielle, détermine la santé vasculaire endothéliale, régule le rythme cardiaque et réduit considérablement le risque d'accident vasculaire cérébral. Le citrate de potassium protège les reins et maintient la substance osseuse, notamment en réduisant l'excrétion de calcium (par exemple : Jacob, 2013).

La perte massive de potassium en cas de COVID-19 est en partie due à l'altération de l'activité du système rénine-angiotensine. Le SARS-CoV-2 se lie à l'enzyme 2 de conversion de l'angiotensine (ACE2) et favorise sa dégradation. Par conséquent, l'activité antagoniste de l'ACE2 sur le système rénine-angiotensine est réduite. Cela entraîne une augmentation de la réabsorption de chlorure de sodium et d'eau et de l'excrétion de potassium, ce qui augmente la pression artérielle. En outre, les patients COVID-19 présentent souvent des symptômes gastro-intestinaux tels que des diarrhées et des vomissements, qui peuvent entraîner des perturbations de l'équilibre électrolytique (Chen *et al.*, 2020c).

En cas d'hypokaliémie, le cœur est sujet à des arythmies, souvent constituées d'extrasystoles, mais pouvant également être associées à une fibrillation auriculaire et à une fibrillation ventriculaire, voire à un arrêt cardiaque et au décès. Les arythmies cardiaques sont fréquentes chez les patients COVID-19 et augmentent significativement la mortalité. Outre les arythmies cardiaques, les conséquences typiques de l'hypokaliémie sont une faiblesse musculaire, une augmentation de l'excrétion de calcium par les reins, une résistance à l'insuline, une hypertension artérielle et un risque fortement accru d'accident vasculaire cérébral.

Cependant, les stocks de potassium ne doivent pas être restaurés avec du chlorure de potassium acidifiant, mais avec du citrate de potassium alcalinisant, car une autre cause majeure de carence en potassium est l'acidose persistante. L'acidose aiguë fait passer le potassium des cellules (en échange avec des protons) dans le sang et peut entraîner une hyperkaliémie à court terme. Ce potassium est rapidement perdu de façon permanente par les reins. Par conséquent, de faibles taux de potassium dans le sang sont plus typiques d'une acidose persistante. Cela reflète une carence prononcée en potassium dans les cellules ET dans le sang.

Remarque : 1,5 g de potassium sous forme de citrate de potassium basique doit être bu tout au long de la journée, de préférence en solution isotonique. (Attention : contre-indications telles que l'insuffisance rénale).

Magnésium :

L'hypomagnésémie est fréquente chez les patients en soins intensifs, avec une prévalence pouvant atteindre 65 % (Micke *et al.,* 2020). Les arythmies cardiaques sont fréquentes dans les formes sévères de COVID-19 et sont également causées par une carence en potassium et en magnésium. Le magnésium joue également un rôle important dans le système immunitaire. En cas de carence en magnésium, de nombreuses fonctions immunitaires sont perturbées, notamment le métabolisme de la vitamine D.

Remarque : 375 mg de magnésium sous forme de citrate de magnésium basique doivent être consommés tout au long de la journée, de préférence en solution isotonique.

Schéma 1 : Vue d'ensemble : l'inflammation, l'hyperacidité, le manque d'oxygène et les lésions du tissu conjonctif sont étroitement liés, se renforcent mutuellement et favorisent la calcification dans les processus dégénératifs.

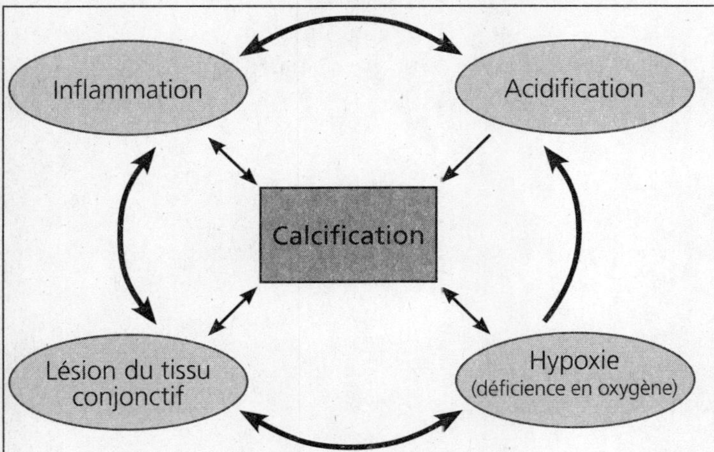

8. Vitamine D : essentielle pour le système immunitaire et possédant de nombreux effets secondaires positifs

La grippe frappe plus durement dans les mois qui suivent le solstice d'hiver. La raison : un faible rayonnement solaire fait chuter le taux de vitamine D dans le sang. L'épidémie de COVID-19 est également survenue en hiver, lorsque les niveaux de vitamine D étaient très bas. Dans l'hémisphère sud, qui avait atteint la fin de l'été au même moment, les formes mortelles étaient relativement peu nombreuses. En revanche, en Australie par exemple, la deuxième vague d'infections en hiver était significativement plus élevée que la première en été, ce qui pourrait être dû à des niveaux de vitamine D plus faibles.

La vitamine D remplit des fonctions essentielles dans le système immunitaire et joue un rôle important dans la réponse immunitaire innée et acquise. La vitamine D a ici un effet immunomodulateur, c'est-à-dire qu'elle régule (Siddiqui *et al.,* 2020). D'une part, la vitamine D peut renforcer le système immunitaire et contrer une infection. Elle peut aussi inhiber une réponse immunitaire excessive et avoir un effet anti-inflammatoire (Musafi *et al.,* 2020).

La vitamine D est cruciale pour l'activation des défenses immunitaires. L'activité des lymphocytes T (cellules T) du système immunitaire dépend de la vitamine D. S'il n'y a pas assez de vitamine D, ils restent en sommeil et ne peuvent pas réagir et combattre les infections graves (von Essen *et al.,* 2010). En particulier, la capacité fonctionnelle des cellules

T CD-8 joue un rôle capital dans l'évolution de la maladie en matière de COVID-19, mais également dans la vaccination contre cette dernière. En effet, l'apport en vitamine D pourrait également avoir une influence sur l'efficacité de la vaccination (Sadarangani *et al.*, 2015).

La vitamine D est tellement immunorégulatrice et anti-inflammatoire (et donc efficace contre les agents pathogènes) qu'elle est qualifiée de « vitamine antibiotique » (Helfrich *et al.*, 2007 ; Raloff, 2006 ; Zasloff, 2006).

La vitamine D est aussi et surtout importante contre les maladies virales. Le taux de vitamine D détermine le degré de réponse immunitaire contre les infections virales. Une carence en vitamine D peut augmenter la susceptibilité aux infections virales. Par exemple, de faibles niveaux de vitamine D sont associés à une incidence accrue de maladies virales à forte charge de morbidité, comme la grippe, la COVID-19, l'hépatite et le SIDA (Siddiqui *et al.*, 2020).

Toutes les études citées sur la COVID-19 datent de l'ère du variant Alpha. L'expérience pratique montre que la vitamine D a également un effet très positif sur les infections par le virus Delta. Cependant, comme celui-ci induit des évolutions plus sévères et plus rapides, des valeurs sanguines de vitamine D de 75-150 nmol/l sont particulièrement importantes dans ce cas, même avant une infection, car elles stabilisent le système immunitaire. Quand la vitamine D est administrée plus tard dans le traitement, l'effet est fortement réduit car elle n'est plus transformée à temps en forme active. Par conséquent, les études cliniques peuvent s'avérer décevantes.

8.1 Un bon apport de vitamine D réduit la mortalité globale

La vitamine D n'aide pas seulement à lutter contre la COVID-19 et d'autres maladies respiratoires. Il a été prouvé que la vitamine du soleil réduit la mortalité globale – selon les normes scientifiques les plus élevées. Ainsi, la méta-analyse Cochrane de plus de 56 essais randomisés avec un total de 95 286 participants a montré qu'un bon apport en vitamine D réduit de manière significative la mortalité globale chez les personnes âgées, qu'elles vivent de manière indépendante ou dans des maisons de soins. Traiter environ 150 personnes sur cinq ans permet de sauver une vie supplémentaire (Bjelakovic *et al.*, 2014).

Un bénéfice aussi élevé à faible coût est rare avec les médicaments conventionnels. Les statines, par exemple, qui sont parmi les médicaments les plus vendus dans le monde, préviennent les crises cardiaques et les accidents vasculaires cérébraux lorsqu'elles sont prises par 60 et 268 personnes respectivement pendant cinq ans. Dans le même temps, les médicaments hypocholestérolémiants sont beaucoup plus chers que la vitamine D et ont de nombreux effets secondaires. L'acide acétylsalicylique (ASA) ne prévient même qu'un seul accident vasculaire cérébral ou une seule crise cardiaque chez 1 667 personnes sur une période de cinq ans.

La supplémentation en vitamine D de toutes les personnes de plus de 50 ans en Allemagne, à raison de seulement 1 000 UI par jour, pourrait par exemple prévenir 13 % de tous les décès dus au cancer. Cela représente 30 000 vies par an qui pourraient être sauvées par cette mesure simple et tolérable. Dans le même temps, elle permettrait d'économiser 254 millions d'euros. Ces calculs d'une grande actualité ont été effectués par le Centre allemand de recherche sur le cancer (DKFZ), probablement l'institution scientifique allemande la plus respectée au monde (Niedermaier *et al.*, 2021).

L'étude de Zittermann *et al.* (2009) a donné des résultats similaires : seuls 7 % des participants à l'étude ont atteint une valeur sérique de plus de 75 nmol/l (30 ng/ml) de 25-OH vitamine D, la valeur sérique moyenne était de 41 nmol/l (16,4 ng/ml). Sur la base des calculs, il a été déterminé que, chaque année, 18 300 vies pourraient être sauvées en Allemagne si l'ensemble de la population avait un taux sérique de 25-OH vitamine D d'au moins 75 nmol/l (30 ng/ml).

8.2 La supplémentation en vitamine D réduit le risque et la mortalité des maladies respiratoires aiguës

Grâce à ses propriétés antimicrobiennes, immunorégulatrices et anti-inflammatoires, la vitamine D réduit le risque de maladies respiratoires aiguës comme la bronchite aiguë, la pneumonie et la COVID-19.

Une méta-analyse d'études en double aveugle a révélé que chez les personnes ayant un faible niveau de vitamine D, la vitamine D réduit la probabilité de maladies respiratoires aiguës telles que la bronchite aiguë et la pneumonie par 0,3 fois (Martineau *et al.*, 2017). La probabilité d'infections respiratoires a ainsi été réduite de 70 % grâce à la supplémentation. Cette importante méta-analyse a été publiée dans le célèbre *British Medical Journal*. Elle est basée sur 25 études en double aveugle (la norme scientifique la plus élevée) sur la supplémentation en vitamine D, totalisant plus de 11 000 participants.

Sur la base de ces données, l'OMS recommande une supplémentation en vitamine D pour la prévention des infections des voies respiratoires (Aponte et Palacios, 2017). Cette étude de premier ordre, réalisée selon les normes cliniques les plus strictes, devrait à elle seule convaincre d'initier une supplémentation en vitamine D au moins pour toutes les personnes âgées présentant une carence en vitamine D – ce qui est extrêmement fréquent dans ce groupe de population. Hélas, qui dans ce pays a entendu parler de cette étude ? Alors que nous étions quotidiennement inondés d'informations sur les vaccinations et les médicaments (pour la plupart très coûteux), nous n'avons rien entendu dans les médias à propos de la vitamine D, ou alors des choses fausses. La vitamine D est trop bon marché et ne peut être brevetée, elle n'a donc pas de lobby.

Dans une étude portant sur 9 548 personnes âgées de 50 à 75 ans réalisée par le DKFZ précité, les participants présentant une carence en vitamine D (30-50 nmol/l) et une carence en vitamine D (< 30 nmol/l) ont montré une mortalité due aux maladies respiratoires fortement accrue. Dans le cas d'une carence en vitamine D, la mortalité était multipliée par 2,1, et par 3,0 dans le cas d'une carence. **Globalement, 41 % des décès dus à des maladies respiratoires pourraient être attribués à une carence en vitamine D** (Brenner *et al.*, 2020). Les auteurs du DKFZ concluent : « L'insuffisance et la carence en vitamine D sont courantes et responsables d'une grande partie de la mortalité due aux maladies respiratoires chez les personnes âgées. » Ils notent spécifiquement l'énorme potentiel de la vitamine D par rapport à la pandémie de COVID-19.

Lors d'un essai clinique sur trois ans, l'apport en vitamine D a considérablement réduit l'incidence de la grippe et des rhumes, et a même inversé le regroupement saisonnier des infections, c'est-à-dire que les infections étaient aussi rares en hiver qu'en été (Aloia *et al.*, 2007). La vitamine D réduit également le risque d'infections bactériennes secondaires. C'est essentiel, car la pneumonie bactérienne, en particulier, entraîne souvent des complications graves, or elle est responsable de la plupart des décès associés aux infections grippales.

L'effet préventif de la vitamine D3 sur la grippe saisonnière a été étudié dans le cadre d'un essai clinique mené sur 400 enfants (Zhou *et al.*, 2018). La moitié des enfants âgés de 3 à 12 mois ont reçu quotidiennement de la vitamine D3 à dose faible (400 UI) ou forte (1 200 UI) sur une période de quatre mois. À la fin de la période d'étude, significativement moins d'enfants du groupe ayant reçu 1 200 UI de vitamine D3 ont souffert d'une infection par le virus de la grippe A (43 sur 164 enfants) que dans le groupe ayant reçu 400 UI de vitamine D3 (78 sur 168 enfants). En outre, les symptômes de fièvre, de toux et de respiration sifflante ont disparu plus rapidement. La charge virale a été significativement réduite au fil du temps dans les deux groupes, mais de façon nettement plus marquée dans le groupe ayant bénéficié de la forte dose. Les effets secondaires ne sont apparus que très rarement et étaient indépendants du niveau de dosage.

8.3 Le risque d'infection par le SARS-CoV-2 augmente en cas de carence en vitamine D

La COVID-19 est une maladie respiratoire aiguë qui peut se transformer en maladie systémique si l'état immunitaire est mauvais. Par conséquent, le risque d'infection par le SARS-CoV-2 est aussi manifestement et fortement accru en cas de carence en vitamine D.

Le virus SARS-CoV-2 pénètre dans les cellules humaines en s'arrimant au récepteur cellulaire ACE2 (enzyme de conversion de l'angiotensine 2, voir ci-dessus). Les virus de la pandémie de SARS de l'époque empruntaient la même voie (Zhou *et al.*, 2020b). La vitamine D est étroitement liée au système rénine-angiotensine. La vitamine D inhibe le système rénine-angiotensine et régule ainsi la pression artérielle et l'inflammation (Musavi *et al.*, 2020). Sur le long terme, une carence en vitamine D peut entraîner une activation excessive du récepteur ACE2, permettant à davantage de virus de pénétrer dans l'organisme (Li, 2011). L'activation accrue de l'ACE2 augmente également la pression artérielle, le facteur de risque le plus important dans la COVID-19.

Une étude publiée par Michael F. Holick *et al.* (Kaufman *et al.*, 2020) a porté sur plus de 190 000 patients. Les scores SARS-CoV-2 des patients ont été corrélés avec leurs niveaux de vitamine D des 12 mois précédents. Le taux de positivité du SARS-CoV-2 était significativement plus élevé (12,5 %) chez les patients présentant des taux de 25(OH)D « déficients » (< 20 ng/mL) que chez ceux présentant des taux normaux (30-34 ng/mL) (8,1 %) et ceux présentant des taux ≥ 55 ng/mL (5,9 %). **Ainsi, une carence en vitamine D augmentait le risque d'infection de 50 % par rapport à de bons niveaux et de 112 % par rapport à des taux élevés de vitamine D dans le sang !** Cette corrélation s'est maintenue quels que soient les latitudes, les ethnies, les sexes et les âges.

Holick, médecin et biochimiste, est le plus grand spécialiste de la vitamine D au monde. Il a été le premier à identifier le calcidiol, la principale forme circulante de la vitamine D, ainsi que le calcitriol, la forme active de la vitamine D.

En outre, dans une étude américaine portant sur 489 patients atteints de la maladie COVID-19, une carence en vitamine D non traitée au cours de l'année écoulée est associée à un risque fortement accru de COVID-19. Cette étude a été publiée dans le *JAMA*, l'une des revues les plus réputées (Meltzer *et al.*, 2020).

8.4 *Plus le taux de vitamine D est faible, plus l'évolution de la COVID-19 est sévère et plus la mortalité est élevée*

Les études épidémiologiques montrent une corrélation claire entre la carence en vitamine D et la sévérité de l'évolution de la maladie ainsi que la mortalité dans la COVID-19. Une méta-analyse de 27 études montre que la carence en vitamine D est associée à un risque significativement accru d'évolution sévère à fatale de la COVID-19. La carence en vitamine D était plus fréquente chez les patients atteints d'une maladie grave que chez ceux atteints d'une maladie légère. La carence en vitamine D associée à la COVID-19 augmentait la probabilité d'hospitalisation de 81 % et de décès de 82 % (rapports de cotes respectifs : 1,81 et 1,82,) (Pereira *et al.*, 2020).

Une étude rétrospective menée à l'université d'Heidelberg a montré que la carence en vitamine D entraîne également une évolution plus grave de la maladie et un risque accru de décès dans le cadre de l'étude COVID-19. 41 des 185 patients (22 %) présentaient une carence en vitamine D lors de leur admission à l'hôpital. La valeur seuil pour une carence a été fixée très bas, à savoir < 12 ng/ml (30 nmol/l). Le risque de mortalité des patients présentant une carence en vitamine D était plus de 14 fois supérieur à celui des patients sans carence. Le risque de progression grave de la maladie (respiration artificielle et/ou décès) était six fois plus élevé chez les patients présentant une carence en vitamine D. Les facteurs de confusion typiques, tels que l'âge, le sexe et les maladies antérieures ont été statistiquement pris en compte et éliminés (Radujkovic *et al.*, 2020).

Les études actuelles en double aveugle montrent aussi clairement que la vitamine D atténue fortement l'évolution de la maladie (cf. section 8.6).

Il est choquant que, compte tenu des données disponibles, aucune recommandation officielle n'ait encore été faite en Allemagne dans le sens de la supplémentation en vitamine D. Cela me rappelle fortement le positionnement erroné sur le port des masques, qui a coûté des centaines de milliers de vies dans le monde. Traiter la carence en vitamine D, très répandue dans le pays, serait une mesure extrêmement peu coûteuse dont il a également été prouvé qu'elle réduisait la mortalité globale.

Une étude réalisée aux Pays-Bas a montré que la combinaison d'un faible taux de vitamine D et de vitamine K (25(OH)D < 50 nmol/L et de dp-ucMGP ≥ 361 pmol/L) est particulièrement problématique et **est associée à une augmentation de 46 % de la mortalité, toutes causes confondues (van Ballegooijen *et al.*, 2020).** La synergie des vitamines D et K sera abordée plus en détail ultérieurement (cf. section 8.13 et chapitre 9).

8.5 Les pays où l'approvisionnement en vitamine D est faible connaissent une plus grande mortalité due à la COVID-19

Dans une étude, les niveaux moyens de vitamine D dans 20 pays européens ont été mis en relation avec le taux de morbidité et de mortalité de la COVID-19. Le résultat montre une corrélation négative : plus l'apport en vitamine D est mauvais dans un pays, plus les maladies et les décès dus à la COVID-19 sont fréquents (Ilie *et al.*, 2020).

Dans les pays européens où le taux moyen de vitamine D est inférieur ou égal à 50 nmol/l, les taux de mortalité liés à la COVID-19 sont plus de deux fois plus élevés que dans les pays où le taux moyen de vitamine D est supérieur à 50 nmol/l (RR = 2,155) (Ahmad *et al.*, 2021).

Un éditorial de la revue *Alimentary Pharmacology & Therapeutics* traite de la relation entre la latitude sous laquelle on vit et la mortalité due à la COVID-19. Dans les pays dont la capitale se trouve en dessous du 35e parallèle nord, la maladie est beaucoup plus bénigne que dans les pays situés plus au nord. Sur cette base, les auteurs voient un lien avec le taux de vitamine D car, au-dessus de cette latitude, la lumière solaire en hiver n'est pas suffisante pour former de la vitamine D dans la peau (Rhodes *et al.*, 2020). Pour vous donner quelques repères : la Sicile se trouve sur le 37e parallèle nord, l'Allemagne entre le 47e (point le plus au sud) et le 55e parallèle nord (point le plus au nord).

Un aspect intéressant ici est que la mortalité due à la COVID-19 est relativement faible dans les pays nordiques. Toutefois, dans ces derniers, la supplémentation en vitamine D est courante et la carence en vitamine D est comparativement rare. En revanche, en Italie et en Espagne (deux pays très touchés), la carence en vitamine D est étonnamment fréquente (Ilie *et al.*, 2020 ; Rhodes *et al.*, 2020).

Les chiffres américains suggèrent également un lien entre les niveaux de vitamine D et la progression de la COVID-19. Ainsi, les personnes à la peau noire (34,7 décès/100 000 habitants) ont 2,6 fois plus de risques de mourir de cette maladie que les personnes à la peau blanche (13,1 décès/100 000 habitants) (APM, 2020). Les chiffres du Royaume-Uni dressent le même tableau, les personnes à la peau noire ayant une mortalité due à la COVID-19 4,3 fois supérieure à celle des personnes à la peau blanche (White et Nafilyan, 2020).

Une étude réalisée en 2011 a révélé que les personnes à la peau foncée et les Hispaniques sont nettement plus susceptibles de présenter une carence en vitamine D (< 20 ng/ml). Alors que 41,6 % de toutes les personnes testées présentaient une carence, 69,2 % des personnes à la peau foncée et 82,1 % des Hispaniques étaient touchés (Forrest et Stuhldreher, 2011).

Plus la peau est pigmentée, plus l'exposition au soleil est nécessaire pour que le corps fabrique sa propre vitamine D. Cela signifie que le corps doit être exposé à davantage de lumière solaire. Cependant, une grande partie des États-Unis se trouve au nord du 35e parallèle nord et ne bénéficie donc que d'un faible ensoleillement. Les personnes à la peau foncée sont donc plus susceptibles de présenter une carence en vitamine D que les personnes à la peau claire.

8.6 L'administration de vitamine D dans l'étude COVID-19 réduit le risque de progression grave de la maladie et de décès

Les études d'intervention randomisées sur la vitamine D et la COVID-19 confirment également les résultats des études épidémiologiques et montrent que l'administration de fortes doses de vitamine D sous forme de calcifédiol (calcidiol) pendant un séjour à l'hôpital entraîne une diminution significative des admissions en soins intensifs et une baisse de la mortalité :

Dans un essai d'intervention espagnol randomisé, portant sur 930 patients COVID-19, le risque de traitement en unité de soins intensifs a été réduit de 82 % et la mortalité de 64 % grâce à l'administration de calcifédiol pendant l'hospitalisation (Nogués *et al.*, 2021). La posologie exacte était de 532 µg au jour 1 et de 266 µg aux jours 3, 7, 15 et 30. Plus précisément, 36 (6,5 %) des 551 patients sont décédés dans le groupe vitamine D et 57 (15 %) des 379 patients sont décédés dans le groupe témoin sans calcifédiol. Ces effets ont clairement surpassé ceux des autres traitements COVID-19. Comme le traitement a extrêmement bien fonctionné, la taille du groupe témoin a été réduite pour des raisons éthiques et a ensuite été inférieure à celle du groupe d'intervention. L'étude a été critiquée pour cela et a été retirée sous une forte pression. Jusqu'à quel point la « science » peut-elle être absurde et devenir absurde ?

(Nous avons analysé l'étude et les critiques dont elle a fait l'objet et nous considérons que la rétractation était injustifiée. Nos arguments en faveur de l'étude se trouvent à la fin de ce chapitre.)

De même, dans une autre étude espagnole portant sur 76 patients, l'administration d'une dose élevée de vitamine D sous forme de calcifédiol (532 µg ou 21 280 UI le jour de l'admission, 266 µg ou 10 640 UI les jours 3 et 7 et chaque semaine par la suite) a eu un effet très positif sur l'évolution de la maladie pendant l'hospitalisation.

Sur les 50 patients qui ont reçu de la vitamine D, un seul a dû être envoyé en soins intensifs, alors que la moitié des 26 patients qui n'en ont pas reçu l'ont été ! Il n'y a eu aucun décès dans le groupe vitamine D, alors que deux patients sont décédés dans le groupe témoin (Entrenas Castillo *et al.*, 2020).

Le calcifédiol utilisé est le précurseur hormonal calcidiol qui, comme la vitamine D3 (cholécalciférol), est encore transformé en hormone active calcitriol dans l'organisme. La différence avec la vitamine D3 est la suivante : la conversion du calcidiol en forme active (calcitriol) est plus rapide car il s'agit d'une forme intermédiaire dans le métabolisme de la vitamine D. Il ne fonctionne donc pas mieux, mais seulement plus rapidement (ce qui peut être très important en cas d'infection grave).

La conversion de la vitamine D3 en calcitriol prend jusqu'à 7 jours (Heaney *et al.,* 2008). Par conséquent, surtout dans le cas du virus Delta, un apport adéquat en vitamine D devrait déjà exister avant une infection. Si une carence en vitamine D doit être compensée lors d'une infection existante par le SARS-CoV-2, il est préférable d'utiliser la vitamine D – comme dans les études susmentionnées – sous forme de calcifédiol.

C'est aussi la raison pour laquelle les essais cliniques d'administration de vitamine D3 seule chez les patients COVID-19 peuvent conduire à des résultats mitigés ou nuls. Comme la vitamine D ne peut pas être convertie à temps en sa forme active, elle ne peut pas agir du tout.

Une étude quasi-expérimentale de l'hôpital universitaire d'Angers a pu montrer qu'une prise régulière de vitamine D était plus à même de prévenir une évolution sévère de la COVID-19 que des doses bolus importantes après le diagnostic de la maladie (Annweiler *et al.*, 2020).

Une étude menée dans la région espagnole d'Andalousie a examiné l'impact de l'apport préhospitalier en vitamine D sur la mortalité des patients COVID-19. L'étude rétrospective a inclus tous les patients andalous traités dans les hôpitaux pour la COVID-19 entre janvier et novembre 2020. Sur les 16 401 patients, 416 s'étaient vu prescrire de la vitamine D sous forme de vitamine D3 dans les 30 jours précédant l'admission à l'hôpital, et 210 patients s'étaient vu prescrire du calcifédiol. Les deux formes de vitamine D étaient associées à un taux de survie accru, l'effet du calcifédiol étant plus fort (Loucera *et al.*, 2021).

L'Andalousie a également pu faire état d'un succès impressionnant grâce à la prise préventive de vitamine D. En novembre 2020, le gouvernement régional avait distribué du calcifédiol aux groupes à risque, en particulier aussi aux personnes vivant dans des maisons de retraite et des maisons de repos – avec un succès consi-

dérable, puisque le nombre de décès dus à la COVID-19 par million d'habitants est passé de 187 en novembre 2020 à 11 début janvier 2021, soit une réduction de 94 %, ce même pendant la saison hivernale critique et froide (Consejería de Salud y Familias, 2020; Chu, 2021). Il n'est pas possible de déterminer de manière concluante dans quelle mesure l'administration de vitamine D a contribué à cet effet, mais il est presque certain qu'elle a joué un rôle déterminant.

Analyse détaillée de la critique de l'étude d'intervention de Nogués *et al.*, 2021 :

L'étude d'intervention de Nogués *et al.* a depuis été retirée. Comme de nombreuses thérapies peu coûteuses, la vitamine D3 active a été victime d'une vague de critiques non fondées mais nourries et ciblées.

C'est fort regrettable, car cette étude et sa mise en œuvre clinique pourraient sauver de nombreuses vies et atténuer l'évolution de la maladie. C'est pourquoi il convient de traiter ici encore une fois cette critique en détail. Même à la lumière de cette critique, le résultat de l'étude est révolutionnaire.

Sur la page officielle de l'étude, la raison suivante est donnée pour son retrait (traduction française) :

1) Les auteurs ont commis un certain nombre d'erreurs dans la préparation du manuscrit et dans la correspondance des auteurs avec la revue pour qualifier l'étude et la décrire ; et

2) À tout moment, les bonnes pratiques de recherche clinique ont été soigneusement suivies et la santé des patients n'a en aucun cas été compromise.

Il semble donc qu'il s'agissait davantage d'erreurs techniques dans le suivi de l'étude que d'erreurs pratiques dans sa conduite.

Les points de critique en détail :

Critique 1) Le point le plus important de la critique est que 50 patients du groupe de contrôle, qui ont dû être placés en soins intensifs au cours du traitement, ont finalement reçu de la vitamine D. Cela signifie que le résultat n'est plus significatif.

Bien sûr, c'était mauvais pour la portée de l'étude. Cependant, d'un point de vue humain, il ne peut être répréhensible que le médecin traitant veuille tout faire pour sauver la vie d'un patient gravement malade. Ce médecin voit dans son patient non seulement un objet d'étude, mais aussi un individu avec une famille, des amis et une vie.

Par conséquent, les auteurs de l'étude ont également fourni une évaluation de l'étude qui excluait ces 50 patients de l'évaluation finale. Résultat :

Le risque pour les patients de mourir de la maladie COVID-19 était toujours significativement plus faible avec l'administration de vitamine D. La réduction du risque n'était plus de 64 %, mais toujours de 52 %. Il s'agit d'un très bon résultat, surtout en comparaison avec **d'autres médicaments reconnus. En n'incluant pas les 50 cas graves du groupe de contrôle dans l'évaluation finale, le groupe de contrôle est encore mieux loti. Et pourtant, le résultat est significativement positif pour le traitement à la vitamine D.**

Critique 2) Il y avait des différences dans le traitement des patients, ce qui a eu un effet supplémentaire sur le risque de décès.

Le traitement des patients est clairement défini dans l'étude. Il n'y a que des différences dans le traitement des personnes souffrant de troubles légers ou graves (traduction française) :

« Tous les patients hospitalisés ont reçu le même traitement standard composé d'hydroxychloroquine 400 mg / 24 h le premier jour et 200 mg / 24 h sur 4 jours avec azithromycine 500 mg / 24 h sur 3 jours, plus ceftriaxone 1 ou 2 g / 24 h sur 7 jours en cas de surinfection bactérienne. Les patients présentant un état grave ou critique de pneumonie ou une suspicion clinique de tempête de cytokines ont été traités en plus par bolus de dexaméthasone (20 mg / jour x 4 jours) selon les directives de l'hôpital. »

Critique 3) Il n'y avait pas de groupe placebo.

Ce point est également considéré comme une faiblesse par les auteurs de l'étude. Cependant, ils affirment que le calcifédiol a été administré de manière aléatoire. Ainsi, l'étude pourrait être considérée comme un essai randomisé ouvert.

Il y a de nombreux procès en cours. Une telle conception ne justifie pas le retrait d'une étude. En outre, les effets de l'étude sont si clairs qu'ils auraient été présents même avec un plan d'étude en aveugle. Un véritable effet placebo, qui est censé être exclu par l'aveuglement, est de toute façon très peu probable chez les patients gravement malades qui reçoivent de nombreux médicaments simultanément. Dans cette situation, le patient ne sait presque jamais ce qu'on lui administre.

Critique 4) La concentration en 25-(OH)-vitamine D n'était plus contrôlée au cours du traitement.

Les auteurs de l'étude reprennent eux-mêmes cette critique. Le profil pharmacocinétique du calcifédiol étant connu ; ils supposent qu'une dose suffisante a été administrée pour reconstituer les stocks épuisés de vitamine D.

Malheureusement, aucune relation dose-réponse n'a pu être déterminée de cette manière. Or, il ne fait aucun doute qu'un effet a été atteint en raison des résultats significatifs. Seule la quantité de la dose nécessaire ne peut être déduite des résultats.

Critique 5) Il y avait des différences entre les profils des patients et leurs niveaux initiaux de vitamine D.

Les résultats ont été ajustés en fonction de certains facteurs de confusion (âge, sexe, taux de base de vitamine D, maladies concomitantes). Les différentes valeurs de base de la vitamine D au début de l'étude ont également été prises en compte. Les valeurs de vitamine D au début de l'étude étaient un peu plus élevées dans le groupe calcifédiol que dans le groupe témoin (15 contre 12 ng/ml). Toutefois, en termes de pourcentage, les patients du groupe de traitement étaient plus nombreux à présenter une carence (< 20 ng/ml) que ceux du groupe témoin (55,2 % contre 49,5 %).

Évaluation sommaire de l'étude :

La COVID-19 est une pandémie aiguë pour laquelle des options de traitement étaient et sont urgemment nécessaires. Dans le peu de temps imparti, il est difficile de concevoir des études parfaites. Par conséquent, celles comportant des points critiquables ne doivent pas être rejetées d'emblée. L'étude présente certes des faiblesses, mais à notre avis elles ne suffisent pas à justifier son retrait. Au demeurant, les résultats sont très intéressants et significatifs.

8.7 Vitamine D et facteurs de risque COVID-19

Diverses maladies chroniques telles que l'hypertension artérielle, le diabète, les maladies cardiovasculaires et le syndrome métabolique sont associées à un apport insuffisant en vitamine D. Ces deux maladies sous-jacentes et la carence en vitamine D elle-même augmentent le risque de forme grave de la COVID-19. L'âge avancé, qui est également un facteur de risque important pour l'évolution de la COVID-19, est généralement associé à un apport plus faible en vitamine D (Biesalski, 2020). Les différentes maladies chroniques sont abordées plus spécifiquement la section 8.12.

La carence en vitamine D pourrait donc être un indicateur important de la gravité et de la mortalité de l'infection. Dans le cas de la COVID-19, il faut donc mesurer le niveau de vitamine D et, si nécessaire (ce qui est le cas la plupart du temps), prendre une supplémentation en vitamine D pour normaliser le taux. C'est capital de le faire, au plus tard au moment de son hospitalisation. Malheureusement, on accorde que trop peu d'attention à l'importance du statut en vitamine D, tant pour le risque d'infection que pour l'évolution de la maladie (Biesalski, 2020).

Bien que le caractère déterminant de la carence en vitamine D (extrêmement courante) sur la mortalité globale soit bien documentée, de nombreuses compagnies d'assurance maladie refusent toujours de payer ce test sanguin peu coûteux. En Suisse, c'est une évidence depuis longtemps, en France aussi.

En Allemagne, malheureusement, la situation est la suivante : pas de lobby, pas de pression juridique et pas de couverture d'assurance maladie. Notre système de santé n'est généralement pas contrôlé par la raison et la science, mais par des groupes d'intérêt et leurs avocats. Une supplémentation en vitamine D serait une mesure préventive extrêmement efficace, bon marché et simple.

8.8 Seuls 12 % des Allemands ont de bons niveaux de vitamine D

Selon une étude menée par l'Institut Robert Koch auprès de près de 7 000 personnes, 61,6 % des Allemands adultes n'atteignent pas les taux sanguins de ≥ 50 nmol/l 25(OH)D souhaitables selon le RKI (Rabenberg *et al.*, 2015). 30,2 % des participants à l'étude présentaient même des valeurs inférieures à < 30 nmol/l et donc une carence en vitamine D sévère. La valeur moyenne de 25(OH)D était de 45,6 nmol/l et variait selon la saison entre 61,9 nmol/l en été et 31,3 nmol/l en hiver.

Graphique 4 : Médiane et 25e percentile du statut en vitamine D (sérum 25(OH)D en nmol/l) au cours de l'année en Allemagne chez les hommes (traits pleins clairs et foncés) et les femmes (traits pointillés clairs et foncés) (d'après : Rabenberg *et al.*, 2015).

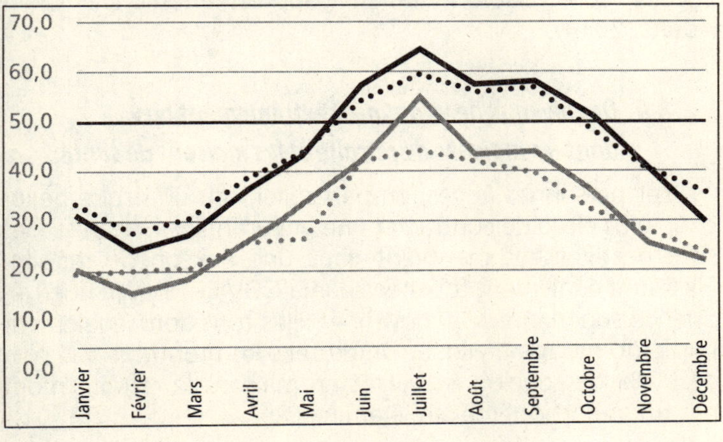

Même des valeurs de 50 nmol/l de vitamine D ne sont pas optimales. Les études sur la COVID-19 montrent que des valeurs de > 75 nmol/l sont nécessaires pour avoir une influence positive déterminante sur l'évolution de la maladie. Selon l'étude, environ 88,2 % de la population allemande présente des valeurs de vitamine D inférieures à 75 nmol/l (Rabenberg *et al.*, 2015). La carence en vitamine D est donc très répandue. Ce n'est qu'en été que l'apport peut être qualifié d'à peu près bon.

Il est souvent avancé que la supplémentation en vitamine D n'est pas nécessaire car le corps peut produire lui-même suffisamment de vitamine D grâce à la lumière du soleil, et la stocker pour l'hiver. C'est exact, mais ce fait n'est d'aucune utilité si les gens ont encore des niveaux trop bas.

Au passage, l'American Geriatrics Society décrit également le taux sérique de vitamine D souhaitable de ≥ 75 nmol/l (≥ 30 ng/ml) comme une « estimation physiologiquement conservatoire » et fait valoir, entre autres, que les personnes qui travaillent régulièrement à l'extérieur ont des taux sanguins deux fois plus élevés en été (American Geriatrics Society Workgroup on Vitamin D Supplementation for Older Adults, 2014).

8.9 Des niveaux de vitamine D extrêmement bas dans les maisons de retraite et les maisons de santé

Les personnes âgées, en particulier, ont un risque beaucoup plus élevé de contracter une pneumonie, surtout si elles sont hospitalisées ou vivent dans une maison de retraite. Elles sont également touchées par la COVID-19 avec une fréquence supérieure à la moyenne. Elles font donc également partie du groupe à risque. Or, des études montrent que plus de 90 % des personnes vivant en maison de retraite n'ont pas un apport optimal en vitamine D.

Seuls 4 % des résidents des maisons de retraite ont des niveaux de vitamine D satisfaisants

Malheureusement, la nouvelle de la nécessité de la vitamine D n'est pas parvenue jusqu'aux maisons de retraite allemandes et aux foyers pour personnes âgées. Par conséquent, le chiffre ci-dessus (4 %) n'est pas une erreur, du moins si l'on prend comme valeur de référence la recommandation de l'American Geriatrics Society de ≥ 75 nmol/l 25(OH)D dans le sérum. L'Institut Robert Koch, lui, ne recommande que 50 nmol/l, mais même cette valeur est normalement bien inférieure (RKI, 2019).

Dans l'ensemble, il y a peu d'études qui traitent de l'apport en vitamine D dans les maisons de retraite et de soins d'Allemagne. Il reste que ceux qui en ont le plus besoin sont les plus ignorés.

Dans deux maisons de retraite de Nuremberg, la concentration sérique médiane de vitamine D (25(OH)D) chez 168 résidents (âge moyen de 85,5 ans) était de 20,8 nmol/l (Diekmann, 2010). Des valeurs sanguines inférieures à 25 nmol/l ont été trouvées chez 68 % des résidents, des valeurs inférieures à 50 nmol/l chez 91 % et inférieures à 75 nmol/l chez 96 %. Après l'étude, 33 résidents ont reçu une supplémentation en vitamine D pendant plus d'un an, 88 résidents n'ont reçu aucune supplémentation. La concentration sérique médiane de vitamine D était de 79,6 nmol/l avec supplémentation et de 17,8 nmol/l sans supplémentation. Une année supplémentaire sans administration de vitamine D a donc encore aggravé la carence. Parmi les résidents qui n'ont pas reçu de vitamine D, 39 % sont décédés dans l'année, alors que ce chiffre n'était que de 20 % chez les résidents ayant reçu une supplémentation.

Une autre étude portant sur 199 patients en gériatrie multimorbides à Bonn (âge moyen : 83 ans) a montré des valeurs sériques médianes de 27,4 nmol/l à l'admission dans une clinique (Saeglitz *et al.*, 2007). Les valeurs sériques étaient inférieures à 25 nmol/l chez 45 % des patients et inférieures à 50 nmol/l chez 79 %. Seuls 8 % avaient des valeurs sériques de vitamine D supérieurs à 75 nmol/l.

La raison de la prévalence particulièrement élevée de la carence en vitamine D chez les personnes vivant dans des maisons de retraite et de soins est que, d'une part, la capacité de la peau à synthétiser la vitamine D diminue considérablement avec l'âge et que, d'autre part, l'immobilité, plus fréquente dans la vieillesse, entraîne une moindre exposition au soleil.

La mortalité due à la COVID-19 est particulièrement élevée dans les maisons de retraite

Les chiffres italiens montrent que l'âge moyen des personnes infectées avant le début de la vaccination était de 62 ans, mais que l'âge moyen des cas mortels était de 80 ans. 57 % des personnes décédées de la COVID-19 avaient même plus de 80 ans. Cela pourrait être lié au fait que le nombre de maladies antérieures augmente avec l'âge. Près de 96 % des Italiens qui sont décédés avaient une condition préexistante, or pour 68 % il s'agissait d'hypertension artérielle (Ebhardt et Bertacche, 2020).

Les personnes âgées sont particulièrement exposées si elles sont en maison de soins ou de repos – où la mortalité était très élevée. En Allemagne et aux États-Unis, jusqu'en octobre 2020, environ 40 % de tous les décès liés à la COVID-19 étaient attribuables aux maisons de retraite, aux unités de vie assistée et autres établissements de soins de longue durée (Girvan et Roy, 2020). Outre les affections préexistantes courantes dans cette tranche d'âge, le taux de vitamine D peut également jouer un rôle dans ce cas. Ce taux est particulièrement faible chez les personnes âgées vivant chez elles (Schilling, 2012).

Dans une récente étude quasi-expérimentale, 66 résidents atteints de la COVID-19 d'une maison de retraite française ont été inclus (Annweiler *et al.*, 2020). Le groupe d'intervention a reçu un bolus de vitamine D pendant la COVID-19 ou au cours du mois précédent. Les facteurs de confusion potentiels, tels que la gravité de la COVID-19 et l'utilisation de médicaments spécifiques à la COVID-19, étaient comparables dans les groupes d'intervention et de contrôle au départ. Le résultat est significatif : 82,5 % des participants du groupe d'intervention ont survécu à la COVID-19, contre seulement 44,4 % dans le groupe témoin après un suivi médian de 36 jours.

Il est urgent d'administrer de la vitamine D dans les maisons de retraite et de soins

Les études sont claires, le raisonnement est compréhensible par tous. La prévalence de la carence en vitamine D **chez les personnes âgées, notamment dans les maisons de retraite et les établissements de soins, est très élevée. Les bienfaits de la vitamine D sont bien documentés par de nombreuses études (voir ci-dessus). Par exemple, l'administration de vitamine D à des personnes ayant un faible statut initial en vitamine D réduit la probabilité de maladie respiratoire aiguë (OR) de 70 % à 0,3 fois (Martineau *et al.*, 2017). L'OMS recommande donc une supplémentation en vitamine D contre les infections respiratoires.**

La conséquence logique devrait être que les personnes âgées reçoivent suffisamment de vitamine D. C'est également ce qu'exigent des sociétés médicales très respectées (voir ci-dessous « Prévenir les carences en vitamine D et y remédier »). Cependant, les directives fondées sur des preuves ont été ignorées pendant des années dans ce pays.

En Allemagne, il ne faudrait rien de moins qu'un changement de paradigme pour qu'on comprenne que la vitamine D est un nutriment vital qui ne peut médicalement pas être refusé aux résidents des maisons de retraite et de soins. Bien que l'apport quotidien de 4000 UI de vitamine D soit sans danger selon l'avis de l'Autorité européenne de sécurité des aliments (EFSA), une étude anglaise décrit de la façon suivante le dilemme face auquel nous nous trouvons (Williams et Williams, 2020) :

« Les compléments de vitamine D n'étaient pas systématiquement donnés aux résidents [...]. Les responsables des maisons de soins se sentaient incapables de prendre des décisions concernant la vitamine D [...]. Par conséquent, la vitamine D doit être prescrite par des professionnels de santé et peu de résidents de maisons de soins reçoivent des suppléments de vitamine D. [...] L'incapacité du système à garantir un bon statut en vitamine D aux personnes âgées dans les maisons de soins peut avoir des implications liées à la COVID-19. » La forte prévalence des carences en vitamine D prouve que ce schéma s'applique également à la plupart des maisons de retraite et de soins en Allemagne. La vitamine D doit être prescrite par le médecin de la maison de repos et de la maison de retraite, mais cela se produit très rarement en réalité.

Il incombe au système de santé et aux médias d'informer, et de réduire l'écart immense entre les besoins et les apports réels en vitamine D – en particulier en période de pandémie, mais pas que. Toute autre solution frise l'homicide par négligence, compte tenu des effets importants de la vitamine D qui ressortent des études.

8.10 La carence en vitamine D est fréquente dans le syndrome de détresse respiratoire aiguë

Le syndrome de détresse respiratoire aiguë (SDRA) est une réaction forte des poumons à des facteurs dommageables. Elle s'accompagne, entre autres, d'une forte baisse de l'apport en oxygène. Le SDRA met en jeu le pronostic vital et présente un taux de mortalité élevé.

Une étude menée sur des patients COVID-19 dans la ville chinoise de Wuhan, gravement touchée, montre que 93 % des patients décédés ont développé un SDRA (Zhou *et al.*, 2020a). Le SDRA est donc l'une des principales complications de la COVID-19, et ce syndrome, parmi d'autres, contraint les cas graves de COVID-19 à être placés en soins intensifs.

Le SDRA ayant d'autres causes, le syndrome aurait pu également être étudié plus en détail avant la pandémie que nous connaissons. Des études précliniques et des données d'observation ont montré que le SDRA est exacerbé par une carence en vitamine D et peut être ralenti par l'administration de vitamine D (Quesada-Gomez *et al.*, 2020).

Selon une étude, la carence en vitamine D (< 50 nmol/l) est fréquente chez les patients atteints de SDRA. Lorsque le taux de vitamine D des patients à risque de SDRA était ramené à un niveau normal avant une intervention à risque, il y avait moins de dommages capillaires alvéolaires (marqueur du SDRA) (Dancer *et al.*, 2015).

Dans une autre étude, on a examiné des patients de l'unité de soins intensifs qui étaient reliés à un respirateur. Pourquoi ? La thérapie du SDRA consiste essentiellement à traiter les symptômes au moyen d'une telle ventilation. En administrant de la vitamine D (5 x 50 000 UI ou 5 x 100 000 UI), les patients ont atteint des niveaux de vitamine D plus élevés que sans l'administration de vitamine D. Ils ont pu quitter l'hôpital beaucoup plus tôt (25 jours pour les patients avec 5 x 50 000 UI ; 18 jours pour les patients avec 5 x 100 000 UI) que les patients n'ayant pas bénéficié d'administration de vitamine D (36 jours) (Han *et al.*, 2016).

8.11 La vitamine D atténue la tempête de cytokines

De nombreuses données suggèrent que la vitamine D réduit le risque d'infection par le SARS-CoV-2, et qu'en cas d'infection elle atténue considérablement l'évolution de la COVID-19.

Premièrement, les patients positifs au SARS-CoV-2 ont des taux sériques de vitamine D (27,7 nmol/l) significativement plus faibles que les patients négatifs (61,5 nmol/l) (D'Avolio *et al.*, 2020). Deuxièmement, la vitamine D peut réguler et supprimer la réponse inflammatoire aux virus respiratoires.

En l'occurrence, la plupart des complications sont dues à une réponse immunitaire excessive qui endommage les organes (tempête de cytokines). La vitamine D peut prévenir la libération excessive de cytokines et de chimiokines pro-inflammatoires en modulant l'activité des macrophages (Siddiqui *et al.*, 2020). Cela permet d'éviter l'endommagement les tissus.

La tempête de cytokines, qui, dans les cas graves de COVID-19, peut conduire au syndrome de détresse respiratoire aiguë (SDRA ; Syndrome de détresse respiratoire aiguë) et par conséquent à la mort, pourrait être évitée par des niveaux suffisants de vitamine D (Rhodes *et al.*, 2020). Des études cellulaires montrent que la vitamine D a un effet anti-inflammatoire et, entre autres, réduit la cytokine interleukine-6, et atténue ainsi la réaction excessive des cytokines (Calton *et al.*, 2015).

La protéine C-réactive (CRP) est un marqueur de la tempête de cytokines. Plus cette tempête se déchaîne, plus le taux de CRP dans le sang augmente. Selon une étude, 81,5 % des patients présentant une évolution grave de la COVID-19 avaient des taux élevés de CRP, contre seulement 56,5 % des patients présentant une évolution légère. En conséquence, les patients présentant une CRP élevée avaient un risque plus élevé d'évolution sévère que les patients présentant une CRP faible (23 % contre 8 %). Des niveaux de CRP plus élevés sont également associés à une carence en vitamine D. La vitamine D pourrait donc contribuer à atténuer les complications dues à une tempête de cytokines (Daneshkhah *et al.*, 2020).

La vitamine D est également nécessaire pour stabiliser les mastocytes. Une carence en vitamine D entraîne une activation des mastocytes (Liu *et al.*, 2017). Il est intéressant de noter que les mastocytes eux-mêmes peuvent convertir le précurseur de la vitamine D, le calcidiol, en vitamine D active, le calcitriol. Les deux formes de vitamine D inhibent la production de messagers pro-inflammatoires et vasodilatateurs par les mastocytes (Yip *et al.*, 2014 ; Baker *et al.*, 2015).

Selon une étude de Wuhan et d'Essen, certaines cellules immunitaires pourraient également servir de système d'alerte précoce en cas d'évolution dangereuse de la COVID-19. Il s'agit de cellules T cytotoxiques dotées du marqueur de surface CD-8, qui reconnaissent et éliminent les cellules infectées de l'organisme sur la base d'antigènes. Si les cellules CD-8 sont présentes en trop petit nombre dans la circulation sanguine, le risque d'une évolution grave de la COVID-19 est fortement accru (Liu *et al.*, 2020). Il est intéressant de noter que c'est précisément ce type de cellule immunitaire qui possède la plus forte densité de récepteurs de la vitamine D (VDR) (Veldman *et al.*, 2000). Les gènes dépendant de VDR sont importants pour la différenciation et la survie des cellules T cytotoxiques (Sarkar *et al.*, 2016).

Résumé : pourquoi la vitamine D joue-t-elle un rôle central dans la COVID-19 ?

La vitamine D, en tant que modulateur essentiel du système immunitaire, est, à titre préventif, le **meilleur remède naturel** jusqu'à présent et le plus économique comparé aux traitements lourds contre la COVID-19. Il existe suffisamment de preuves à cet égard :

- La vitamine D joue une fonction importante dans le système immunitaire. Elle a des effets immunorégulateurs, anti-inflammatoires et antimicrobiens.
- L'épisode épidémique le plus intense de la COVID-19 et la mortalité la plus élevée se sont produites en hiver, lorsque les niveaux de vitamine D étaient les plus bas.
- Les pays où le taux de vitamine D est faible, et les personnes dont la couleur de peau est foncée et qui ne synthétisent pas la vitamine D, ont un taux de mortalité beaucoup plus élevé.
- Le risque d'évolution en COVID-19 potentiellement mortelle est 10 fois plus élevé chez les patients ayant un faible taux de vitamine D, après élimination des facteurs de confusion que sont l'âge, les affections préexistantes et le sexe masculin.
- Les maladies chroniques associées à des cas sévères de COVID-19 sont associées à de faibles niveaux de vitamine D.
- La vitamine D atténue la dangereuse tempête de cytokines.
- La vitamine D stabilise les mastocytes.

- La carence en vitamine D contribue au syndrome de détresse respiratoire aiguë (SDRA) (Grant *et al.*, 2020). Le SDRA est l'un des problèmes majeurs en matière de COVID-19.
- L'administration de vitamine D a permis de grandes améliorations cliniques dans les études sur le SDRA et la COVID-19 dans les unités de soins intensifs.

8.12 La vitamine D : vitamine santé polyvalente

Un apport suffisant en vitamine D est particulièrement important pour le système immunitaire et protège contre les infections. Cette vitamine est également nécessaire à la fonction musculaire et au métabolisme osseux, et protège contre l'ostéoporose. Elle peut également prévenir le cancer et les récidives en régulant la division cellulaire, et elle joue un rôle dans la prévention des maladies cardiovasculaires et auto-immunes. En outre, la vitamine D semble avoir une influence sur les fonctions cérébrales. Une carence en vitamine D augmente l'incidence de la dépression et de la schizophrénie (Briggs *et al.*, 2018 ; Eyles *et al.*, 2018).

Os et muscles

Une carence sérieuse en vitamine D (< 25 nmol/l ou 10 ng/ml) entraîne des troubles de la minéralisation des os. Cette affection est appelée rachitisme chez les enfants, ostéomalacie chez les adultes ou ostéoporose si la maladie progresse. Ces faibles taux de vitamine D ont également un effet négatif sur les muscles, qui se manifeste par une faiblesse et des douleurs musculaires. Une supplémentation en vitamine D augmente la densité osseuse et réduit le risque de fractures. Mais les muscles s'en trouvent également renforcés, car la vitamine D améliore l'afflux de calcium dans les cellules musculaires et la synthèse des protéines musculaires (Gröber *et al.*, 2013). Cela réduit également le risque de chute.

Une méta-analyse portant sur un total de 2 426 sujets âgés de 65 ans et plus a montré que le risque de chute était 23 % plus faible avec des taux sériques de vitamine D supérieurs à 60 nmol/l (24 ng/ml) qu'avec des taux inférieurs à cette valeur (Bischoff-Ferrari *et al.*, 2009a). La perte de force musculaire, qui est d'une importance décisive dans le taux accru de chutes chez les personnes âgées, est influencée positivement par un bon apport en vitamine D (Bischoff *et al.*, 1999). Étant donné qu'un meilleur apport en vitamine D augmente également la minéralisation osseuse, la supplémentation en vitamine D peut aussi réduire le taux de fracture osseuse chez les personnes âgées, comme le montre une autre méta-analyse (Bischoff-Ferrari *et al.*, 2009b).

Cancer

Le statut dominant en vitamine D a une influence sur le développement et la progression du cancer. La carence en vitamine D est fréquemment observée chez les patients atteints de cancer et est corrélée à la progression de la maladie (Gröber *et al.*, 2013).

Le niveau optimal de vitamine D pour la prévention du cancer est nettement supérieur aux recommandations actuelles. Un taux de vitamine D supérieur à 40 ng/ml réduit le risque de cancer du sein de 67 % par rapport à un taux inférieur à 20 ng/ml (McDonnell *et al.*, 2016), et un taux supérieur à 60 ng/ml de plus de 80 % (McDonnell *et al.*, 2018). Plus le taux sérique de vitamine D est élevé, plus le risque de cancer du sein est faible.

Même si le cancer du sein est déjà installé, les patientes peuvent tirer profit d'un bon apport en vitamine D. Dans une étude rétrospective, la supplémentation en vitamine D pendant la chimiothérapie a augmenté la durée de survie sans maladie des patients après le traitement (Zeichner *et al.*,

2015). En outre, la vitamine D peut également augmenter l'efficacité des traitements conventionnels (Friedrich *et al.*, 2018).

Dans le cas du cancer du sein, il a également été constaté que le risque de formation de métastases était significativement accru en cas de carence en vitamine D. Autre observation importante : certains agents chimiothérapeutiques peuvent favoriser la déplétion en vitamine D (Gröber *et al.*, 2013).

En outre, la vitamine D semble jouer un rôle important dans le cancer de la prostate. En effet, les patients atteints d'un cancer de la prostate métastatique présentant une carence en vitamine D avaient un risque de mortalité significativement plus élevé (taux de survie moyen : 32,6 mois) que les patients dont le taux sérique de vitamine D était suffisant (taux de survie moyen : 62,4 mois) (Vashi *et al.*, 2013).

Syndrome cardiovasculaire et métabolique

En raison de son rôle crucial dans le système rénine-angiotensine-aldostérone (régulation de la pression artérielle), un apport optimal en vitamine D chez les adultes atteints de syndrome métabolique est associé à une diminution de 66 % du risque de mourir de maladies cardiovasculaires (Thomas *et al.*, 2012). La mortalité globale était même inférieure de 75 % chez les personnes ayant un apport suffisant en vitamine D par rapport aux personnes présentant une carence. Avec la forte prévalence du syndrome métabolique, un bon apport en vitamine D peut donc réduire de manière significative les décès prématurés, également dans la COVID-19.

Une étude portant sur 137 patients âgés souffrant de problèmes cardiaques a révélé qu'une carence en vitamine D multiplie par 12 le risque d'insuffisance cardiaque. Les auteurs de l'étude soupçonnent que les propriétés anti-inflammatoires de la vitamine sont responsables de cet effet. L'inflammation est un déclencheur connu de l'insuffisance cardiaque (Porto *et al.*, 2017).

L'augmentation de la rigidité artérielle peut être la conséquence des dommages causés par l'hypertension artérielle. Elle est aussi l'une des principales causes de l'hypertension artérielle systolique isolée, si fréquente chez les personnes âgées. En outre, la rigidité artérielle est considérée comme un facteur de complications et d'événements cardiovasculaires (par exemple, infarctus du myocarde et accident vasculaire cérébral), mais également de mortalité cardiovasculaire, toutes causes confondues. Des taux sériques suffisants de vitamine D ont un effet positif sur la rigidité artérielle. Dans l'étude de Raed *et al.* (2017), l'effet était d'autant plus fort que la dose de vitamine D était élevée (0 à 120 000 UI par mois).

Par ailleurs, il semble qu'un mauvais statut en vitamine D peut augmenter le risque de surpoids ou d'obésité. Des chercheurs d'une université norvégienne ont montré dans leur étude d'observation sur onze ans que les personnes ayant un faible taux sérique de 25-OH vitamine D (< 50 nmol/l ou 20 ng/ml) avaient un risque quatre fois plus élevé de devenir obèses que les personnes ayant un taux de vitamine D plus élevé (≥ 75 nmol/l ou 30 ng/ml) (Mai *et al.*, 2012).

Diverses études montrent un effet positif de taux sériques suffisants de vitamine D sur le risque de développer un diabète sucré de type 1 ou de type 2.

De plus, une amélioration de la sensibilité à l'insuline et une réduction de la résistance à l'insuline ont pu être observées chez les femmes prenant des compléments de vitamine D. En revanche, la carence en vitamine D accélère également la progression du prédiabète vers un diabète sucré de type 2 manifeste (Gröber *et al.*, 2013).

Maladies auto-immunes

Un bon apport en vitamine D a un effet protecteur contre diverses maladies auto-immunes, notamment le diabète sucré de type 1, la sclérose en plaques, le psoriasis, les maladies inflammatoires de l'intestin et la polyarthrite rhumatoïde. La carence en vitamine D, quant à elle, semble favoriser le développement de ces maladies auto-immunes (Charoenngam et Holick, 2020 ; Murdaca *et al.*, 2019 ; Illescas-Montes *et al.*, 2019). Entre autres, une étude de cohorte finlandaise portant sur plus de 10 000 enfants a révélé que ceux qui recevaient la dose de vitamine recommandée de 2000 UI par jour au cours de la première année de leur vie, contrairement aux enfants qui ne recevaient pas de vitamine D, avaient un **risque réduit de 88 %** de développer un **diabète sucré de type 1** à l'âge d'un an (Hyppönen *et al.*, 2001). Une influence de l'apport en vitamine D de la future mère sur le risque de diabète a également pu être observée (Gröber *et al.*, 2013).

Dans diverses études, la vitamine D pourrait également favoriser le traitement des maladies auto-immunes et entraîner une amélioration des symptômes. Par exemple, l'administration de vitamine D à des patients atteints de psoriasis a entraîné une amélioration significative du score PASI (*indice de surface et de gravité du psoriasis*) en six mois (Charoenngam et Holick, 2020).

Allergies et rhume des foins

La rhinite allergique est une inflammation de la muqueuse nasale qui se manifeste de plusieurs façons. Il s'agit d'une réaction allergique de type immédiat, déclenchée par des allergènes en suspension dans l'air tels que les pollens de plantes, les acariens, les squames ou les plumes d'animaux et les spores de moisissures. La manifestation la plus courante de la rhinite allergique est le rhume des foins.

Les symptômes mentionnés sont déclenchés par une augmentation des médiateurs inflammatoires tels que l'histamine et les leucotriènes. De nombreuses études ont déjà montré le rôle de la vitamine D dans de nombreuses maladies allergiques et immunologiques. Des récepteurs pour la forme active de la vitamine D ont été découverts à la surface de presque tous les types de cellules inflammatoires.

La prévalence de faibles taux de vitamine D est significativement plus élevée chez les sujets atteints de rhinite allergique que dans la population saine. La carence en vitamine D est également liée de manière significative à la gravité des symptômes (Alnori *et al.*, 2020).

Asthme

Une vaste étude de cohorte portant sur plus de 300 000 sujets a montré qu'il existe une relation entre les taux sériques de 25(OH)D et l'aggravation sévère des symptômes de l'asthme. Les personnes présentant une carence en vitamine D avaient un taux d'exacerbation aiguë de leur asthme supérieur de 25 % à celui des personnes ayant un taux de vitamine D adéquat (Confino-Cohen *et al.*, 2014).

L'administration de vitamine D peut également réduire de manière significative la fréquence des crises d'asthme (Pojsupap *et al.*, 2015 ; Wang *et al.*, 2019).

Neurodermatite

Les résultats d'une méta-analyse montrent que les sujets atteints de dermatite atopique ont, en moyenne, un taux de vitamine D dans le sang inférieur de 5,6 ng/ml à celui des personnes en bonne santé. Dans aucune des études incluses dans la méta-analyse, les patients n'avaient de bons niveaux de vitamine D (Hattangdi-Haridas *et al.*, 2019).

Outre les taux de vitamine D, les auteurs ont également examiné la gravité de la dermatite atopique chez les personnes touchées en utilisant le système de notation SCORAD, standardisé au niveau international. Une administration quotidienne de 1 600 UI de vitamine D en moyenne a permis de réduire le score SCORAD de 11 points (échelle de 0 à 103) et donc la gravité de la maladie dans une mesure cliniquement pertinente. Les plus grandes améliorations de la symptomatologie ont été constatées dans les études dans lesquelles la vitamine D a été supplémentée sur une plus longue période (> 3 mois) (Hattangdi-Haridas *et al.*, 2019).

Des résultats similaires ont été mis en évidence dans la méta-analyse de Kim et Bae (2016), dans laquelle une supplémentation quotidienne en vitamine D (800 à 4 000 UI) a atténué significativement les symptômes de la dermatite atopique.

8.13 Prévenir les carences en vitamine D et y remédier

Une carence en vitamine D et en autres vitamines doit être absolument évitée, notamment parce que notre besoin de ces dernières augmente considérablement en cas d'infection. Veillez donc à avoir un taux de vitamine D suffisant. La supplémentation en vitamine D3 pourrait contribuer à réduire la mortalité due aux maladies respiratoires et autres pendant et après la pandémie de COVID 19 (Brenner *et al.*, 2020).

Une supplémentation de 2 000 UI de vitamine D par jour serait possible pour moins de 10 € par personne et par an. Il s'agit généralement d'une fraction des coûts qui sont régulièrement engagés pour les médicaments

et les traitements, en particulier chez les personnes âgées. En outre, les effets préventifs de la vitamine D à l'égard de diverses maladies pourraient permettre de réaliser des économies considérables en retour, ce qui compenserait largement l'investissement financier.

La vitamine D, recommandée par des organisations professionnelles et des gouvernements respectés

Au vu des preuves convaincantes concernant la vitamine D dans les maladies respiratoires et la COVID-19, des organisations professionnelles respectées recommandent une supplémentation en vitamine D :

L'**OMS** recommande généralement la supplémentation en vitamine D pour la prévention des infections respiratoires chez les adultes et les enfants.

L'**Endocrine Society**, la plus ancienne et la plus importante organisation internationale d'endocrinologie, recommande 1 500 à 2 000 UI de vitamine D3 par jour pour les adultes de tous âges (Holick *et al.*, 2011). L'Endocrine Society elle-même qualifie cette recommandation de conservatoire.

L'**American Geriatrics Society** conseille aux personnes âgées de 70 ans et plus de prendre 4 000 UI de vitamine D par jour, toutes sources confondues, afin d'atteindre les taux sanguins recommandés de ≥ 75 nmol/l 25(OH)D (AGS Workgroup on Vitamin D Supplementation for Older Adults, 2014).

Le **groupe d'experts COVRIIN de l'Institut Robert Koch** a maintenant reconnu les preuves existantes d'un risque accru d'évolution grave de la COVID-19 en cas de carence en vitamine D, ainsi que les preuves d'une réduction du risque de soins intensifs et d'une réduction de la mortalité due à la COVID-19 avec l'administration de vitamine D. Le groupe recommande donc la supplémentation en vitamine D de tous les patients atteints de la COVID-19 et dont la carence est avérée ou suspectée, ainsi que chez ceux présentant une (possible) carence en vitamine D et un risque accru de COVID-19 (Division COVRIIN, 2021).

En France, depuis mai 2020, la très respectée **Académie nationale de médecine** (2020) recommande de mesurer le statut en vitamine D de toutes les personnes âgées de plus de 60 ans et de les supplémenter en vitamine D si nécessaire. En raison de la corrélation significative entre un faible taux de vitamine D et la mortalité due à la COVID-19, elle recommande également la vitamine D aux personnes de moins de 60 ans qui ont contracté le SARS-CoV-2.

La **Société espagnole de gériatrie et de gérontologie** (Sociedad Española de Geriatría y Gerontología) recommande une supplémentation en vitamine D pour la COVID-19. Malgré le manque de preuves concernant le dosage correct de la vitamine D pour le traitement de la COVID-19 chez les personnes âgées, les auteurs considèrent que l'administration standardisée de la vitamine D dans la pratique clinique est nécessaire en fonction de l'état actuel des études (Tarazona-Santa-balbina *et al.*, 2021).

Les auteurs citent un commentaire du professeur Hermann Brenner, responsable de l'épidémiologie clinique et de la recherche sur le vieillissement au Centre allemand de recherche sur le cancer, dont le titre est significatif : « Supplémentation en vitamine D pour prévenir les infections et les décès dus à la COVID-19 – Les preuves accumulées par les études épidémiologiques et d'intervention appellent à une action immédiate ». Il énonce :

« Malgré les limites et les incertitudes qui subsistent, les preuves qui s'accumulent plaident fortement en faveur d'une supplémentation généralisée en vitamine D, en particulier pour les populations à haut risque, ainsi que pour une supplémentation à haute dose pour les personnes infectées. Compte tenu de la dynamique de la pandémie de COVID-19, le rapport bénéfice-risque d'une telle supplémentation exige une action immédiate, avant même que les résultats des essais randomisés à grande échelle en cours soient disponibles. » (Brenner, 2021)

M. Brenner recommande une supplémentation préventive en vitamine D tant pour les groupes à risque que pour la population générale. Pour les adultes plus âgés, un dosage de 800 à 4000 UI serait approprié, en fonction de facteurs individuels tels que l'âge, l'IMC et les conditions préexistantes.

De plus en plus de **gouvernements** recommandent aussi explicitement la supplémentation en vitamine D contre la COVID-19.

En Écosse et au Royaume-Uni, des compléments de vitamine D sont déjà fournis gratuitement aux groupes à risque pendant les mois d'hiver – bien qu'à des doses nettement trop faibles (BBC, 2020; Nutt, 2021). 400 UI sont administrées au lieu des 4000 UI recommandées par un groupe d'experts mondiaux de la COVID-19 (voir ci-dessous).

Le ministère israélien de la santé recommande la vitamine D depuis l'apparition de la pandémie de corona. Il est conseillé aux Israéliens de passer au moins 20 minutes par jour au soleil entre 11 heures et 16 heures ou, à défaut, de prendre de la vitamine D, 800 à 1000 UI par jour pour les personnes de poids normal, des doses plus élevées pour les personnes en surpoids (Jaffe-Hoffman, 2020).

Les avantages des initiatives nationales sont également visibles en Finlande, qui présente des taux d'infection et de mortalité faibles pour la COVID-19. Depuis 2002, le lait et les matières grasses tartinables y sont obligatoirement enrichis en vitamine D (Raulio *et al.,* 2017 ; Worldometer, 2021).

Les experts du monde entier recommandent depuis longtemps un meilleur apport en vitamine D

De nombreux scientifiques et médecins du monde entier demandent depuis longtemps que des mesures urgentes soient prises « contre l'épidémie mondiale de carence en vitamine D » (International Scientists Panel, 2015). Parmi eux, il y a le professeur Walter Willett, de Harvard, le plus grand nutritionniste et épidémiologiste au monde, qui a réalisé plus de 1 700 études. Ce groupe souligne notamment le rôle important de la carence en vitamine D dans diverses maladies telles que la tuberculose, le psoriasis, la sclérose en plaques, les maladies inflammatoires de l'intestin, le diabète de type 1, l'hypertension artérielle, l'insuffisance cardiaque, la faiblesse musculaire, le cancer du sein et d'autres cancers. Pour prévenir ces maladies, les experts recommandent un taux de 100 à 150 nmol/l (40-60 ng/ml) de vitamine D dans le sang.

Une nouvelle association de médecins et de scientifiques veut attirer l'attention sur la grande importance de la vitamine D dans la lutte contre la COVID-19 et recommande une dose quotidienne de 4000 UI de vitamine D3 (Hancocks, 2020 ; #VitaminDforAll, 2021).

Niveaux optimaux de vitamine D

Logiquement, la vitamine D n'est vraiment utile que lorsqu'elle fait défaut. C'est souvent le cas en Allemagne, en raison du manque de soleil et du travail de bureau. La majorité de la population occidentale présente un déficit en vitamine D. Bien que la carence en vitamine D soit également fréquente en été, la supplémentation doit avoir lieu d'octobre à fin avril au plus tard, car c'est à cette période que le risque d'infections graves des voies respiratoires inférieures est le plus élevé.

La vitamine D est particulièrement importante pour les personnes âgées et celles sortant peu de chez elles. C'est là que la carence est potentiellement la plus mortelle et que l'offre en Allemagne est la plus faible. Vu les preuves flagrantes, c'est à la fois une tragédie et un scandale que les personnes dans les maisons de retraite et de soins ne soient pas approvisionnées en vitamine D depuis longtemps – comme le stipulent au moins les directives aux États-Unis.

En particulier pour les personnes âgées, l'American Geriatrics Society a donc émis la recommandation de supplémenter en vitamine D à hauteur de 4000 UI par jour pour atteindre des taux sériques de vitamine D ≥ 75 nmol/l (≥ 30 ng/ml) (American Geriatrics Society Workgroup on Vitamin D Supplementation for Older Adults, 2014). Par ailleurs, la célèbre société médicale qualifie la valeur de vitamine D sanguine de ≥ 75 nmol/l (30 ng/ml) d'« estimation physiologiquement conservatoire » et de valeur cible inférieure. Elle fait valoir, entre autres, que les personnes qui travaillent régulièrement à l'extérieur ont des taux sanguins deux fois plus élevés en été. Par conséquent, la valeur cible supérieure est de 125-150 nmol/l (50- 60 ng/ml).

Des études menées sur des peuples primitifs d'Afrique de l'Est, dont la peau est exposée au soleil toute l'année (Luxwolda *et al.*, 2012 ; Luxwolda *et al.*, 2013), confirment les recommandations des experts en vitamine D : des valeurs de vitamine D comprises entre 40 et 50 ng/ml (100-125 nmol/l) sont optimales, des valeurs comprises entre 20 et 30 ng/ml indiquent une carence modérée, et une carence prononcée est présente pour des valeurs inférieures à 20 ng/ml (50 nmol/l).

Tableau 7 : Classification des taux sériques de vitamine D.

Classification	Valeur en ng/ml	Valeur en nmol/l
Valeur optimale	40-max. 60 ng/ml	100-max.150 nmol/l
Bon apport	30-40 ng/ml	75-100 nmol/l
Carence modérée	20-30 ng/ml	50-75 nmol/l
Carence prononcée	<20 ng/ml	<50 nmol/l

Les recommandations de la Société allemande de nutrition (DGE) sont clairement trop basses, tant avec sa recommandation d'apport de 800 UI de vitamine D par jour – pendant des décennies, la recommandation n'était même que de 200 UI de vitamine D par jour – qu'avec sa valeur sérique recommandée d'au moins 50 nmol/l, et contraste nettement avec les recommandations médicales actuelles aux Etats-Unis pour les personnes âgées.

Dosage de la vitamine D

En fonction du poids corporel, 40-60 UI de vitamine D par kg de poids corporel et par jour sont recommandés pour la prévention d'une infection virale des voies respiratoires chez les personnes âgées, les adolescents et les adultes. Pour une personne pesant 70 kg, par exemple, cela représente 2 800-4 200 UI (Gröber *et al.*, 2020). Pendant l'hiver allemand, la vitamine D est surtout nécessaire à raison de **4 000 UI (100 µg) par jour**.

Les besoins en vitamine D augmentent avec l'inflammation et le poids corporel. Par conséquent, il peut être nettement plus élevé chez les personnes en surpoids et plus faible chez les personnes très minces. L'objectif est d'atteindre des niveaux sanguins efficaces pour le système immunitaire. Pour plus d'informations sur le dosage, voir : https://vitamind.science/vitamin-d-nahrungsergaenzung/.

Ceux qui s'exposent suffisamment au soleil en été ont également besoin de moins de suppléments, voire d'aucun. Si le statut en vitamine D n'est pas clair, il est conseillé de faire un test chez un médecin ou par soi-même.

Selon l'Autorité européenne de sécurité des aliments (EFSA), qui est prudente par nature, l'apport quotidien permanent de 4 000 UI de vitamine D est sans danger (EFSA, 2012). Ce n'est qu'avec un apport quotidien régulier dépassant cette valeur que des effets indésirables tels qu'une augmentation du taux de calcium dans le sang (hypercalcémie), la formation de calculs rénaux ou une calcification rénale peuvent se produire. Les patients souffrant de troubles rénaux et présentant un métabolisme du calcium perturbé en raison d'une acidose fréquente doivent être plus prudents.

Toutefois, en cas de carence en vitamine D, un dosage plus élevé peut parfois être utile. Or, si l'on prend régulièrement plus de 4 000 UI de vitamine D, il faut vérifier à intervalles réguliers les taux sanguins de vitamine D et de calcium. Le taux de vitamine D ne doit pas dépasser 150 nmol/l (National Institutes of Health, 2021b).

Des études montrent que la prise quotidienne de vitamine D donne de meilleurs résultats que la prise de doses uniques élevées (mensuelles, par exemple) (Aponte et Palacios, 2017 ; Bergman *et al.,* 2013). Dissoute dans l'huile, l'organisme peut particulièrement bien absorber cette vitamine liposoluble.

Il n'est pas conseillé de surdoser la vitamine D3, comme cela est parfois conseillé dans les milieux de la médecine alternative. Il ne faut prendre plus de 4 000 UI de vitamine D3 par jour que si l'on sait qu'il y a une carence. Pour corriger une carence connue, des doses quotidiennes allant jusqu'à

10 000 UI de vitamine D3 sont tout à fait raisonnables pour une période de temps limitée. En revanche, en tant que dose quotidienne continue, des effets secondaires graves peuvent apparaître tôt ou tard. La quantité fait le poison – ou le remède.

La carence en vitamine D n'est pas seulement associée à un risque accru de COVID-19, mais aussi à de nombreuses autres maladies (graves) (Holick, 2004). Une supplémentation généralisée en vitamine D pourrait donc non seulement atténuer le taux de mortalité de la pandémie de corona, mais aussi le problème général de la carence en vitamine D dans la population et ses conséquences sanitaires (Goddek, 2020).

Le dosage en cas de carence en vitamine D

Si une carence en vitamine D a été détectée, il convient d'abord de doser la valeur sérique. Nous recommandons un dosage progressif : **10 000 UI de vitamine D3 doivent être prises quotidiennement pendant 10 semaines. En cas d'infection coronaire, le dosage doit être augmenté encore plus rapidement (voir ci-dessous).**

Notez que cette valeur moyenne s'applique aux personnes de poids normal. Il doit être revu à la baisse pour les personnes de petite taille et les personnes minces, ou à la hausse pour les personnes de grande taille et/ou en surpoids. L'inflammation augmente également les besoins en vitamine D. Pour éviter les risques liés à un dosage élevé de vitamine D, la vitamine D3 doit être associée à la vitamine K2 (voir ci-dessous). Il est préférable de contrôler à nouveau le taux sérique après 10 semaines. On peut alors réagir à des valeurs trop élevées ou trop faibles en ajustant la dose d'entretien en conséquence.

Petite digression : scientificité et groupes d'intérêt

En Allemagne, des experts présumés sont encore cités ou interviewés dans les médias qui mettent en garde contre les surdoses et minimisent la carence en vitamine D comme un phénomène accompagnant la vieillesse. Les connaissances de ces experts en matière de vitamine D sont soit basées sur l'état des connaissances du siècle dernier, soit ils diffusent délibérément des informations trompeuses. Je n'ai cité qu'une partie des études dans cette brochure. La question est scientifiquement claire, comme le savent tous ceux qui ont étudié sérieusement le sujet.

Ainsi, quiconque examine la multitude des études sur la vitamine D et les infections respiratoires, et maintenant sur la COVID-19, et compare ces preuves extrêmement solides et favorables avec, par exemple, le Remdesivir, qui a été le premier et le seul médicament à être approuvé aux États-Unis et en Europe, doit vraiment se demander pourquoi nous entendons parler tous les jours de vaccinations et de médicaments brevetés et coûteux, mais que presque rien de sensé et de correct n'est dit sur la vitamine D dans les médias dominants.

Les preuves de l'efficacité du Remdesivir dans l'étude COVID-19 reposent principalement sur les résultats de l'essai Adaptive COVID-19 Treatment Trial (ACTT-1). Dans l'étude parrainée par les Instituts nationaux de la santé des États-Unis et menée auprès de 1 063 participants, le Remdesivir a considérablement raccourci le temps de rétablissement des patients, le faisant passer de 15 à 11 jours par rapport au placebo. La mortalité a été réduite de 11,9 % à 7,1 %. Toutefois, la différence n'était pas significative. Ce petit nombre de preuves a suffi pour obtenir une approbation et 12 millions de mentions sur Google. Rien n'a été dit contre. À quand un traitement égal pour tout ce qui a du sens et est efficace ? Surtout pour les approches peu coûteuses et sans effets secondaires lorsqu'elles sont utilisées correctement – comme la vitamine D3.

Que faire en cas de COVID-19 et de carence en vitamine D ?

Depuis mai 2020, la prestigieuse Académie nationale de Médecine (2020) recommande aux seniors de plus de 60 ans présentant une carence en vitamine D et une infection due à la COVID de reconstituer leurs réserves avec une dose de 50 000 à 100 000 UI (1 250-2 500 µg). Cela peut aider à prévenir les complications respiratoires et une tempête de cytokines caractéristique de la COVID-19. (En revanche, dans le cas d'une véritable carence, la dose est clairement trop faible pour reconstituer les réserves.) Dans des études cliniques réussies, menées dans des unités de soins intensifs, des doses beaucoup plus élevées ont été utilisées. Toutefois, cela ne doit pas être fait dans le cadre d'une automédication.

En cas d'infection par le SARS-CoV-2 et de carence en vitamine D, cette dernière doit être compensée rapidement. Les doses élevées en bolus ne sont pas entièrement exemptes de problèmes (Janssen *et al.*, 2020). Par conséquent, la recommandation suivante est un compromis raisonnable pour un dosage rapide sans doses individuelles élevées :

Recommandation de dosage en cas de carence en vitamine D et COVID-19 :

1 000 µg (40 000 UI) de vitamine D3 par jour pendant 3 jours + 1 000 µg de vitamine K2 ; 500 µg (20 000 UI) de vitamine D3 par jour pendant 10 jours + 500 µg de vitamine K2 ; 250 µg (10 000 UI) de vitamine D3 par jour pendant 1 mois + 250 µg de vitamine K2.

Déterminez ensuite les valeurs sériques et modifiez le dosage pour atteindre la dose préventive.

En cas de facteurs de risque et d'une évolution sévère de la COVID-19, l'apport de doses encore plus élevées de vitamine D est recommandé : un bolus de 200 000 UI au jour 1, puis 20 000 UI par jour pendant la première semaine, 10 000 UI par jour pendant la deuxième semaine et 5 000 UI par jour pendant la troisième semaine (Gröber *et al.*, 2020).

Combinaison judicieuse de la vitamine D3 avec la vitamine K2

Le risque d'hypervitaminose D est souvent cité comme argument contre la supplémentation en vitamine D. Cela peut entraîner des effets secondaires tels que l'hypercalcémie, la calcification vasculaire, l'ostéoporose et les calculs rénaux. La cause de l'hypercalcémie est souvent une carence en vitamine K, car un apport élevé en vitamine D augmente les besoins en vitamine K et peut épuiser les réserves de cette vitamine.

Un apport trop élevé en calcium ou une acidose latente (comme dans le cas d'une maladie rénale ou du diabète) et d'autres facteurs peuvent augmenter le taux de calcium dans le sang. C'est la seule façon d'expliquer les effets toxiques de la vitamine D, qui sont tous basés sur les processus de calcification. Plus l'apport en calcium est élevé (principalement sous forme de phosphate de calcium comme dans les produits laitiers) et plus le taux de vitamine K est faible, plus les effets secondaires sont susceptibles de se produire.

La vitamine D contribue à la formation de protéines pour l'activation desquelles la vitamine K est nécessaire (par exemple, l'ostéocalcine). Pour activer ces protéines, le taux de vitamine K dans le sang doit être suffisant. Il est donc recommandé de combiner la supplémentation en vitamine D avec la vitamine K2 (Goddek, 2020). En particulier lors de la prise de vitamine D à forte dose, l'apport supplémentaire de vitamine K2 est important pour améliorer l'effet de la vitamine D et réduire le risque d'effets secondaires potentiels (hypercalcémie) (Goddek, 2020). Des doses très élevées de vitamine D augmentent à elles seules le taux de calcium dans le sang, ce que la vitamine K2 peut partiellement empêcher en activant les protéines de liaison du calcium. Les besoins en vitamine K sont donc accrus par un apport élevé en vitamine D.

L'American Geriatrics Society recommande 4000 UI (100 µg) de vitamine D par jour pour les personnes âgées de 70 ans et plus (American Geriatrics Society Workgroup on Vitamin D Supplementation for Older Adults, 2014). La recommandation du Food and Nutrition Board américain concernant la vitamine K pour les adultes est d'environ 100 µg de vitamine K par jour (Booth, 2012). Le rapport recommandé pour des doses plus élevées de vitamine D est donc d'environ 1 pour 1 en prévention (par exemple, en prévention hivernale 100 µg de vitamine D3 + 100 µg de vitamine K2). Pour plus d'informations sur les formes sous lesquelles on peut trouver la vitamine K, voir la section 9.2.

En cas de facteurs de risque particuliers (ostéoporose, maladie coronarienne, maladie rénale chronique, inflammation et calcification de toute nature), l'apport de vitamine K2 sous forme de MK-7 doit être doublé en permanence (vitamine D3 dans un rapport de 1/2 par rapport à la vitamine K).

Singulièrement, les patients souffrant de problèmes rénaux présentent souvent une acidose métabolique latente et développent précocement des calcifications prononcées dans les reins et les artères. Chez ces patients, une plus grande prudence est requise lors de la supplémentation en vitamine D et par rapport à la dose quotidienne. En outre, l'association de la vitamine D3 avec des doses plus élevées de vitamine K2 est particulièrement importante.

La supplémentation en magnésium est également logique, car toutes les enzymes qui métabolisent la vitamine D semblent avoir besoin de magnésium (Uwitonze et Razzaque, 2018).

Pourquoi les études sur la vitamine D échouent-elles ?

À maintes reprises, l'administration de vitamine D n'a montré que peu ou pas d'effet dans les études, ce qui fait douter de ses bienfaits. Ces études sont souvent largement utilisées comme des contre-arguments. Mais cette absence d'effet s'explique généralement par la conception de l'étude, qui est souvent défectueuse.

Dans de nombreuses études COVID-19, la dose de vitamine D utilisée était tout bonnement trop faible. En cas de carence, les faibles doses d'entretien ne sont pas suffisantes ; il faut plutôt complémenter à fortes doses pour atteindre des niveaux efficaces – et de préférence en association avec la vitamine K2 pour éviter les effets secondaires.

En cas de carence, la supplémentation en vitamine D n'aura aucun effet, sauf si la dose est suffisante pour corriger la carence. De même, aucun effet n'est visible si l'on prend de la vitamine D malgré un apport déjà suffisant. Dans les études d'intervention, cependant, des doses identiques sont utilisées pour tous les sujets au lieu qu'elles soient ajustées au taux de vitamine D de base. Le poids corporel des sujets n'est pas non plus pris en compte, alors qu'il a une grande influence sur les besoins en vitamine D (Boucher, 2020).

Dans l'étude de Martineau, la mortalité due à une maladie respiratoire aiguë était réduite de 12 % à 0,88 fois (OR) lorsque la vitamine D était prise par tous les sujets, mais de 70 % à 0,3 fois (OR) chez les sujets présentant une carence sévère en vitamine D (< 25 nmol). L'effet dépendait donc fortement du statut initial en vitamine D (Martineau *et al.*, 2017).

Tableau 8 : Recommandation de dosage pour les vitamines D3 et K2 en cas de COVID-19 et comme traitement de fond (préventif).

	Valeur sérique optimale	Dosage pour la COVID-19 (par jour)	VITAMINES D3 & K2	Dose d'entretien (quotidienne)	Remarques
D_3	75-150 nm/l ou 30-60 ng/ml 25-OH-Vitamine D	3 jours **1 000 µg/40 000 UI** + 10 jours **500 µg/20 000 UI** + 1 mois **250 µg/10 000 UI**	Puis contrôler le taux sérique de vitamine D : si nécessaire, continuer à augmenter le dosage ou maintenir le dosage (déterminez le dosage optimal à partir des valeurs dans le sang).	**1-1,5 µg/40-60 UI. Vitamine D3 par kg de poids corporel** Par ex. 70-105 µg 2 800-4 200 UI Dosage pour une personne de 70 kg • American Geriatrics Society: 1 000 µg/4 000 UI de D3 pour les plus de 70 ans • Endocrine Society: 50 µg/2 000 UI • EFSA/ES: 100 µg/4 000 UI sont considérés comme sûrs	• Ajuster votre temps d'exposition au soleil • Besoin plus important en cas de maladie, d'inflammation et d'obésité • Prudence en cas de maladie rénale chronique
+					
K_2	< 30 pmol/l dp-ucMGP**	**Rapport de 1 pour 1 entre les vitamines K2 et D3 :** 3 jours **1 000 µg** + 10 jours **500 µg** + 1 mois **250 µg** + à compléter de préférence par des **vitamines A et E (tocophérols)**		A titre préventif : **Rapport de 1 pour 1 entre les vitamines K2 et D3 :** Par ex. 70-105 µg de K2 pour 70 kg En cas d'ostéoporose ou autres facteurs de risque** : **Rapport de 2 pour 1 entre les vitamines K2 et D3 :** Par ex. 140-210 µg de K2 pour 70 kg	• Prudence en cas de prise d'anticoagulants de type coumarine → consultez votre médecin. Pour une santé optimale : • Si possible, pas de coagulation sanguine excessive • Ne pas surdoser

* Protéine Gla matricielle déphosphorylée, sous-carboxylée ; la vitamine K2 est un cofacteur dans la carboxylation de la dp-ucMGP ; en cas de carence en vitamine K2, les niveaux de dp-ucMGP sont augmentés.

** Parmi les autres facteurs de risque, on peut citer les maladies rénales chroniques, l'obésité et les processus inflammatoires et calcifiants de toutes sortes.

Il est également problématique que dans de nombreuses études, la valeur sérique de la vitamine D ne soit absolument pas prise en compte. On complémente en vitamine D sans vérifier si les valeurs sanguines nécessaires à l'obtention d'un effet sont atteintes. Idéalement, il faudrait mesurer la valeur de base et adapter la dose à chaque personne. Il faudrait alors vérifier cette valeur plusieurs fois au cours de l'étude et ajuster la dose si nécessaire pour que des valeurs supérieures à la valeur seuil de l'effet soient atteintes et maintenues. Or, une grande partie des sujets des études ne reçoivent pas suffisamment de vitamine D (Boucher, 2020).

D'autres facteurs de confusion dans les études incluent l'auto-supplémentation en vitamine D par les sujets, qui est autorisée dans de nombreuses études. Le statut socio-économique a également une influence sur l'apport en vitamine D. Plus les revenus des gens sont élevés, plus ils consomment fréquemment des aliments sains. De même, ils partent en vacances dans des régions ensoleillées, ce qui augmente l'autoproduction de vitamine D (Boucher, 2020).

En cas d'infection par la COVID-19, il est parfois trop tard pour prendre un complément de vitamine D3 (cholécalciférol), qui doit d'abord être transformé en calcitriol, la forme active. Dans ce cas, l'administration du stade intermédiaire calcidiol (calcifediol) est plus judicieuse car la conversion en forme active se fait plus rapidement. Les études sur le calcifédiol ont donné de très bons résultats en matière de COVID-19 (Nogués *et al.,* 2021 ; Entrenas Castillo *et al.,* 2020).

C'est particulièrement vrai pour le virus Delta. Dans ce cas, des niveaux efficaces de vitamine D doivent exister avant l'infection, ou la supplémentation doit avoir lieu très tôt. Les études sur la supplémentation des patients après leur admission à l'hôpital échoueront parce

qu'il est tout simplement trop tard pour une supplémentation efficace et en temps voulu.

8.14 Tout ceci relève-t-il vraiment d'une corrélation bidon ?

Les arguments typiques contre la vitamine D sont :

1. Pas de causalité prouvée.
2. La carence en vitamine D est causée par toutes les inflammations ; la COVID-19 ne fait pas exception.

Concernant le point 1 : le fait est que le fonctionnement du système immunitaire détermine la gravité de l'évolution de la COVID-19. Il a été prouvé que la vitamine D joue un rôle essentiel dans le système immunitaire. Pour cette raison, elle dispose d'un cadre juridique au niveau communautaire. Les exigences en la matière sont au moins aussi élevées que pour l'homologation des médicaments. Un effet causal de la vitamine D est prouvé par ce seul fait et justifierait l'administration de vitamine D pour tous les groupes de personnes sujets à la carence.

Concernant le point 2 : le fait que les niveaux d'une vitamine incontestablement vitale diminuent sous l'effet d'une maladie n'est pas un argument contre la supplémentation. Au contraire, dans un monde rationnel, cela exige que la carence soit compensée. Quand votre niveau d'huile moteur est au plus bas, vous ne discutez pas éternellement des raisons de cette situation. Le manque d'huile est-il un facteur causal ou simplement un facteur de corrélation avec les dégâts que le moteur va subir ? Vous faites l'appoint d'huile, c'est tout.

Il n'y a jamais de preuve claire ou de monocausalité complète en médecine, pas même en matière de COVID-19. La médecine, ça n'est pas les mathématiques. Par conséquent, on peut argumenter sans fin et surtout créer de l'incertitude et de l'inaction.

8.15 La vitamine D n'est-elle qu'une histoire d'argent ?

La vitamine D fait aujourd'hui l'objet de beaucoup de publicité et de nombreux médias se plaisent à parler de « battage publicitaire » et de « mercantilisme ». Mais peut-on vraiment gagner beaucoup d'argent avec la vitamine D ?

À vrai dire, la vitamine D est si peu rentable pour l'industrie pharmaceutique qu'elle n'en produit plus et n'en vend pratiquement pas. Malheureusement, les compléments alimentaires sont peu lucratifs car ils ne peuvent pas être brevetés. C'est pourquoi ils ont largement quitté le marché.

Les preuves actuelles seraient suffisantes pour obtenir l'approbation de la vitamine D en tant que médicament protégeant contre les infections respiratoires, la récidive du cancer du sein et de nombreuses autres pathologies. Si la vitamine D était brevetable et lucrative, elle serait promue par une armée de représentants de produits pharmaceutiques, de professeurs de médecine et d'experts, ainsi que par des reportages continuels et euphoriques dans les médias.

Nul doute que l'industrie pharmaceutique est l'une des plus gigantesques. Nous avons besoin de médicaments et de vaccins sûrs, mais nous avons également besoin de vitamine D pour le bon fonctionnement du système immunitaire, qui permet une bonne réponse immunitaire après une vaccination. TOUTES les mesures sensées sont bonnes à mettre en œuvre, or elles se conjuguent.

9. La vitamine K2 pourrait atténuer la progression de la COVID-19

Les patients atteints de la forme grave de la COVID-19 présentent un dysfonctionnement et une réaction excessive du système immunitaire, une « tempête de cytokines », qui peut être grave voire mortelle. Les cytokines activent la coagulation sanguine, c'est pourquoi les cas graves de COVID-19 souffrent souvent de troubles de la coagulation sanguine avec la formation de caillots sanguins (formation de thrombus) à la suite de la tempête de cytokines.

Les infections virales sont plus souvent associées à la formation de thrombus – mais avec le coronavirus, cet effet semble être particulièrement fort. Les maladies tromboemboliqes et les thromboses microvasculaires sont fréquentes dans les cas sévères de COVID-19 et constituent une cause majeure de décès (Janssen *et al.*, 2020). Alors qu'en moyenne 1,3 % des patients gravement malades sans COVID-19 souffrent d'une embolie pulmonaire, ce chiffre atteint 30 % chez les patients gravement malades de la COVID-19. Outre la pneumonie, les caillots sont une cause centrale de lésions pulmonaires et de défaillance fatale de plusieurs organes. La détérioration parfois rapide et sévère de l'état des patients peut également s'expliquer par la formation de caillots. L'héparine, médicament anticoagulant, devrait donc être l'un des principaux agents thérapeutiques pour les patients COVID-19 dans les hôpitaux aujourd'hui.

La vitamine K active non seulement les facteurs favorisant la coagulation mais aussi ceux inhibant la coagulation dans le foie. Elle a donc un effet régulateur sur la fonction de coagulation. En outre, la vitamine K remplit d'autres fonctions qui vont au-delà de la coagulation. De plus en plus d'études montrent que les patients atteints de la COVID-19 ont des niveaux de vitamine K très bas. Plus l'évolution de la COVID-19 est sévère, plus la carence en vitamine K est grave.

Une étude a profité de la formation souvent fatale de caillots sanguins chez les patients COVID-19 pour analyser les niveaux de vitamine K chez ces derniers. Le marqueur de la vitamine K était la protéine Gla matricielle non carboxylée (uc-MGP) dans le sang. La vitamine K est responsable de la carboxylation de la MGP – en cas de carence en vitamine K, il y a un excès d'uc-MGP. Les auteurs de l'étude décrivent les valeurs d'uc-MGP inférieures à 300 pmol/L comme des valeurs normales de santé. Des valeurs supérieures à 500 pmol/L reflètent une carence en vitamine K (Dofferhoff *et al.*, 2020).

On a constaté que les patients COVID-19 avaient beaucoup plus d'uc-MGP dans leur sang que ceux du groupe témoin (moyenne de 1 673 contre 536 pmol/l). Les patients COVID-19 présentant une évolution sévère avaient également des taux d'uc-MGP significativement plus élevés que ceux présentant une évolution légère (moyenne de 2 087 contre 1 299 pmol/l). **Par conséquent, les patients COVID-19 avaient un taux de vitamine K fortement réduit. Plus l'évolution de la COVID-19 est sévère, plus la carence en vitamine K est grave (Dofferhoff *et al.*, 2020).**

Une étude danoise a également montré que le taux d'ucMGP chez les patients hospitalisés à cause de la COVID-19 était significativement plus élevé que chez les témoins sains (1 022 contre 509 pmol/l), c'est-à-dire que le statut de la vitamine K était significativement plus mauvais chez les malades. En outre, le niveau d'ucMGP s'est avéré être significativement plus élevé chez les patients décédés que chez les survivants (1 445 contre 877 pmol/l). Ainsi, un faible niveau de vitamine K prédisait une mortalité plus élevée, ce qui confirme l'influence de la vitamine K dans l'étude COVID-19 (Linneberg *et al.,* 2021).

Une étude portant sur 100 patients atteints de la COVID-19 et 50 patients témoins a également révélé que le statut en vitamine K était nettement moins bon chez les personnes atteintes de la maladie. Le statut en vitamine D des deux groupes ne différait pas de manière significative, mais les patients présentant une carence en vitamine D (< 20 ng/mL), ainsi que ceux ayant un statut médiocre en vitamine K, avaient un risque fortement accru de progression grave de la maladie et de décès. Les participants à l'étude présentant une carence en vitamine D avaient également le plus mauvais taux de vitamine K. Ces résultats suggèrent une interaction synergique des deux vitamines (Desai *et al.,* 2021).

La cause de la carence grave en vitamine K chez les patients COVID-19 est également une consommation accrue de vitamine K dans le contexte d'une inflammation pulmonaire, qui épuise les réserves de vitamine K (Janssen *et al.,* 2020). Un apport insuffisant en vitamine K est également associé à divers facteurs de risque pour la santé qui augmentent également le risque de progression grave de la COVID-19.

Selon une autre étude, la carence en vitamine K est fréquente chez les patients COVID-19 et plus fréquente chez les hommes que chez les femmes. Une corrélation avec une augmentation des marqueurs inflammatoires (IL-6) peut être observée en cas de carence sévère en vitamine K. Cela suggère que la vitamine K est un facteur de risque important et sur lequel on peut facilement agir pour éviter une progression de la COVID-19 vers une forme grave (Anastasi *et al.,* 2020).

En cas de carence en vitamine K, les facteurs pro-coagulants sont principalement produits dans le foie – au détriment d'autres protéines dépendantes de la vitamine K. C'est ce que l'on appelle aussi la thèse du triage (Janssen *et al.*, 2020). Ainsi, la protéine S, dont la moitié est produite en dehors du foie dans les cellules endothéliales, est insuffisante en cas de carence en vitamine K. La protéine S dépendante de la vitamine K inhibe la coagulation du sang et joue un rôle dans la prévention des thromboses locales. En cas de carence en vitamine K, la fonction importante de la protéine S dans la COVID-19 est altérée, ce qui contribue à expliquer la formation accrue de thrombus (Janssen *et al.*, 2020). La protéine S joue un rôle clé jusqu'ici sous-estimé dans les effets positifs de la vitamine K. Elle a non seulement un effet anticoagulant, mais aussi un effet anti-inflammatoire en diminuant la prostaglandine E2 (PGE2), la cyclooxygénase-2 (COX-2) et l'interleukine-6, entre autres (Suleiman *et al.*, 2013).

Si la vitamine K est trop peu présente, une quantité moindre de MGP liant le calcium est également activée, de sorte que davantage de calcium libre est présent. Le calcium est un facteur central de la coagulation du sang. Dans le sang, il se trouve normalement à 45 % lié aux protéines et à 50 % sous forme ionisée libre. Les ions calcium sont classés dans les facteurs de coagulation IV et activent les autres facteurs II, VII, IX, X et XIII.

Le calcium libre est le facteur crucial dans le déclenchement de la cascade de coagulation. L'excès de calcium libre peut suractiver la coagulation sanguine, ce qui entraîne la formation de caillots sanguins potentiellement mortels.

Dès lors, comment la vitamine K peut-elle influencer positivement la COVID-19 ?

- La vitamine K (et la vitamine D) régule à la baisse la voie de signalisation NF-kappaB et réduit la formation de cytokines pro-inflammatoires.
- La vitamine K active les protéines C et S pour réguler la coagulation du sang et prévenir la thrombose. La protéine S active a également des propriétés anti-inflammatoires.
- La vitamine K réduit la calcification des fibres élastiques et les lésions pulmonaires en activant la protéine Gla de la matrice (MGP).
- La vitamine K2 « bloque » le site de liaison sur la protéine Spike du SARS-CoV-2, et peut donc empêcher partiellement le virus de se lier au récepteur de l'ACE (l'efficacité de cette méthode sur le plan clinique fait encore l'objet d'études) (Myers et McComsey, 2021).

9.1 Augmentation de la coagulation en raison de la détresse respiratoire et de la tempête de cytokines

Un pH sanguin relativement stable est vital. Pour des raisons de sécurité, notre corps utilise plusieurs systèmes tampons : le tampon de bicarbonate, de phosphate, de protéine et d'hémoglobine. Le tampon bicarbonate est le système tampon le plus important de l'organisme, car il peut être utilisé pour libérer une grande quantité d'acides *via* la respiration. Avec l'âge, les capacités des tampons bicarbonate et hémoglobine diminuent de plus en plus. En outre, les reins – notre organe d'excrétion le plus important pour les acides fixes – perdent souvent la moitié de leur capacité au cours de notre vie (Frassetto *et al.,* 1996).

C'est pourquoi, avec l'âge, il devient de plus en plus important de prêter attention à l'équilibre acido-basique. Les minéraux formant la base, à savoir le potassium, le magnésium et le calcium (sous forme de citrates), sont essentiels. Le citrate de potassium est le composé basique le plus important des légumes et des fruits, et un facteur majeur de notre bonne santé. Les aliments d'origine animale et les aliments transformés sont riches en composés acidifiants tels que le sel de table et le phosphate, dont les effets néfastes sur la santé sont très bien documentés. Le manuel que j'ai écrit cite environ 400 études sur le sujet (Jacob, 2013). Ces relations sont également faciles à comprendre dans le livre hautement recommandé de Barbara Simonsohn (2020) intitulé *The Alkaline Principle*.

Dans le cas du syndrome de détresse respiratoire aiguë, l'exhalation des acides en excès est fortement réduite et le dioxyde de carbone acide s'accumule dans le sang. Si l'on ajoute à cela la limitation des fonctions tampon du sang, en plus de celle liée à l'âge, cela conduit inévitablement à une acidémie, c'est-à-dire à une forte suracidification du sang. La quantité de calcium libre augmente énormément et favorise la coagulation du sang (voir ci-dessus).

La protéine Gla matricielle (c-MGP) activée par la vitamine K2 lie l'excès de calcium (Schurgers *et al.*, 2010) et le rend ainsi inoffensif pour les vaisseaux sanguins. S'il y a une carence en vitamine K2 en plus de l'acidose, l'excès de calcium libre n'est pas fixé et peut se déposer sous forme de phosphate de calcium ou activer la coagulation du sang. Une carence en vitamine K augmente donc en plus la coagulation du sang en cas d'acidose.

La tempête de cytokines commune dans la COVID-19 est également un facteur important dans la formation de caillots sanguins, car les cytokines activent également la coagulation du sang.

9.2 Quelle est la meilleure vitamine K ?

La vitamine K se présente sous deux formes différentes : la vitamine K1 (phylloquinone) et la vitamine K2 (ménaquinone). Les aliments tels que les légumes à feuilles vertes contiennent beaucoup de vitamine K1. La plupart de la vitamine K1 ingérée est utilisée dans le foie pour la coagulation du sang. En outre, la vitamine K1 a une demi-vie très courte de 1,5 heure (Schurgers *et al.*, 2007). Cela explique pourquoi la vitamine K1 n'a que des effets mineurs sur la vitamine K extra-hépatique.

La vitamine K2 a une bien meilleure stabilité dans l'organisme, notamment sous la forme de ménaquinone-7 tout-trans (tout-trans MK-7). Avec une demi-vie d'environ 3 jours, elle a une durée d'action environ 50 fois plus longue que la vitamine K1 et atteint toutes les parties du corps (Schurgers *et al.*, 2007). En outre, la ménaquinone-7 à longue chaîne a une biodisponibilité exceptionnellement élevée et est absorbée de manière optimale par l'organisme. On ne la trouve naturellement en abondance que dans le natto (notamment les graines de soja fermentées).

De nombreuses études cliniques prouvent que la vitamine K2 (MK7) est nettement supérieure à la K1, notamment en ce qui concerne les effets en dehors du foie (par exemple, la production de la protéine S anticoagulante), et permet d'obtenir des effets qu'on n'obtient pas avec la vitamine K1 (Halder *et al.*, 2019).

Il existe également différentes formes de vitamine K2. La plus efficace est la ménaquinone-7 (MK-7). Celle-ci existe à son tour sous forme cis et trans. Il est important de choisir la vitamine K2 sous forme tout-trans (tout-trans MK-7), car la forme cis est quasiment inefficace.

9.3 La vitamine K2 dans les compléments alimentaires

La vitamine K2 reste dans le sang 50 fois plus longtemps que la vitamine K1. Hélas, en tant que matière première, elle est aussi plus de 50 fois plus chère. C'est pourquoi il existe de nombreuses astuces à cet égard. Un produit à base de vitamine K présenté comme contenant de la vitamine K2 peut encore être constitué principalement de vitamine K1. La K1 remplit en principe les mêmes fonctions, mais elle devrait être prise toutes les deux heures environ, même la nuit, en raison de sa courte demi-vie. C'est pourquoi, bien que la K1 remplisse son rôle dans la formation des facteurs de coagulation dans le foie, aucune étude n'a encore démontré qu'elle avait une influence positive mesurable sur le système vasculaire.

La vitamine K2 MK-7 n'est généralement pas stable en association avec le calcium ou le magnésium car elle est dégradée par les minéraux. Les produits qui associent la vitamine K2 à des minéraux doivent protéger la vitamine K2, par exemple par une double micro-encapsulation. En outre, la vitamine K2 est photosensible. Pour ces raisons, de nombreux compléments alimentaires contenant de la vitamine K2 ne contiennent pas les quantités promises ou contiennent une proportion élevée de cis-MK-7 biologiquement inactif.

Une étude du laboratoire norvégien Synthetica AS a montré que sur 233 produits minéraux testés avec de la vitamine K2 sous forme de MK-7, seuls 16 % atteignaient la teneur en vitamine K2 indiquée sur l'étiquette. C'était le cas pour 50 % des 109 produits sans minéraux. Dans l'autre moitié des produits, la quantité de K2 était souvent bien inférieure à celle annoncée.

Dans une autre étude, on a analysé le contenu de 52 produits en cis- et trans-MK-7. Seuls trois avaient une teneur en trans-MK-7 supérieure à 50 % et un seul supérieure à 80 %.

Selon cette étude, de nombreux produits à base de vitamine K2 contiennent principalement de la cis-MK-7 biologiquement inactive et sont donc beaucoup moins efficaces que ne le suppose le consommateur. Cela peut s'expliquer par le fait que de nombreux fabricants utilisent de la vitamine K bon marché à forte teneur en cis en provenance de Chine ou « étirent » la vitamine K de marques de haute qualité pour faire des économies.

Remarque importante : à titre préventif, des doses d'environ 100 µg de vitamine K2 sont suffisantes. Dans le cas d'une maladie COVID-19 réelle, le dosage doit être fortement augmenté, car la consommation de vitamine K augmente et les quantités plus élevées de vitamine K sont importantes pour l'activation de la protéine S. Bien qu'il n'existe pas encore de données scientifiques à ce sujet, mais comme les vitamines K1 et K2 ne sont pas toxiques et qu'il n'y a donc pas de limites d'apport, des doses allant jusqu'à 500 µg sont raisonnables en cas d'infection. Pour la K2 (MK-7), une fois par jour suffit, alors que la K1 devrait être administrée environ toutes les deux heures. La vitamine K est liposoluble et est donc mieux absorbée lorsqu'elle est dissoute dans de l'huile.

Remarque importante : si vous prenez des anticoagulants à base de coumarine, vous devez consulter votre médecin ! Les vitamines K1 et K2 réduisent leur effet. Les coumarines provoquent l'artériosclérose et ont potentiellement d'autres effets secondaires graves. Le seul argument en leur faveur est leur prix bon marché. Mieux vaut passer aux anticoagulants modernes.

9.4 La nattokinase contre la thrombose

La nattokinase est une enzyme présente dans le plat traditionnel japonais appelé natto. Le natto est produit par la fermentation de graines de soja à l'aide de la bactérie *Bacillus subtilis*, ce qui entraîne la formation de nattokinase. La nattokinase inhibe la formation de caillots sanguins et favorise la circulation sanguine. C'est pourquoi un apport supplémentaire en cas de COVID-19 – également en combinaison avec la vitamine K2 – peut être utile. La nattokinase peut dissoudre les caillots sanguins existants, entre autres par l'hydrolyse directe de la fibrine et du substrat de la plasmine. La nattokinase favorise ainsi la circulation sanguine, ce qui a pour effet de réduire la pression artérielle et le risque de thrombose. Les effets sont similaires à ceux des anticoagulants bien connus comme l'aspirine, mais dans le dosage correct de 2 000 FU (*unités fibrinolytiques*), la nattokinase n'a très peu voire aucun effet secondaire (Weng *et al.*, 2017).

10. Renforcer le système immunitaire et l'état de santé général

10.1 Les infections respiratoires n'ont rien de nouveau – les méthodes pour renforcer le système immunitaire protègent depuis des temps immémoriaux

Les infections des voies respiratoires inférieures ont toujours été une cause majeure de décès – même avant la COVID-19. Plus de 2 millions de personnes en meurent chaque année (GBD 2016, 2018 ; GBD 2017, 2018).

Les recommandations classiques concernant la mise en place de défenses solides pour se protéger des virus respiratoires typiques ont donc toujours été importantes, a fortiori dans le cadre de la pandémie actuelle :

- Soutenir ses défenses grâce aux micronutriments clés que sont la vitamine D, le sélénium, le zinc, la vitamine C, etc.
- Manger des aliments complets d'origine végétale.
- Avoir un sommeil réparateur et suffisant.
- Garder ses muqueuses au chaud et éviter l'hypothermie.
- Mesurer et normaliser sa pression artérielle est vital.

Bien sûr, le mode de vie tient une grande part dans la prévention. Une alimentation saine comportant beaucoup de légumes et de fruits, un sommeil suffisant et une activité physique régulière constituent une bonne base pour un système immunitaire robuste. Un apport optimal en micronutriments réduit le risque d'infection et peut réduire la durée et la gravité d'une infection. Les vitamines A, C, D, E, B6, B12 et l'acide folique sont particulièrement importants pour le système immunitaire, tout comme les minéraux que sont le zinc, le sélénium, le fer, le cuivre et le magnésium. Les polyphénols et les acides gras oméga-3 sont également fondamentaux dans ce contexte (Keflie et Biesalski, 2021).

Si vous ne parvenez pas à avoir une alimentation assez équilibrée (c'est malheureusement très souvent le cas !), une supplémentation en micronutriments essentiels pour le système immunitaire est nécessaire.

Calder *et al.* (2020) recommandent une préparation multivitaminée et minérale à hauteur des besoins en nutriments, même en complément d'une alimentation équilibrée. Dans le cas d'une infection existante, les besoins en nutriments peuvent être multipliés, c'est pourquoi les compléments alimentaires sont particulièrement utiles dans ce cas. Cependant, les personnes âgées, les personnes en surpoids et les personnes ayant un bol alimentaire pauvre en nutriments devraient également envisager de prendre des compléments, car leur système immunitaire est souvent sous-alimenté et altéré (Calder *et al.*, 2021). Le professeur Calder est président de la Fédération des sociétés européennes de nutrition (FENS).

Les douches alternées selon le Père Kneipp, les douches alternées chaudes et froides et les lavements de nez à l'eau salée durcissent et renforcent les défenses de l'organisme. On oublie souvent qu'il faut garder le cou, la tête et les pieds au chaud en hiver, car l'hypothermie est souvent le déclencheur des rhumes. En plus d'un air chaud et suffisamment humide, les muqueuses de la gorge et du pharynx sont protégées par des polyphénols antiviraux et antioxydants, la consommation de liquides en quantité suffisante et un apport adéquat en vitamine A. Nous reviendrons sur ce point aux sections 10.2, 10.3 et 10.7.

En cas de rhume, de grippe ou d'infection grave par la COVID-19, il est essentiel de se ménager. Le rétablissement complet prend plusieurs semaines. Si vous commencez trop tôt, vous risquez une inflammation du muscle cardiaque (éventuellement aussi dans le cas d'une vaccination) et, plus rarement, une crise cardiaque. En cas de tempête de cytokines (forte fièvre, grande fatigue, forte sensation de maladie, éventuellement essoufflement, nausées) ou d'une infection bactérienne aiguë secondaire des poumons (pneumonie), une approche médicale orthodoxe classique est nécessaire.

Un classique de la naturopathie est l'inhalation d'huiles essentielles antivirales telles que le thym, la sauge, le cajeput, l'eucalyptus, la menthe, etc. Ces derniers pénètrent également directement dans les poumons et peuvent prévenir ou combattre les infections. Pour vaporiser les huiles, vous pouvez utiliser un vaporisateur à ultrasons, un inhalateur ou simplement une casserole d'eau bouillante.

10.2 Les polyphénols pour arrêter l'inflammation naturellement et lutter contre les virus

Le point d'entrée habituel des virus dans des conditions d'air pur sont les cellules des muqueuses de la bouche et du nez. L'hypothermie est le principal facteur déclenchant des infections virales, car les muqueuses deviennent vulnérables. Les virus s'y multiplient à grande vitesse et les conséquences se manifestent en quelques jours – par exemple sous la forme d'une infection pseudo-grippale, d'une véritable grippe (influenza) ou de COVID-19. L'anneau lymphatique pharyngé (« amygdales ») constitue la première barrière de défense majeure contre l'invasion de virus et de bactéries provenant de la bouche et des fosses nasales.

Les polyphénols aux effets antibactériens, antiviraux et antioxydants protègent la muqueuse de la gorge et du pharynx. Les polyphénols sont des substances végétales particulières que l'on trouve par exemple dans la grenade, le sureau, le ciste et la rue. Les **polyphénols de grenade** ont un large effet contre les agents pathogènes. Ils tuent les virus de la grippe, inhibent leur multiplication et renforcent même l'effet des médicaments contre la grippe tels que le Tamiflu® (Haidari *et al.,* 2009). Ils inhibent aussi naturellement l'inflammation et contrecarrent ainsi une tempête de cytokines (Sohrab *et al.,* 2014). Les premières études indiquent également une efficacité spécifique des polyphénols de grenade, notamment de la punicalagine et de la punicaline, contre le SARS-CoV-2 (Saadh *et al.,* 2021 ; Tito *et al.,* 2021 ; Suručić *et al.,* 2021). Une application précoce, en particulier directement sur les muqueuses de la gorge, semble avoir du sens ici.

Les **baies de sureau** peuvent raccourcir la durée de la maladie chez les patients atteints de grippe et atténuer considérablement les symptômes (Zakay-Rones *et al.,* 1995 ; Zakay-Rones *et al.,* 2004). Les **polyphénols du ciste** ont un effet bénéfique sur la réduction des symptômes du froid (Kalus *et al.,* 2009).

L'université de Cologne a étudié l'effet stimulant sur le système immunitaire de l'**infusion de rue**. À cette fin, on en a fait consommer à des joueurs de hockey sur glace des Sharks de Cologne, puis on a étudié leur système immunitaire. On a constaté une augmentation significative des défenses immunitaires des joueurs « buveurs de thé » (Randerath *et al.,* 1997). Surtout, on a constaté une augmentation considérable de l'activité des cellules tueuses naturelles, les lymphocytes T cytotoxiques et certains macrophages tissulaires (phagocytes). Ce sont exactement les trois types de cellules qui constituent une défense immunitaire contre les maladies virales, dont la COVID-19 fait partie.

D'autres plantes efficaces sont l'échinacée, l'églantier, l'ail, le curcuma, le gingembre, la capucine et le raifort ainsi que l'origan et l'huile de clou de girofle. La propolis est riche en polyphénols et autres agents antiseptiques. Le **gingembre** frais protège les cellules épithéliales des voies respiratoires contre la fixation et l'invasion des virus (Chang *et al.,* 2013). Le thé au gingembre fraîchement infusé humidifie également les muqueuses. L'**échinacée** est souvent utilisée pour prévenir et traiter les infections respiratoires virales. La plante combat également les infections bactériennes secondaires et supprime la production excessive de cytokines (Vimalanathan *et al.,* 2017). Le **cynorhodon** a un effet immunomodulateur et régule à la baisse la formation d'interleukine-6, entre autres (Patel, 2012). L'**ail** régule la libération de cytokines et stimule le système immunitaire *via* les macrophages, les lymphocytes et les cellules NK (Arreola *et al.,* 2015).

La **griffe de chat** (*Uncaria tomentosa*) contient plusieurs composés bioactifs antiviraux qui ont un effet thérapeutique potentiel contre le SARS-CoV-2. Dans une étude, un extrait de griffe de chat a été capable d'inhiber la réplication virale du SARS-CoV-2 en 48 heures et de réduire son effet nocif sur les cellules. L'utilisation complémentaire dans le traitement de la COVID-19 semble donc prometteuse (Yepes-Perez *et al.,* 2020 et 2021).

La quercétine

La quercétine a des effets de soutien dans les maladies respiratoires en général et spécifiquement dans la COVID-19, ceci via plusieurs cibles. Elle a des propriétés antioxydantes, anti-inflammatoires, antivirales et immunomodulatrices.

La quercétine a des effets anti-inflammatoires et immunomodulateurs :

1. Elle réduit l'activation de NF-kB et la production ou la libération de messagers pro-inflammatoires (leucotriènes, prostaglandines) et d'enzymes.

2 La quercétine stabilise également les mastocytes, inhibant la libération d'histamine, de cytokines et d'interleukines.

3. La quercétine peut également réguler la réponse immunitaire en stimulant les cellules immunitaires telles que les lymphocytes et en influençant spécifiquement les globules blancs et la réponse immunitaire cellulaire.

La quercétine a de multiples effets antioxydants en neutralisant les radicaux libres à la fois directement et indirectement en empêchant la peroxydation des lipides et en inhibant les enzymes qui produisent les radicaux libres.

La quercétine a également des effets antiviraux (par exemple dans la grippe, l'hépatite C, le SARS-CoV-2). Elle bloque efficacement la protéase nécessaire à la réplication du virus, ainsi que la protéine Spike que le virus utilise pour s'arrimer aux cellules de l'organisme et qui est responsable de sa forte infectivité (Smith et Smith, 2020 ; Khaerunnisa *et al.*, 2020 ; Derosa *et al.*, 2020 ; Di Pierro *et al.*, 2021c).

Le SARS-CoV-2, comme d'autres virus, entraîne un développement accru des cellules sénescentes. Ce sont des cellules qui ne se divisent plus et dont la fonction est perturbée. Elles sécrètent des substances inflammatoires et favorisant la coagulation, ce qui contribue au développement de la tempête de cytokines. La quercétine contribue à réparer les cellules sénescentes en cas de COVID-19 (Lee *et al.*, 2021).

La biodisponibilité de la quercétine est améliorée de 20 fois dans le complexe phospholipidique (Riva *et al.*, 2019).

Des études cliniques majeures sur la quercétine dans le cadre de la COVID-19

Les premières études cliniques sur la quercétine contre la COVID-19 montrent des résultats impressionnants. Une étude a examiné l'influence de l'administration de quercétine sur l'évolution de la COVID-19. 76 patients ont reçu de la quercétine (2x 200 mg par jour sous forme de quercétine-phospholipide) pendant 30 jours en plus du traitement standard au stade précoce de la maladie, et 76 autres patients ont été traités sans quercétine. **Dans le groupe quercétine, la probabilité d'une hospitalisation a été réduite de 68 %, la durée de l'hospitalisation de 77 % en moyenne et la fréquence de l'oxygénothérapie de 93 %.** Dans le groupe témoin, 8 patients ont nécessité des soins intensifs, dont 3 sont décédés. Dans le groupe quercétine, aucun soin intensif n'a été nécessaire et aucun décès n'est survenu (Di Pierro *et al.,* 2021a).

Dans une autre étude portant sur 42 patients atteints de la COVID-19, la quercétine (3x 200 mg par jour sous forme de phospholipide de quercétine) a contribué à une **réduction des symptômes** (notamment fatigue, lassitude, perte d'appétit) et à un **test PCR négatif plus précoce**. Après une semaine, 57 % des sujets du groupe quercétine ne présentaient aucun symptôme (contre 19 % dans le groupe témoin) et 73 % avaient un test PCR négatif (contre 10 % dans le groupe témoin) (Di Pierro *et al.,* 2021b). Dans les deux études, la quercétine s'est avérée sûre et ayant peu d'effets secondaires.

10.3 Les vitamines C et A, le zinc et le sélénium : essentiels pour le système immunitaire

La vitamine C

Outre la vitamine D, la vitamine C a également une influence positive sur la production de cytokines et inhibe, entre autres, la formation d'interleukine-6. La vitamine C neutralise également l'excès d'histamine.

Une carence en vitamine C affaiblit le système immunitaire et le rend donc plus vulnérable aux infections. Parallèlement, les infections ont un effet négatif sur le taux de vitamine C dans le sang, ce qui rend encore plus important le fait d'avoir une bonne concentration sanguine, a fortiori en période de fort potentiel infectieux (Carr et Magini, 2017). À titre préventif, Calder *et al.* (2020) recommandent au moins 200 mg de vitamine C par jour, et 1 à 2 g par jour en cas d'infections aiguës.

Un hôpital chinois spécialisé dans les maladies infectieuses a rapporté que des perfusions de vitamine C (7,5 à 15 g par jour, trois jours de suite) ont permis de soulager l'évolution d'une COVID-19 sévère. Un essai clinique est actuellement financé par le gouvernement.

Gröber *et al.* (2020) recommandent une dose élevée de vitamine C en cas de COVID-19 sévère : la prise de 1 000 à 3 000 mg de vitamine C répartis sur la journée en association avec des bioflavonoïdes (agrumes, cynorhodon) est efficace. On obtient un effet encore meilleur par voie intraveineuse : 15-30 g par jour sont recommandés pendant les 10 premiers jours, puis 2-4 fois 7,5-15 g par semaine (après s'être assuré qu'il n'y avait pas de contre-indications !).

La vitamine C agit en synergie avec le zinc et la quercétine.

La vitamine A contre les infections respiratoires

La vitamine A est connue pour son importance pour la vision, mais elle joue également un rôle crucial dans les maladies virales. Une carence en vitamine A se manifeste avant tout au niveau des muqueuses des voies respiratoires. La vitamine A contrôle la croissance et le développement des cellules des muqueuses des voies respiratoires et gastro-intestinales en régulant l'activité des gènes. La conséquence d'une carence en vitamine A est une plus grande susceptibilité aux infections et, en raison d'infections répétées, une plus grande consommation de vitamine A. Cela exacerbe alors une carence existante (Biesalski *et al.*, 2017). La vitamine A peut ramener des cellules immunitaires déjà entraînées de l'organisme vers la muqueuse intestinale (Cantorna *et al.*, 2019).

Fait notable : l'effet des deux vitamines D et A est interdépendant, car les récepteurs de l'hormone de la vitamine D (VDR) et de l'hormone de la vitamine A (RXR) fusionnent lorsqu'un gène est lu.

Selon le BfR (2004), il faut s'attendre à un apport en vitamine A inférieur à l'apport recommandé chez plus de 25 % de la population. La proportion pourrait même être plus élevée, car dans les enquêtes disponibles, un facteur de conversion trop faible (6/1 au lieu de 36/1) a été utilisé pour le calcul de l'activité de la vitamine A *via* le bêta-carotène ingéré. Il existe également un morphisme génétique connu chez 40 % de la population blanche en Europe, ce qui signifie que les personnes concernées peuvent difficilement transformer le bêta-carotène en vitamine A (Gröber, 2019).

Bien qu'une carence en vitamine A soit moins fréquente qu'une carence en vitamine D, elle n'est pas plus inoffensive. En particulier dans le cas d'une infection virale des voies respiratoires, l'apport supplémen-

taire en vitamine A est hautement recommandé, car les besoins en vitamine A augmentent fortement en raison de l'infection. Pour la prévention, Gröber *et al.* (2020) recommandent la supplémentation de 30 à 50 unités internationales (UI) de rétinol par kg de poids corporel et par jour.

La vitamine E

La vitamine E – de préférence sous forme de tocophérols naturels – n'a pas d'effet antiviral, mais elle peut protéger contre les dommages secondaires d'une infection virale. En effet, les virus déclenchent une inflammation et donc un fort stress oxydatif. La vitamine E liposoluble intercepte les radicaux libres, c'est pourquoi les besoins en vitamine E sont accrus en cas d'infection. Par conséquent, elle peut protéger des organes tels que les poumons et le foie contre des atteintes (Mileva et Galabov, 2018).

En outre, la vitamine E protège contre les caillots sanguins (National Institutes of Health, 2021b), qui figurent parmi les principales causes de décès dus à la COVID-19. En particulier, le gamma-tocophérol réduit l'agrégation plaquettaire et retarde la formation de thrombus artériels.

Le gamma-tocophérol a également une influence positive sur la formation de NO (oxyde nitrique) bioactif, qui améliore la fonction endothéliale, dilate les vaisseaux sanguins et sert également de défense contre les virus (Singh *et al.,* 2007).

L'organisme a également besoin de vitamine E pour renforcer son système immunitaire afin de pouvoir lutter contre les bactéries et les virus qui l'envahissent.

Zinc et sélénium

Les deux oligo-éléments que sont le zinc et le sélénium sont d'une grande importance pour le système immunitaire (Mocchegiani *et al.*, 1999 pour le zinc, Arthur *et al.*, 2003, Bellinger *et al.*, 2003, pour le sélénium). Ils influencent de manière significative le nombre et la fonction des cellules tueuses naturelles, qui jouent un rôle central dans les infections virales (Ravaglia *et al.*, 2000). Les carences en zinc (Mocchegiani *et al.*, 1999) et en sélénium (Beck *et al.*, 2007) altèrent la réponse immunitaire aux infections virales.

Le zinc

Le zinc améliore la réponse du système immunitaire aux rhumes et aux maladies infectieuses – également chez les enfants (Brown *et al.*, 2009, Ho *et al.*, 2001 ; Kahmann *et al.*, 2008). Il aide le système immunitaire à produire des cellules de défense contre les virus et les bactéries. En outre, il peut atténuer la tempête de cytokines lors des infections.

Une carence latente en zinc semble être fréquente, surtout chez les personnes âgées. En conséquence, le système immunitaire est globalement affaibli, les infections et les maladies auto-immunes sont plus nombreuses et l'équilibre immunitaire se déplace vers les cellules auxiliaires TH-2 (Haase et Rink, 2009). Les groupes à risque, notamment les enfants, les personnes âgées ou malades et les diabétiques, souffrent souvent des conséquences d'une carence en zinc : faiblesse des défenses immunitaires, rhumes fréquents, mauvaise cicatrisation des plaies, maladies de la peau et détérioration des cheveux et des ongles.

Les études cliniques prouvent l'efficacité des préparations à base de zinc dans la prévention et la thérapie des maladies respiratoires liées aux virus. Selon ces études, le zinc peut réduire de manière significative la durée et la gravité des rhumes chez les enfants et les adultes (par exemple, Prasad *et al.*, 2000). Quand on donne du zinc aux enfants à titre préventif, ils risquent moins de contracter des maladies gastro-intestinales et respiratoires infectieuses. Les maladies diarrhéiques sont moins violentes et plus courtes (Brown *et al.*, 2009).

Dans les infections respiratoires aiguës présentant des symptômes tels que des maux de gorge et un écoulement nasal, il est important pour l'efficacité thérapeutique que les ions zinc soient en contact direct avec la surface virale. C'est pourquoi les pastilles au zinc ou les gouttes sont recommandées.

Le sélénium

Le sélénium est également indispensable au bon fonctionnement du système immunitaire (Arthur *et al.*, 2003). En cas de carence en sélénium, la susceptibilité aux infections est plus élevée et l'évolution de la maladie est plus grave (Arthur *et al.*, 2003 ; Nelson *et al.*, 2001). À l'inverse, les rhumes augmentent les besoins en sélénium. De nombreuses personnes (les fumeurs notamment) souffrent d'une carence en sélénium, qui endommage leur système immunitaire. Selon les nutritionnistes, en Allemagne, l'apport en sélénium doit être fondamentalement amélioré.

Une étude a examiné 166 échantillons de sérum provenant de 33 patients COVID-19. Les patients présentaient une carence prononcée en sélénium. Les niveaux de sélénium étaient significativement plus élevés dans les échantillons des patients qui avaient survécu à la maladie COVID-19 par rapport à ceux qui en étaient morts. Cela suggère que le sélénium est un facteur important dans la lutte contre l'infection (Moghaddam *et al.*, 2020).

Application du zinc et du sélénium

En particulier en hiver ou en cas de risque accru d'infection, il est judicieux de refaire ses réserves de zinc en en prenant 10 à 15 mg par jour. En cas d'infection, le zinc et le sélénium peuvent être fortement dosés, car la consommation est également fortement augmentée. Par exemple, des doses à court terme de 50 mg de zinc ou de 500 µg de sélénium par jour sont très utiles. Cependant, il faut éviter une surdose permanente de zinc et de sélénium.

Pour les substances actives décrites, l'application locale au point d'entrée principal de l'infection, c'est-à-dire dans la gorge et le pharynx, est particulièrement utile. Cela peut contribuer à prévenir les infections aiguës des voies respiratoires et à atténuer l'évolution de la maladie.

10.4 Flore intestinale saine = système immunitaire fort

Il est désormais clairement prouvé scientifiquement que la flore intestinale joue un rôle central dans notre système immunitaire (Belkaid et Hand, 2014). Par conséquent, la flore intestinale a également un rôle considérable dans le contrôle de la COVID-19.

Dans une étude, 28 patients hospitalisés dans le cadre de l'étude COVID-19 ont reçu un probiotique contenant des lactobacilles et des bifidobactéries (dont *L. plantarum*, *L. brevis*, *L. helveticus*, *B. lactis*) trois fois par jour. Cela ciblait la dysbiose détectée chez les patients qui étaient morts d'une infection liée à la COVID-19. Leur flore intestinale présentait à la fois une réduction marquée des bifidobactéries et des lactobacilles (bactéries bénéfiques pour la santé, les plus courantes dans l'intestin humain) et une présence accrue de germes potentiellement dangereux.

Dans les 72 heures, quasi tous les patients ont montré une amélioration de leurs symptômes (y compris la diarrhée). Dans le groupe témoin, qui n'a pas reçu de probiotique, ce n'était le cas que pour moins de la moitié des 42 patients. Le risque d'arrêt respiratoire était huit fois moins élevé dans le groupe probiotique, de même que la proportion de patients transférés en soins intensifs et la mortalité (d'Ettorre *et al.*, 2020).

Outre la flore intestinale, l'intestin a également une importance particulière pour le système immunitaire en raison de la sécrétion intestinale. La sécrétion intestinale contient un grand nombre de facteurs immunitaires ; 70 à 80 % de toutes les cellules de défense sont situées dans l'intestin. L'immunoglobuline A (IgA) est la plus importante des immunoglobulines sécrétoires. On la trouve aussi dans d'autres fluides corporels (notamment la salive et le lait maternel). Elle constitue donc la première ligne de défense contre les germes. Elle empêche l'adhésion des virus et favorise leur neutralisation et agit même au sein des cellules épithéliales. L'IgA semble jouer un rôle particulier dans la COVID-19. La sIgA est également importante pour l'effet de la vaccination.

Les probiotiques, en particulier *Bacillus subtilis*, favorisent la formation d'IgA, tant dans la muqueuse intestinale que dans la salive. Ainsi, elle peut avoir un effet significatif contre les infections respiratoires. *Bifidobacterium lactis* est également très efficace.

Une étude menée sur 100 volontaires (60-74 ans) a examiné l'influence d'un probiotique à base de *B. subtilis* (BSCU1) sur la concentration d'IgA dans les selles et la salive. À la fin de la période d'étude de quatre mois, la concentration d'IgA dans les selles était presque deux fois plus élevée dans le groupe expérimental que dans le groupe placebo (2 424 contre 1 297 µg/ml). La concentration d'IgA dans la salive était 45 % plus élevée dans le groupe expérimental que dans le groupe placebo (940 contre 650 µg/ml) à la fin de la prise. Ainsi, *Bacillus subtilis* a eu un effet immunostimulateur et a également été capable de réduire significativement la fréquence des infections respiratoires chez les participants à l'étude (Lefevre *et al.*, 2015).

L'effet positif d'un régime alimentaire complet d'origine végétale sur le risque global d'infections est également médié de manière significative par la promotion d'une flore intestinale saine. En revanche, une alimentation riche en produits carnés, en protéines, en graisses et en aliments prêts à consommer favorise la flore putréfactive pathogène dans l'intestin.

10.5 Les minéraux favorisant l'équilibre acido-basique

La principale source habituelle de calcium dans notre pays est constituée par les produits laitiers, qui contiennent également beaucoup de phosphate. Cela favorise la précipitation du phosphate de calcium dans les vaisseaux dans le cadre d'un régime alimentaire acidifiant typique et dans le cadre d'une acidose aiguë, qui se produit dans la détresse respiratoire de la COVID. Il est recommandé de consommer du calcium de base d'origine végétale, car il équilibre également l'hyperacidité. Contrairement aux produits laitiers, les légumes et les fruits contiennent non seulement du calcium, mais aussi beaucoup de magnésium basique et de citrate de potassium, également très importants pour l'équilibre acido-basique et l'équilibre électrolytique ciblé. En revanche, les aliments d'origine animale et les aliments transformés industriellement ont un effet acidifiant en raison de leur composition en protéines et de leur teneur souvent élevée en sel. Ils ne doivent être consommés qu'avec modération.

Chez les personnes ne souffrant pas d'insuffisance rénale, le citrate de potassium, le citrate de magnésium et le citrate de calcium sont particulièrement adaptés au rééquilibrage ciblé de l'équilibre acido-basique et minéral (Granchi *et al.,* 2018 ; Veronese *et al.,* 2017). En cas de taux sériques élevés de potassium chez les patients souffrant d'insuffisance rénale, le bicarbonate de sodium à enrobage entérique est recommandé.

Ne rien faire pour remédier à la carence en calcium dans un contexte d'acidose et de COVID-19 conduirait à des troubles hypocalcémiques et à une libération du calcium par les os (par exemple : Carnauba *et al.,* 2017).

Cependant, étant donné qu'un excès de calcium favorise également la coagulation du sang et peut entraîner des calcifications, seule une supplémentation modérée (max. 550 mg) associée à du potassium (1 500 mg) et du magnésium (375 mg) sous forme de citrates – à consommer de préférence dans une solution isotonique avec beaucoup d'eau tout au long de la journée – ainsi qu'à de la vitamine D3 et de la vitamine K2, est recommandée dans le cadre de la COVID-19. Le citrate de potassium réduit la perte de calcium et donc les besoins en calcium (Jehle *et al.*, 2006). (cf. section 7.5)

10.6 Une consommation élevée de sel augmente la susceptibilité aux infections bactériennes secondaires

Une grande quantité de sel (chlorure de sodium) dans l'alimentation a un effet acidifiant. Cela est dû à la présence de chlorure dans ce composé. Dans le corps, cela produit de l'acide chlorhydrique – un acide fixe non métabolisable qui doit être excrété par les reins. Un excès d'acides fixes dans le sang et une acidose métabolique légère induite par l'alimentation augmentent le taux de cortisol dans le sang (Maurer *et al.*, 2003 ; Vormann et Goedecke, 2006). Par ce mécanisme, l'excès d'acides peut affaiblir les défenses de l'organisme contre les bactéries.

Une étude met ce lien en exergue de façon impressionnante. La consommation supplémentaire de 6 g de sel par jour fait que les granulocytes neutrophiles (cellules immunitaires spéciales qui éliminent principalement les bactéries) n'agissent plus aussi efficacement qu'avant. L'apport élevé en sel a stimulé l'excrétion du sel par les reins. Comme effet secondaire indésirable, les glucocorticoïdes (par exemple la cortisone) se sont accumulés dans l'organisme. Les glucocorticoïdes ont à leur tour inhibé l'action des granulocytes neutrophiles (Jobin *et al.*, 2020).

La régulation de la consommation de sel pourrait donc réduire le risque d'infection bactérienne secondaire en plus de l'infection par le SARS-CoV-2.

10.7 Recommandations pour des défenses immunitaires solides

Les micronutriments essentiels soutiennent les défenses

Il va sans dire que le système immunitaire dépend d'un bon apport de nombreux micronutriments. En particulier dans le cadre d'une maladie, de nombreuses cellules immunitaires et anticorps doivent être nouvellement formés. Ce processus consomme non seulement de l'énergie cellulaire, mais aussi de nombreux éléments constitutifs (par exemple, des oligo-éléments, des vitamines et des acides aminés).

Illustration : Notre corps peut être comparé à un grand chantier de construction en activité permanente. Il a besoin à la fois de matériaux (par exemple, des vitamines, des minéraux, des acides aminés) et de travailleurs (par exemple, des enzymes). Si les matériaux se raréfient, les travailleurs ne peuvent pas continuer à construire. S'il y a déjà une pénurie de matériaux au début de la construction, le bâtiment s'effrite (infections fréquentes) et les fondations sont déjà instables (mauvaise santé générale). Par conséquent, nos cellules ont besoin de disposer en permanence d'un maximum de matériaux en quantités équilibrées. C'est particulièrement vrai lorsque nous devons combattre une infection.

En cas d'urgence, le système immunitaire doit réagir rapidement. Pour la formation rapide des cellules immunitaires et des substances messagères nécessaires, le corps a besoin de tous les micronutriments nécessaires en tant qu'éléments constitutifs, et ce le plus simultanément possible. Si un seul élément constitutif important fait défaut (le maillon le plus faible de la chaîne), le système immunitaire ne fonctionne plus efficacement. Les personnes âgées, en particulier, présentent souvent des carences en plusieurs éléments constitutifs essentiels (oligo-éléments, vitamines et acides aminés).

Ces éléments constitutifs sont des acides aminés spécifiques pour le système immunitaire (tels que la lysine, la N-acétylcystéine, la taurine) et des micronutriments (vitamines et minéraux). Dans un complément alimentaire, il est préférable de les associer à des substances végétales anti-inflammatoires comme la curcumine et les acides gras oméga-3. Ceux-ci contribuent de manière importante à la régénération des cellules intestinales, à la défense contre l'inflammation et à la formation et au recyclage du L-glutathion, l'antioxydant cellulaire le plus important. La guérison de la COVID-19 est également fortement accélérée par un apport optimal de substances vitales.

Assurer un apport suffisant en vitamine D

La vitamine D renforce le système immunitaire. Elle peut contribuer de manière significative à réduire le risque d'infection, et favoriser une évolution nettement plus douce de la COVID-19. Sur la base de ces études, il est recommandé de déterminer le taux sérique de vitamine D et, en cas de carence, d'en prendre en complément. Le taux sanguin cible est de 75-150 nmol/l (30-60 ng/ml). La vitamine D est une vitamine liposoluble et est donc mieux absorbée lorsqu'elle est dissoute dans l'huile. En Allemagne, la plupart des adultes ont besoin de 2 000 à 4 000 UI par jour en automne et en hiver, car ils ne peuvent pas produire eux-mêmes de la vitamine D à la lumière du soleil à cette période de l'année. Toutefois, si vous avez la peau foncée ou que vous travaillez en bureau, la carence en vitamine D est également fréquente en été.

L'association de la vitamine D3 avec les vitamines K2, A et E sous forme de tocophérols est particulièrement efficace, car elles agissent en synergie. Or, le besoin de ces vitamines augmente fortement lors d'une infection. Des études mais aussi de nombreuses expériences directes confirment que l'évolution de la maladie peut être efficacement atténuée et la COVID longue évitée avec le bon dosage (à titre préventif, 4 000 UI de vitamine D3).

L'élément central est et reste la quantité de virus en cas d'infection et la protection par les masques. Il ne faut donc en aucun cas se fier uniquement aux substances vitales ou aux médicaments antiviraux comme l'ivermectine.

Vous trouverez des informations plus détaillées dans les chapitres correspondants.

Nourrissez-vous de façon équilibrée avec des aliments d'origine végétale

Le système immunitaire peut être soutenu efficacement par un régime alimentaire sain – comprenant beaucoup de légumes, de fruits, d'herbes, de champignons, de fruits à coque et de légumineuses. Il est également recommandé de réduire le sel et les protéines animales afin de préserver son équilibre acido-basique et minéral et de renforcer le système tampon bicarbonate dans le sang. Un régime alimentaire complet, à base de produits d'origine végétale, protège non seulement contre la COVID-19, mais aussi contre de nombreuses autres maladies telles que l'hypertension artérielle, le diabète sucré, le cancer ou la démence. ***La Nutrition raisonnée***[1] constitue une base utile pour un tel régime équilibré et favorable à la santé. Il constitue une base pour optimiser son métabolisme grâce à une sélection d'aliments d'origine végétale riches en substances vitales. Le livre de **recettes *Simply Eat*** de ma femme Suzanne Jacob, qui l'accompagne, aide à mettre en œuvre ce régime dans la vie de tous les jours.

Mesurer et normaliser sa pression artérielle est vital

L'hypertension artérielle est le facteur de risque de décès le plus important en matière de COVID-19. Néanmoins, le virus est statistiquement le plus petit problème dans ce cas. En effet, dans le monde entier, l'hypertension artérielle est également la principale cause d'accident vasculaire cérébral, de crise cardiaque, d'invalidité grave et de décès prématuré – avant même le tabagisme. Environ la moitié des accidents vasculaires cérébraux et des maladies coronariennes sont causés par l'hypertension artérielle. Une pression artérielle normale est probablement la condition *sine qua non* pour une vie longue et saine.

Connaissez-vous votre tension artérielle ?

Souvent, les hypertendus ne mesurent pas leur tension artérielle car ils se fient à leurs médicaments. C'est une erreur qui met leur vie en danger. Seuls ceux

1. Livre du Dr Jacob publié en français par les éditions Marco Pietteur (titre original : *Dr. Jacobs Ernährungsplan*). (N.d.T.)

qui connaissent leur tension artérielle peuvent contrer les valeurs élevées à temps. De nombreuses personnes souffrent également d'hypertension artérielle sans le savoir. Par conséquent, l'un des conseils les plus importants de ce livre est le suivant :

Mesurez régulièrement votre tension artérielle chez vous !

Tableau 9 : Classification de la pression artérielle (selon : OMS, Deutsche Hoch-druckliga e.V.).

Classification	Valeur supérieure ("valeur systolique") mesurée en mmHg	Valeur inférieure ("valeur diastolique") mesurée en mmHg
Optimal	Inférieure à 120	Inférieure à 80
Normal	Inférieure à 130	Inférieure à 85
Élevée	130 à 139	85 à 89
Hypertension artérielle	Jusqu'à 140	Jusqu'à 90

Traitement de l'hypertension artérielle

Les principales causes de l'hypertension artérielle sont le manque d'exercice, une alimentation malsaine, le surpoids (notamment l'augmentation de la graisse abdominale et hépatique) et le stress. Par conséquent, elle peut généralement être aisément influencée par une alimentation et un mode de vie sains. En particulier avec des valeurs allant jusqu'à 139/89 mmHg, un changement de régime alimentaire et de mode de vie est très efficace et constitue la première recommandation des comités médicaux. Dans ce cas, un changement substantiel de régime alimentaire est encore plus efficace que les médicaments.

En cas d'hypertension artérielle (à partir de 140/90 mmHg), il faut toujours consulter un médecin ou un praticien de médecine douce. Même si l'hypertension artérielle n'est normalement pas associée à des symptômes, elle doit être prise au sérieux en tant que maladie. Il faut utiliser les médicaments hypotenseurs avec prudence quand un événement cardiovasculaire s'est déjà produit, ou quand on a plus de 80 ans. Dans ces cas, la pression artérielle ne doit pas être régulée trop à la baisse. Les médicaments prescrits ne peuvent être réduits ou interrompus qu'en concertation avec le médecin.

Les meilleures mesures relatives au mode de vie à adopter pour combattre l'hypertension artérielle et le syndrome métabolique

On ne parvient à perdre du poids, à perdre sa graisse abdominale et à réduire sa pression artérielle qu'en mangeant sainement et en faisant de l'exercice !

Régime alimentaire sain

- Privilégiez les aliments sains d'origine végétale (légumes, herbes, champignons, fruits, fruits à coque) qui fournissent beaucoup de potassium, de magnésium, de calcium alcalinisant, et peu de sel.
- Protéines végétales (fruits à coque, légumes secs) : particulièrement riches en potassium et en arginine, à partir desquels se forme l'oxyde nitrique (NO) qui réduit la tension artérielle.
- Un régime alimentaire scientifiquement reconnu comme permettant de lutter contre l'hypertension artérielle : le régime DASH (pour un régime identique en terme d'apports minéraux mais encore plus sain : *La nutrition raisonnée*).

- Le matin, au lever, remettez votre organisme en mouvement en buvant 0,5 l d'eau (que vous avez perdus pendant la nuit).

- Conseil : *La Nutrition raisonnée* + livre de recettes *Simply Eat*.

- Le cas échéant, supplémenter avec des agents de base de citrate riches en potassium, de l'arginine et des polyphénols de grenade. Il a été démontré que ces trois produits contribuent à normaliser la pression artérielle.

➢ **Réduire fortement sa consommation de sel - maximum 5 g par jour.**

➢ **Réduire sa consommation d'alcool.**

➢ **Arrêt de fumer.**

➢ **Exercice régulier et entraînement physique adapté.**

➢ **Un sommeil suffisant et de qualité (voir section suivante). L'apnée du sommeil, qui passe souvent inaperçue, augmente considérablement la pression artérielle, le risque d'accident vasculaire cérébral et de démence.**

➢ **Réduire son stress**

  - S'accorder des pauses de détente et de récupération dans son quotidien.

  - Le magnésium et la mélisse soulagent les symptômes du stress.

  - Les adaptogènes (ashwagandha, rhodiola, reishi) aident à mieux gérer le stress.

Conseils pratiques pour réduire sa consommation de sel :

- Réduisez ou évitez les aliments transformés et cuisinez vous-même. C'est le meilleur moyen de savoir ce que vous mangez.
- Prêtez attention à la teneur en sel/sodium dans le tableau nutritionnel et la liste des ingrédients des aliments.
- Assaisonnez vos aliments avec des herbes fraîches et séchées. Méfiez-vous des mélanges d'assaisonnements, ils contiennent souvent du sel.
- Utilisez un substitut de sel à faible teneur en sodium et enrichi en potassium.
- Préférez une eau minérale à faible teneur en sodium.
- Faites régulièrement de l'exercice ! L'activité physique et le sauna favorisent l'excrétion du sel par la peau.
- Ne salez pas les plats pendant que vous les cuisinez ; salez seulement à table. Il faut beaucoup moins de sel pour obtenir le même goût.

Le sport comme élément fondamental du traitement de l'hypertension artérielle

La pratique régulière d'une activité sportive fait baisser la tension artérielle sur le long terme. Cependant, au début, elle augmente pendant les séances. Des pics de tension artérielle peuvent ainsi survenir lors d'une séance de musculation. Ici, une pression artérielle au repos bien contrôlée est absolument nécessaire. Même avec une pression artérielle normale au repos, l'hypertension artérielle peut survenir en cas de stress. Il est donc logique de contrôler sa tension artérielle même pendant l'exercice. Les personnes souffrant d'hypertension artérielle, en particulier, doivent, en plus de l'exercice physique, modifier leur régime alimentaire, afin de bénéficier réellement de l'activité physique sur le long terme.

Un sommeil réparateur renforce le système immunitaire

En plus d'une alimentation saine, vous pouvez soutenir votre système immunitaire en faisant régulièrement de l'exercice et – ce qui est autant essentiel que souvent négligé – en dormant suffisamment.

Le sommeil est probablement la condition la plus fondamentale pour avoir un système immunitaire robuste. Ce qui compte, c'est d'une part l'hormone du sommeil, la mélatonine, et d'autre part et surtout la diminution du cortisol, l'hormone de stress immunosuppressive. Par ailleurs, la mélatonine a un léger effet anticoagulant, ce qui est un effet secondaire très utile en cas de COVID-19, car la plupart des décès sont dus à de petits caillots sanguins. La mélatonine a également un effet contre les infections bactériennes et virales, la septicémie et le syndrome respiratoire aigu (Srinivasan *et al.*, 2012).

L'« hygiène du sommeil » est importante. Dormez mieux grâce à ces conseils :

- Dormez dans une pièce fraîche, 18-20 °C maximum étant l'idéal.
- Dormez dans une pièce aussi sombre que possible. Plus la pièce dans laquelle vous dormez est sombre, plus grande sera la quantité de mélatonine produite par votre organisme.
- Évitez la lumière artificielle/lumière bleue des téléphones portables, des ordinateurs portables et des tablettes pendant au moins une heure avant d'aller vous coucher. La lumière a un effet stimulant et vous rend éveillé. Des

filtres spéciaux pour la lumière bleue peuvent être utiles dans ce cas.

- Il est préférable de ne rien manger après 18 heures. Sinon, le corps est trop occupé à digérer. Nous le remarquons inconsciemment pendant le sommeil et dormons de manière plus agitée.
- Les heures fixes de coucher et de lever favorisent un sommeil équilibré.
- Si nécessaire, soutenez votre sommeil avec du magnésium, de la mélatonine, de la mélisse, de la valériane, du houblon et de la passiflore.
- Le CD *Simply Love* de ma femme Suzanne Jacob ou une autre musique de relaxation vous aidera à vous endormir et à vous détendre profondément.

Gardez vos muqueuses au chaud !

Simple, fondamental, mais trop souvent négligé : **le cou, la tête et les pieds doivent également être maintenus au chaud pendant les intersaisons.** L'hypothermie des muqueuses (il suffit d'un courant d'air lorsque vous êtes en sueur ou d'un air froid et humide) entraîne une diminution de l'afflux sanguin vers les muqueuses et permet aux virus et aux bactéries d'y pénétrer. L'hypothermie est un déclencheur fréquent des rhumes. Les différences de température sont particulièrement cruciales, par exemple lorsqu'on passe de 22 °C à l'intérieur à 0-10 °C à l'extérieur. C'est pourquoi tant de personnes contractent une infection virale à l'automne, où la température baisse.

Un foulard sur le nez et la bouche ou un masque chirurgical – de préférence légèrement arrosé d'huiles essentielles antivirales – crée un microclimat qui maintient les voies respiratoires chaudes et humides. Les douches alternées du père Kneipp, les douches alternées chaud-froid et les lavements nasaux à l'eau salée consolident et renforcent donc également les défenses de l'organisme.

Les cinq piliers du bien-être selon Kneipp

Grâce à un système naturopathique bien conçu, le pasteur Sebastian Kneipp (1821-1897) guérissait déjà les maladies à son époque, après l'avoir utilisé pour vaincre lui-même une maladie potentiellement mortelle : une grave tuberculose, que les médecins avaient jugée incurable. Sebastian Kneipp, alors âgé de 28 ans, se soigna lui-même en prenant des bains glacés dans le Danube. Quand on pense à « Kneipp » aujourd'hui, on pense souvent d'abord aux cures thermales où on barbotte et on pédale dans l'eau. Mais le concept de santé du père Kneipp va bien au-delà du simple fait de faire des moulinets dans un bassin. En somme, il repose sur cinq piliers :

- Le pouvoir de guérison de l'**eau.**
- L'effet positif de l'**exercice.**
- Une **alimentation** saine.
- Le pouvoir de guérison des **plantes.**
- L'**équilibre** de l'âme (thérapie par l'ordre).

L'interaction des cinq piliers, administrés par des stimuli adaptés, augmente la défense non spécifique (durcissement) et stabilise le système hormonal ainsi que le système nerveux végétatif. Les stimuli ciblés de l'eau ont pour but, entre autres, de stimuler le corps à une contre-réaction positive qui favorise la guérison.

Étant donné qu'il n'existe aucun médicament pour combattre la plupart des agents pathogènes viraux, il est important de disposer d'une solide défense immunitaire pour prévenir les infections du nez et de la gorge. L'aspect positif des jets d'eau Kneipp est leur stimulation de la circulation.

D'abord, les vaisseaux sanguins se contractent sous l'effet de l'eau froide, puis ils se dilatent fortement et le sang circule beaucoup mieux. Plus l'irrigation sanguine du nez, de la gorge et de la muqueuse buccale est bonne, plus les anticorps (sIgA) et les cellules immunitaires y sont produits.

Les douches alternativement chaudes et froides des bras et des jambes préconisées par Kneipp constituent un moyen classique de renforcer le système immunitaire.

10.8 Grippe et rhume

La vraie grippe est une maladie grave. On estime qu'environ 500 000 personnes en meurent chaque année. La grippe espagnole, qui a très probablement trouvé son origine aux États-Unis, a tué entre 20 et 100 millions de personnes entre 1918 et 1920, soit une proportion dramatiquement élevée de la population mondiale de l'époque, et bien plus que pendant toute la Première Guerre mondiale.

Il n'est pas rare non plus que la grippe entraîne des complications graves. Ce qui est dangereux avec la vraie grippe, c'est, entre autres, l'infection bactérienne secondaire qui la suit souvent. Les bactéries peuvent pénétrer plus facilement dans un organisme affaibli et entraîner d'autres maladies, telles qu'une inflammation du cerveau (encéphalite), une inflammation des muscles squelettiques (myosite) et une inflammation des muscles cardiaques (myocardite). Ces complications touchent davantage les personnes souffrant de maladies sous-jacentes graves, telles que les maladies cardio-pulmonaires chroniques, le diabète ou les immunodéficiences, ainsi que les personnes qui se surmènent pendant et après la maladie et ne s'accordent pas de repos.

Chez les adultes dont le système immunitaire est intact, la grippe peut également déclencher une tempête de cytokines. Cette dangereuse réaction excessive du système immunitaire peut être grave, voire mortelle. Comme pour la COVID, l'objectif premier d'une infection grippale n'est donc pas de renforcer le système immunitaire, mais de moduler le système immunitaire et de combattre les virus.

Les substances qui ont un effet antiviral ou antibactérien d'une part, et un effet immunomodulateur d'autre part, sont utiles, c'est-à-dire qu'elles renforcent le système immunitaire affaibli et empêchent en même temps une réaction inflammatoire excessive. Ces substances sont, par exemple, les polyphénols, le zinc, la vitamine D et le sélénium.

Comme dans le cas du SARS-CoV-2, les cellules des muqueuses de la bouche et du nez sont la porte d'entrée des virus, qu'on disperse en gouttelettes extrêmement fines en toussant, par exemple. Là, ils se multiplient à grande vitesse et les conséquences se manifestent en quelques jours – sous la forme d'une infection de type grippal ou d'une véritable grippe (influenza). L'anneau lymphatique pharyngé (« amygdales ») sert de première barrière de défense capitale contre l'invasion de virus et de bactéries provenant des cavités buccale et nasale. C'est par là qu'il faut commencer.

En outre, les mesures de protection désormais bien connues, telles que garder ses distances, se laver les mains et porter un masque, sont également efficaces pour prévenir la grippe et d'autres maladies respiratoires. Cela est également démontré par le fait que pendant la pandémie de corona, la grippe, le rhume et d'autres maladies respiratoires et infectieuses telles que les infections gastro-intestinales étaient nettement moins fréquentes que d'habitude.

L'immunité des muqueuses, en particulier les IgA sécrétoires, joue un rôle prépondérant dans toutes les infections respiratoires. Celle-ci repose notamment sur une flore intestinale saine.

Les mesures et remèdes contre la COVID-19 (cf. chapitres 8 à 11) sont également efficaces contre la vraie grippe ou d'autres infections.

11. Que faire contre la COVID-19, la COVID longue et les réactions aux vaccins ?

11.1 Les comportements à adopter contre la COVID

En cas d'infection par la COVID-19, il est essentiel de veiller à ne pas infecter d'autres personnes. Même si les membres de son propre foyer ne présentent pas un risque élevé d'évolution grave de la maladie ou sont vaccinées, elles peuvent tomber malades ou transmettre le virus à des personnes à risque. Une quantité élevée de virus au moment de l'infection peut rendre gravement ou mortellement malades même des personnes en bonne santé sans facteurs de risque. C'est pourquoi les masques sont si importants.

Quarantaine à domicile

À moins que les symptômes ne doivent être traités à l'hôpital, la meilleure chose à faire est de se soigner chez soi, en quarantaine. Ce faisant, vous devez autant que possible rester à l'écart des autres personnes du foyer et des animaux domestiques. Les mesures à retenir :

- Si possible, la personne malade doit rester dans une « chambre de malade » non accessible aux autres personnes, et utiliser une salle de bain qui lui est réservée.
- Les objets ménagers tels que la vaisselle, les serviettes et les draps ne doivent pas être partagés.
- Les objets fréquemment touchés, tels que le téléphone, les poignées de porte et les accessoires de salle de bains, doivent être régulièrement désinfectés, dans la chambre et la salle de bains de la personne malade, par la per-

sonne malade elle-même, et dans le reste de la maison par une autre personne.

- Toutes les pièces où séjourne la personne malade doivent être soigneusement aérées plusieurs fois par jour.
- Toutes les personnes vivant sous le même toit doivent se laver souvent les mains.
- Il est préférable d'isoler les personnes non vaccinées présentant des facteurs de risque. Si c'est impossible, elles doivent porter en permanence un masque FFP2. Les personnes vaccinées ou n'appartenant pas au groupe à risque doivent au moins porter un masque FFP2 lorsqu'elles sont dans la chambre de la personne infectée.
- Si la personne malade doit se trouver dans la même pièce que d'autres personnes, elle doit porter un masque FFP2 pour les protéger.

En cas de toux ou d'éternuement, on se couvre la bouche et le nez avec un mouchoir jetable, que l'on jette dans une poubelle fermée avec un sac poubelle après usage. Ensuite, on se désinfecte immédiatement les mains.

Reconnaître à temps l'insuffisance respiratoire

Les patients atteints de la COVID-19 peuvent avoir des niveaux d'oxygène dans leur sang les rendant constamment essoufflés (Tobin *et al.*, 2020). Ce phénomène, également appelé **hypoxie silencieuse**, est **l'un des plus grands dangers de la maladie**: les patients sont déjà beaucoup plus malades qu'ils ne le pensent car il n'y a pas de détresse respiratoire. L'hypoxie silencieuse explique en partie la détérioration soudaine et rapide de l'état de santé des patients. Une hypoxie silencieuse sans détresse respiratoire est annonciatrice d'une grave détérioration. En cas de COVID-19 symptomatique, il est donc essentiel de mesurer régulièrement la saturation en oxygène et d'administrer rapidement de l'oxygène si nécessaire. On peut déjà se procurer des oxymètres de pouls adaptés à un usage domestique (par exemple, ceux de Beurer) pour environ 40 €. Si la saturation en oxygène du sang tombe en dessous de 94 % après des mesures répétées, il faut aller à l'hôpital.

Par ailleurs, la fréquence respiratoire est un marqueur important. La surveillance des respirations par minute est possible sans appareil. Normalement, vous inspirez et expirez 12 à 16 fois par minute. Si cela passe à 22-24 inspirations et expirations par minute, vous avez besoin d'oxygène de toute urgence.

Dans ce cas, il est également temps de se rendre à l'hôpital, car l'essoufflement (silencieux) peut s'aggraver très rapidement et mettre votre vie en danger.

11.2 Recommandation de traitement de la COVID-19

Les recommandations suivantes sont particulièrement importantes pour les personnes non vaccinées et celles qui se sont remises du virus Alpha. Des infections peuvent survenir chez les personnes vaccinées, mais elles sont beaucoup plus bénignes. Pour ces dernières, les doses préventives plus faibles sont donc suffisantes et améliorent également l'effet de la vaccination.

Buvez beaucoup de thé au gingembre ou d'eau, au moins deux litres par jour, pour favoriser la circulation sanguine. Les caillots sanguins sont la principale cause de décès en matière de COVID-19.

Les vitamines D, K2, A, E et C ainsi que les oligo-éléments que sont le sélénium et le zinc sont consommés de façon croissante pendant l'infection et leurs stocks sont rapidement épuisés. Par conséquent, les réserves doivent être reconstituées rapidement pour assurer une fonction immunitaire normale et éviter une COVID longue. Les quatre vitamines liposolubles A, D3, E et K2 peuvent être prises en combinaison. En outre, il est primordial de consommer une boisson alcaline isotonique contenant du potassium, du magnésium et des doses modérées de calcium.

Vitamines D et K

Si vous absorbez moins de 2 000 UI de vitamine D par jour (et que vous n'en consommez donc probablement pas assez), suivez ce **régime d'apport** :

- 1 000 µg (40 000 UI) de vitamine D et 1 000 µg de vitamine K2 par jour pendant 3 jours, puis
- 500 µg (20 000 UI) de vitamine D3 et 500 µg de vitamine K2 par jour pendant 10 jours, puis
- 250 µg (10 000 UI) de vitamine D3 et 250 µg de vitamine K2 par jour pendant 1 mois.

Si vous avez pris plus de 2 000 UI de vitamine D par jour avant l'infection, réduisez de moitié les quantités dans votre bol alimentaire.

Si vous n'avez jamais pris de vitamine D auparavant, essayez le calcifédiol, la forme la plus rapidement biodisponible de la vitamine D. Prenez-en 500 µg par jour. Prendre 500 µg le jour 1 et 250 µg les jours 3, 7, 15 et 30.

Après la phase à forte dose, vérifiez votre taux de vitamine D dans le sang et prenez votre dose quotidienne permanente, généralement 100 µg (4 000 UI) de vitamine D3 et 100 µg de vitamine K2. Si vous présentez des facteurs de risque, il est recommandé de doubler la quantité de vitamine K2.

Vitamine A

À titre préventif, on recommande 30 unités internationales (UI) de rétinol par kg de poids corporel par jour – équivalent à 9 µg d'équivalents rétinol (ER) par kg de poids corporel –, et 100 UI (30 µg d'ER) par jour et par kg de poids corporel pendant la maladie. Ce besoin augmente fortement lors d'une infection.

Dans les maladies graves, Gröber et Holick (2021) recommandent un bolus de 50 000 à 200 000 UI de vitamine A le jour de l'hospitalisation, suivi de 10 000 UI par jour pendant un mois, puis de 5 000 UI par jour.

Vitamine E

À titre préventif, il est recommandé de prendre 20 mg de vitamine E (équivalents tocophérols) par jour sous forme d'alpha-, bêta-, delta- et surtout gamma-tocophérols naturels, de préférence sous la forme de 60 mg de tocophérols.

Dans le cas d'une infection aiguë, environ 100-200 mg d'α-TE par jour sont utiles. La vitamine E s'oppose à la coagulation indésirable du sang.

Le potassium, le magnésium et le calcium alcalins contre les carences et l'acidose induites par la COVID-19

La COVID-19 perturbe fortement l'équilibre électrolytique et provoque une acidose – principale cause de maladie grave et de décès. La désacidification avec une poudre à base de citrate normalise également la circulation sanguine et constitue donc un complément essentiel de vitamines et d'oligo-éléments. Les minéraux alcalins tels que le citrate de potassium influencent la charge des globules rouges et améliorent ainsi la circulation sanguine. C'est particulièrement important pour la microcirculation (circulation sanguine dans les plus petits vaisseaux). Pour favoriser la circulation sanguine, il est donc capital de boire beaucoup et d'absorber des minéraux alcalins (par exemple avec une poudre alcaline isotonique au citrate – voir ci-dessous). Plus d'informations à l'adresse suivante :

https ://vitamind.science

Consommez également beaucoup de soupe de légumes (peu salée) avec des haricots mungo bien cuits et faciles à digérer, des germes de haricots mungo ou des lentilles rouges et/ou des bananes, ou d'autres fruits et légumes contenant beaucoup de potassium. Ceux-ci fournissent des minéraux importants et des protéines végétales. Si vous ne prenez pas de minéraux sous forme de complément alimentaire, il est absolument nécessaire de les intégrer à votre alimentation.

Autres substances vitales importantes et mesures à prendre en cas d'infection :

- Vitamine C : environ 500 mg 3x par jour
- Quercétine : environ 250 mg 2x par jour (meilleure assimilation sous forme de phospholipide de quercétine)
- Zinc : 50 mg par jour
- Sélénium : 500 µg par jour
- Mélatonine : environ 5 mg avant le coucher (provoque une somnolence)
- Les probiotiques : en particulier, *Bacillus subtilis* et d'autres bactéries renforcent le système immunitaire et augmentent l'efficacité de la vaccination.
- Inhalez des huiles essentielles comme l'eucalyptus, la menthe ou le cajeput 3 fois par jour pour prévenir la pneumonie. Vaporisez les huiles avec de l'eau chaude et respirez profondément ! Ce classique de la naturopathie

a un effet antiviral et améliore fortement la circulation sanguine des muqueuses – et donc le système immunitaire local.

11.3 Médicaments contre la COVID-19 et effets secondaires de la vaccination

La COVID-19 est dangereuse principalement en raison de la tempête de cytokines et de bradykinine, qui provoque des thromboses et des dysfonctionnements d'organes. Les mastocytes et l'histamine qu'ils libèrent jouent un rôle essentiel à cet égard.

En fait, le virus n'est que la petite partie du problème, il ne fait que déclencher les dangereuses réactions physiques immunitaires et inflammatoires. C'est pourquoi les gens réagissent si différemment et pourquoi AUCUN antiviral ne peut réduire la mortalité – même les médicaments les plus chers comme le Remdesivir ont été décevants sur ce point. Une étude a montré que la fameuse hydroxychloroquine augmente la mortalité, tandis que les antihistaminiques que sont la formatidine et la cetirizine la réduisent significativement.

L'effet global des **médicaments antiviraux** est surestimé, car les évolutions graves et mortelles ne sont pas causées par le virus lui-même mais par une réaction immunitaire excessive, notamment des mastocytes. L'OMS s'oppose même à l'utilisation du Remdesivir, le seul antiviral approuvé aux États-Unis et dans l'UE. Les nouveaux médicaments antiviraux qui fonctionnent très bien lorsqu'ils sont utilisés au début des essais d'enregistrement sont prometteurs. **Remarque : une utilisation précoce, juste après l'infection, est cruciale pour l'efficacité.**

L'**ivermectine** inhibe la réplication virale et peut donc réduire le risque de progression fatale de la maladie – **seu-**

lement si elle est prise dans les premiers stades de la maladie. Plus précisément, une méta-analyse de 15 études a montré une réduction de 62 % du risque de décès (Bryant *et al.*, 2021).

Posologie : 0,2 mg par kg de poids corporel une fois par jour pendant au moins deux à cinq jours maximum (ne pas surdoser !).

L'**aspirine** (ASS) prévient la formation de caillots sanguins. Dosage : 100-500 mg par jour (en l'absence de contre-indication).

En cas de contre-indication, la **nattokinase** est une alternative naturelle.

La **dexaméthasone** (cortisol) est relativement efficace dans la phase tardive de la COVID-19, bien qu'elle atténue complètement la réponse immunitaire au virus. Elle supprime les mastocytes et l'inflammation. Ne la prenez que sur ordre de votre médecin et à un stade ultérieur, car elle bloque l'ensemble de votre système immunitaire et a donc de gros effets secondaires.

Les **infections bactériennes secondaires** sont fréquentes dans les pneumonies COVID et nécessitent un traitement antibiotique le plus ciblé possible (par exemple, l'azitromycine) en concertation avec votre médecin.

Les anticorps monoclonaux

Les médicaments actuellement les plus efficaces contre la COVID-19 ont été approuvés depuis longtemps aux États-Unis et dans d'autres pays. Même si j'aimerais prétendre que ce sont les nombreuses substances vitales administrées à Trump avant son rétablissement quasi miraculeux, REGEN-COV a probablement été le médicament décisif. Divers fabricants ont mis au point des médicaments efficaces avec des anticorps monoclonaux. Le sotrovimab de GlaxoSmithKline, par exemple, neutralise toutes les souches connues de SARS-CoV-2, y compris les variants récemment apparus.

Les anticorps à action prolongée AZD7442 d'AstraZeneca, qui sont utilisés à titre préventif et pourraient remplacer les vaccinations dans certains groupes à risque, présentent également un intérêt. L'essai PROVENT (phase III) a montré une réduction de 77 % du risque de COVID-19 symptomatique par rapport au placebo. L'essai a porté sur plus de 5 000 personnes, dont plus des trois quarts avaient une maladie préexistante (Kemp, 2021).

L'administration précoce d'anticorps monoclonaux est très efficace et très coûteuse, mais surtout : elle n'est pas autorisée en Europe. Toutefois, en raison de la situation épidémique, certains médicaments à anticorps monoclonaux peuvent être administrés sous la responsabilité du médecin dans le cadre d'une réglementation exceptionnelle. Il s'agit du Bamlanivimab/Etesevimab d'Eli Lilly et du Casirivimab/Imdevimab de Roche et Regeneron. L'administration est possible chez les patients en phase précoce de la maladie qui présentent des facteurs de risque de progression grave de la maladie. Le traitement doit être administré dans les trois jours suivant un test de dépistage du SARS-CoV-2 positif et dix jours après l'apparition des symptômes (Paul-Ehrlich-Institut, 2021a).

Malheureusement, la plupart des médecins et des hôpitaux n'utilisent pas cette option de traitement – peut-être aussi parce que le moment d'un éventuel traitement a été manqué dans la plupart des cas. Les patients qui veulent bénéficier des anticorps monoclonaux doivent se faire soigner le plus rapidement possible après le texte positif. Mais généralement, même dans ce cas, les échanges fastidieux avec les compagnies d'assurance, les hôpitaux et les médecins retarderont probablement et hélas l'administration du médicament pendant si longtemps qu'il ne sera plus d'une grande utilité.

11.4 Substances et médicaments vitaux contre la réaction des mastocytes dans le cadre de la COVID (longue) et de la vaccination

Les maladies graves, les COVID longues et les réactions aux vaccins sont principalement dues à une réaction excessive des mastocytes. L'accent devrait donc être mis sur leur stabilisation (Raymond, Ching-A-Sue et Van Hecke, 2020). Tant dans la COVID-19 que dans la COVID longue et contre les réactions vaccinales, **la vitamine D3, la vitamine K2, la quercétine, l'OPC et la vitamine C** sont utiles dans ce contexte, car elles ont toutes des effets stabilisateurs des mastocytes et agissent donc comme antihistaminiques. Les substances végétales anti-inflammatoires telles que le **boswellia** et la **curcumine** sont également recommandées car elles inhibent la cascade inflammatoire déclenchée par les mastocytes. Le MSM, la griffe de chat et l'OPC ont également un effet de soutien.

Un traitement alcalin isotonique avec 2 litres d'eau et des minéraux alcalins soutient très bien cet effet, car il favorise la circulation sanguine, équilibre les carences en minéraux et l'hyperacidité liées à la COVID. Buvez environ 500 ml le matin après le lever, 300 à 500 ml avant de vous coucher et le reste pendant la journée. Il est judicieux de consommer environ 1 500 mg de potassium, 375 mg de magnésium et 550 mg de calcium par jour sous forme de citrate ou de lactate. Ce régime est également recommandé avant une vaccination et en cas de COVID longue.

L'eau est un antihistaminique naturel : buvez-en régulièrement tout au long de la journée (dans le cas de la COVID-19, avant et après la vaccination). Elle est la base de la thérapie, mais ne suffit pas à elle seule.

Il est très difficile de contrôler les réactions des mastocytes. Outre les substances vitales susmentionnées, l'utilisation supplémentaire d'antihistaminiques dans la COVID-19 et la COVID longue promet un soulagement. Les antihistaminiques (antagonistes des récepteurs H1) tels que la cétirizine et la desloratadine sont des traitements prometteurs contre la COVID-19, mais ils ont reçu peu d'attention jusqu'à présent (Hou *et al.,* 2021 ; Qu *et al.,* 2021).

La **desloratadine** (alternative : cétirizine) et la **famotidine** sont des inhibiteurs des récepteurs de l'histamine. Ces médicaments inhibent différents récepteurs de l'histamine et doivent être combinés. Ils sont disponibles sans ordonnance, sont très utiles et n'ont pas de véritables effets secondaires (sauf peut-être la fatigue). La desloratadine stabilise également les mastocytes, qui libèrent non seulement de l'histamine mais aussi d'autres substances inflammatoires.

Cette association est un moyen sûr et efficace d'atténuer la progression de la gravité des symptômes et de la maladie, vraisemblablement en minimisant la tempête de cytokines médiée par l'histamine (Hogan *et al.,* 2020). La desloratadine se lie également au récepteur de l'ACE2, bloquant ainsi l'interaction de la protéine Spike avec l'ACE2 et peut donc empêcher le virus de pénétrer dans la cellule (Hou *et al.,* 2021).

La cinnarizine est un inhibiteur des canaux calciques et un ancien antihistaminique à large spectre. La réduction de la concentration de calcium dans la cellule entraîne, entre autres, la stabilisation des mastocytes et une baisse de la libération d'histamine. La cinnarizine est la seule substance active contre les récepteurs H1, H2 et H4. Cela signifie qu'elle peut également agir dans le cerveau et soulager les nausées et les acouphènes.

La desloratadine/cétirizine, la famotidine et la cinnarizine sont également utiles avant la deuxième vaccination avec un vaccin à ARNm car elles adoucissent la réaction vaccinale. La plupart du temps, la desloratadine et la famotidine devraient suffire.

Les dosages :

Famotidine : 20-40 mg par jour pour la COVID-19 ou 3 heures avant la vaccination. Compense les effets secondaires gastro-intestinaux, qui peuvent être graves (Malone *et al.*, 2021).

Desloratadine : 5 mg 3 heures avant la vaccination, quotidiennement pour la COVID-19. Très bien toléré, inhibe les récepteurs H1, stabilise les mastocytes.

Cétirizine : alternative à la desloratadine ; 10 mg 1 heure avant la vaccination, quotidiennement en cas de COVID-19.

Cinnarizine : 25-50 mg contre les nausées et les réactions des mastocytes dans le système nerveux central. Tous les jours pour la COVID-19 et 2 heures avant la vaccination. S'il est en vente libre dans de nombreux pays, en Allemagne il est aujourd'hui uniquement disponible en association avec le diménhydrinate. Il est utile à court terme dans le cadre de la COVID-19 où de la vaccination, mais ne convient pas pour une utilisation à long terme. Il est particulièrement efficace contre les nausées en cas de COVID ou de vaccination.

Quels sont les autres éléments à prendre en compte lors de la vaccination ?

Ne vous faites pas vacciner si vous avez une fièvre supérieure à 38 °C ou des symptômes objectifs de maladie. Vous devez également vous abstenir de vous faire vacciner peu de temps avant un long voyage. Allez-y doucement le jour de la vaccination et tant que vous avez des effets secondaires.

Après la vaccination, vous devez également vous abstenir de consommer de l'alcool et de pratiquer des sports de compétition pendant au moins trois jours, afin de minimiser le risque d'inflammation du muscle cardiaque.

Quasi personne ne réagit à la première vaccination avec un vaccin à ARNm ; cela ne se produit qu'après la deuxième vaccination. Les effets secondaires peuvent être considérablement réduits si vous vous préparez. Contre les réactions vaccinales, les mesures décrites sont utiles quelques jours avant et après la deuxième vaccination, ou tant que les symptômes persistent. Les hommes réagissent généralement de manière plus violente, ce qui est également caractéristique de la COVID-19.

Essayez d'éviter les analgésiques anti-inflammatoires tels que l'ibuprofène, car ils réduisent l'effet du vaccin. Les antihistaminiques, eux, ne feront que vous fatiguer.

Si vous avez plus de 50 ans ou si vous êtes sujet aux thromboses, vous pouvez prendre 75 à 100 mg d'**aspirine** (ASA) par jour pendant les repas pendant trois semaines après le deuxième vaccin à ARNm. Les agents naturels sont la nattokinase (2 000 FU par jour) ou l'extrait de tomate WSTC 2. Ces agents empêchent la formation de caillots sanguins. (AstraZeneca provoque beaucoup plus de thromboses que les vaccins à ARNm.)

Un vaccin à ARNm est un type d'inoculation relativement doux et maîtrisé. Le vaccin fonctionne essentiellement comme le véritable virus, qui est également basé sur l'ARN. Les effets secondaires sont causés par la protéine Spike et sont tous similaires, sous une forme

atténuée, à ceux d'une véritable maladie COVID. Les personnes qui réagissent à cette petite quantité de protéine de pointe par des effets secondaires vraiment graves – c'est le cas d'environ 0,1 % des personnes vaccinées par ARNm – ont un lot de consolation : une maladie avec le vrai virus aurait été beaucoup, beaucoup plus grave ou mortelle. La protéine Spike est progressivement dégradée après la vaccination ; cela peut prendre environ trois semaines.

La décision de se faire vacciner doit être prise par chacun sur la base de son profil de risque personnel et du rapport bénéfice-risque.

11.5 Résumé du traitement complémentaire de la forme aiguë de la COVID-19 chez les personnes non vaccinées

En cas de maladie aiguë de COVID-19, les mesures de traitement suivantes sont utiles :

- **Vérifiez les niveaux d'oxygène** : avec un oxymètre de pouls ou en surveillant le nombre de respirations par minute (voir section 11.1).
- **Eau ou thé au gingembre** : au moins 2 litres par jour. De préférence sous forme **alcaline isotonique** : 2 litres d'eau avec les minéraux organiques alcalinisants que sont le potassium (1 500 mg), le magnésium (375 mg) et le calcium (550 mg) sous forme de citrate ou de lactate tout au long de la journée.
- **Vitamine D3 et K2** : en cas de carence en vitamine D, prendre 1 000 µg (40 000 UI) avec 1 000 µg de vitamine K2 par jour pendant 3 jours, puis 500 µg (20 000 UI) de vitamine D3 et 500 µg de vitamine K2 par jour pendant 10 jours, puis 250 µg (10 000 UI) de vitamine D3 et 250 µg de vitamine K2 par jour pendant 1 mois. Dosage dif-

férencié en fonction des niveaux de vitamine D (voir section 11.2).

- **Vitamine A** : 100 UI (30 µg ER) par jour et par kg de poids corporel. Davantage si la maladie est grave.
- **Vitamine E** : environ 100-200 mg d'α-TE sous forme d'alpha-, bêta-, delta- et gamma-tocophérols naturels.
- **Vitamine C** : environ 500 mg 3 fois par jour (réduire la dose en cas de diarrhée).
- **Quercétine** : environ 200 mg 2x par jour (meilleure absorption sous forme de phospholipide de quercétine).
- **Zinc** : 50 mg par jour.
- **Sélénium** : 500 µg par jour.
- **Probiotiques** : *Bacillus subtilis* et autres lactobacilles et bifidobactéries.
- **Mélatonine** : environ 5 mg avant le coucher.
- **Acides gras oméga-3** : ALA (provenant de graines de chia ou de lin), DHA et EPA (provenant de préférence d'algues).
- **Dès le début d'une infection, en cas de mal de gorge** : extrait liquide de polyphénol de grenade et zinc ou propolis.
- **Inhalation** : 3 fois par jour avec des huiles essentielles telles que l'eucalyptus, la menthe ou le cajeput.

Médicaments :

- **Ivermectine** : 0,2 mg par kg de poids corporel une fois par jour, pendant au moins deux à cinq jours maximum, utile uniquement aux premiers stades de la maladie !
- **Aspirine (ASS)** : 100-500 mg par jour (si non contre-indiqué !).

- **Dexaméthasone (cortisol)** : à un stade avancé de la maladie, uniquement sur ordre du médecin !
- **Anticorps monoclonaux (bamlanivimab/etesevimab et casirivimab/imdevimab)** : très efficaces, ils ne peuvent être administrés qu'aux premiers stades de la maladie et s'il existe des facteurs de risque d'évolution grave de la maladie.
- **Antibiotiques (par ex. azitromycine)** : en cas d'infections bactériennes secondaires (souvent) en concertation avec le médecin.

En cas de réaction excessive des mastocytes, prendre en plus, quotidiennement :

- **Quercétine, curcumine, boswellia**, MSM, griffe de chat, OPC.
- **Famotidine** : 20-40 mg, contre les troubles gastro-intestinaux.
- **Desloratadine** : 5 mg, ou alterner avec 10 mg de cétirizine.
- **Cinnarizine** : 25-50 mg, notamment contre les nausées.

11.6 Résumé des mesures de prévention de la COVID-19 et de traitement de la COVID longue

Les mesures quotidiennes suivantes sont recommandées pour la prévention de l'infection par le SARS-CoV-2 et la COVID-19, ainsi que pour le traitement de soutien de la COVID longue :

- **Eau ou thé au gingembre** : au moins 2 litres, de préférence sous forme de boisson alcaline isotonique (voir ci-dessous).

- **Vitamine D3** : en automne et en hiver, généralement 4 000 UI (100 µg), au printemps et en été, une quantité moindre est suffisante en fonction de l'exposition au soleil (ou : 40-60 UI par kg de poids corporel). Supplémentation en cas de carence en vitamine D : tous les jours pendant 10 semaines, 10 000 UI (250 µg) de vitamine D3 avec 250 µg de vitamine K2).

- **Vitamine K2 (sous forme de tout-trans MK-7)** : dans un rapport d'environ 1 pour 1 par rapport à la quantité de vitamine D, par exemple en hiver 100 µg de vitamine D3 + 100 µg de vitamine K2. En cas de facteurs de risque particuliers (ostéoporose, maladie coronarienne, maladie rénale chronique, processus d'inflammation et de calcification de toute nature), doubler l'apport en vitamine K (part de vitamine D3 par rapport à la K2 : 1 pour 2).

- **Vitamine A** : environ 1 000 µg d'équivalents rétinol RE (ou 9 µg RE par kg de poids corporel).

- **Vitamine E** : environ 20 mg d'α-TE sous forme d'alpha-, bêta-, delta- et gamma-tocophérols naturels.

- **Vitamine C** : min. 2 x 200 mg, de préférence avec des bioflavonoïdes (églantier, acérola, agrumes).

- **Zinc** : 10 mg.

- **Sélénium** : 55-100 µg.

Cure de boisson alcaline isotonique en fonction de l'apport individuel en minéraux : boire 1 à 2 litres d'eau contenant les minéraux organiques alcalinisants que sont le potassium, le magnésium et le calcium (750 mg de potassium, 190 mg de magnésium, 275 mg de calcium par litre) sous forme de citrate ou de lactate tout au long de la journée.

Recommandé en plus chaque jour :

- **Bactéries probiotiques :** *Bacillus subtlis* (BSCU1), lactobacilles et bifidobactéries (non histaminogènes en cas d'intolérance à l'histamine !), au moins 3 milliards d'UFC.
- **Quercétine :** 200-500 mg (de préférence sous forme de phospholipide de quercétine).
- **Dans le cadre d'un régime végétalien :** toujours prendre des compléments de vitamine B12, si nécessaire de la lysine, de la taurine, de la glutamine, du MSM et des protéines végétales.
- **Pour les problèmes de sommeil :** 1-3 mg de mélatonine (améliore l'endormissement), si nécessaire avec du magnésium, de la valériane, du houblon, de la mélisse, de l'extrait de passiflore (améliore le sommeil).

En cas d'augmentation des processus auto-immuns et inflammatoires et/ou de la douleur :

- **Acides gras oméga-3 :** au moins 500 mg de DHA et EPA par jour provenant d'algues (sans substances nocives).
- **Extrait de boswellia** (500-1 000 mg/jour), **MSM, curcumine, polyphénols de grenade, OPC, extrait de griffe de chat.**

Mesures individuelles complémentaires contre la COVID longue

La COVID longue est essentiellement basée sur des virus persistants, des troubles de la coagulation et/ou une activation chronique des mastocytes (voir section 5.2). La thérapie est basée sur cela (le dosage comme la prévention).

Pour les troubles circulatoires :

- Cure de boisson alcaline isotonique avec citrate de potassium, magnésium et calcium (voir section 11.4).
- Vitamine E sous forme de tocophérols naturels et acides gras oméga-3 ALA, DHA et EPA, de préférence issus d'algues (et donc sans polluants).
- Nattokinase, extrait de grenade et de tomate (WSTC 2).

Contre l'épuisement : cure de boisson alcaline isotonique.

- Adaptogènes : *Rhodiola rosea*, Ashwagandha, champignon Reishi. Stimulants : guarana, extrait de thé vert.

Pour l'activation des mastocytes et les processus auto-immuns :

- Vitamines D3, K2, A, E et C, quercétine(-phospholipide), curcumine, extrait de boswellia, MSM, griffe de chat, OPC, champignon reishi.
- Acides gras oméga-3 ALA provenant de graines de chia ou de lin, DHA et EPA (de préférence issus d'algues et donc sans substances nocives).
- Améliorer la flore intestinale, notamment grâce à des lactobacilles et des bifidobactéries non histaminiques ainsi qu'à *Bacillus subtilis*. Liaison de l'histamine dans l'intestin avec la silice de diatomite (micronisée).
- Souvent sous-jacents aux fuites intestinales : lécithine, glutamine, curcumine, etc.
- Autres remèdes et médicaments à la section 11.4.

En cas d'infection persistante (continue) :

- Vaccination unique avec un vaccin à ARNm pour entraîner le système immunitaire.

- Micronutriments pour le système immunitaire (voir chapitre 10).
- Améliorer la flore intestinale, notamment avec *Bacillus subtilis*, les lactobacilles et les bifidobactéries.
- Un système immunitaire affaibli peut également être causé par une carence en certains acides aminés, notamment en lysine (sources végétales : par exemple, fruits à coque, protéines de légumineuses).

Pour toutes les causes de COVID longue, l'amélioration de l'état de santé général, du système immunitaire (régime alimentaire, micronutriments, exercice) et du sommeil nocturne est cruciale (voir section 10.7). Pour se régénérer en profondeur, notre corps a besoin d'une réduction du stress, de temps, des bons nutriments et d'un sommeil de qualité.

12. Le plus important : agir de façon prudente plutôt que paniquer ou banaliser !

Après les épidémies de SARS (2002/2003) et de MERS (2012), la COVID-19 causée par le nouveau coronavirus SARS-CoV-2 s'est transformée en pandémie. Les coronavirus sont toujours nouveaux car ils changent constamment. Or, ce qui était également nouveau pour de nombreuses personnes en Europe, c'était l'impuissance totale des politiciens, qui n'ont pris aucune précaution sérieuse au début de la pandémie. Les masques, les combinaisons de protection et les respirateurs manquaient, bien qu'il y ait eu suffisamment de temps pour se préparer. Dans toute l'Europe, les hommes politiques ont échoué et ont réagi dans la panique, tandis que les Asiatiques (Chine, Corée du Sud, Taïwan) ont pu largement contenir l'épidémie en un temps record.

Une grande partie des personnes décédées de la COVID-19 avaient une ou plusieurs pathologies préexistantes. Seule l'interaction de maladies telles que l'hypertension artérielle et la COVID-19 a été fatale. Ce scénario de crise montre clairement l'importance d'un mode de vie sain. Toutefois, dans l'ensemble, même au plus fort de la pandémie, le plus grand risque sanitaire n'est pas la COVID-19 mais les maladies de l'abondance, dont nous sommes largement responsables nous-mêmes par nos modes de vie et nos régimes alimentaires.

Bien que les chiffres sur la morbidité et la mortalité de la COVID-19 soient alarmants, le risque de mourir d'une crise cardiaque, d'un accident vasculaire cérébral ou d'un cancer reste nettement supérieur. En outre, le tabagisme, l'hypertension artérielle et d'autres conditions préexistantes augmentent la mortalité due à la COVID-19. Une fois de plus, l'importance d'un mode de vie sain saute aux yeux.

Graphique 5 : Comparaison du nombre mondial de décès dus à l'hypertension, au tabagisme, aux infections des voies respiratoires inférieures (sauf COVID-19) et à la COVID-19 de janvier 2020 à septembre 2021 (OMS ; Collaborators GBDRF, 2018 ; Worldometer, 2021).

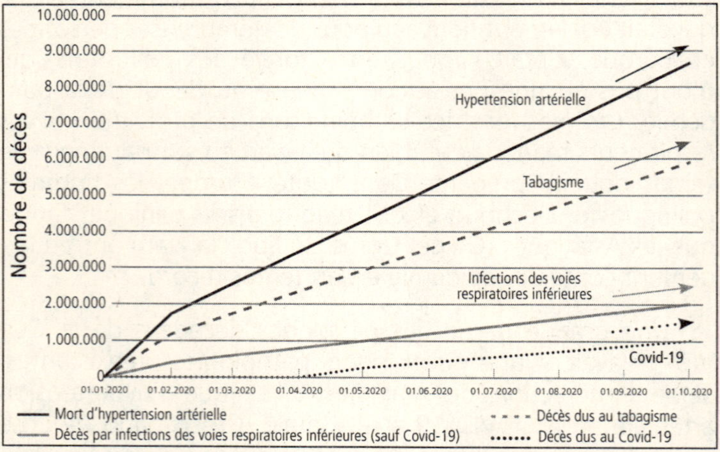

L'évolution des chiffres de l'infection dépend en grande partie des mesures qui ont été prises par les différents pays. La Chine, Taiwan et la Corée du Sud ont montré qu'elles peuvent être très efficaces pour enrayer l'épidémie. Le port correct des masques dans ces États a été capital et continue d'être une mesure centrale en Allemagne, pour ceux qui se sont rétablis et ont été vaccinés, et surtout pour tous les autres.

D'ailleurs, certains stress et certaines peurs ne sont pas mauvais en soi et comptent pour la survie. Des recherches ont montré que la bonne quantité de stress améliore considérablement les performances, tandis que trop ou trop peu de stress a l'effet inverse. La peur a aussi son utilité. Une trop grande peur est destructrice et entrave la pensée rationnelle, de même que l'absence de crainte d'une menace réelle n'est pas un signe de courage mais de naïveté, de bêtise ou de refoulement.

La fonction biologique de la peur est de nous protéger du danger. C'est aussi la raison pour laquelle nous regardons à gauche et à droite avant de traverser la route. Nous ne devons pas craindre la COVID-19, mais nous devons en respecter les conditions : ni l'alarmisme ni la banalisation ne protègent les vies ; une action sensée, si. Dans une large mesure, elle peut aussi remplacer la peur.

La non-préparation de la plupart des pays a un prix très élevé – en vies humaines, en souffrances et en argent. Le groupe de réflexion international The Global Preparedness Monitoring Board (GPMB, 2020) a évalué le coût financier à 11 000 000 000 (11 quadrillions) de dollars américains. En plus de cela, la Banque mondiale estime, de manière prudente, que les coûts consécutifs à la perte de revenus s'élèveront à 10 quadrillions de dollars US supplémentaires. « Mieux vaut prévenir que guérir » est un principe naturopathique, mais c'est avant tout du bon sens. Une des conclusions du rapport est la suivante : « Pour dépenser en prévention et en préparation autant que ce qu'on perd actuellement à cause de la COVID-19, il faudrait 500 ans. Le monde ne peut pas se permettre ce cycle de panique et de négligence. » En bref, le coût de la COVID-19 équivaut à 500 ans de dépenses en matière de prévention et de préparation. Je voudrais ajouter ceci : les problèmes créés par la COVID-19 sont minuscules comparés aux problèmes que nous créons avec le changement climatique. Il ne s'agit pas de banaliser la COVID-19, mais de montrer les ordres de grandeur et de gravité tels qu'ils sont.

12.1 Nos enfants vivront bien seulement si nous changeons notre mode de vie

Le 21 septembre 2021, le Secrétaire général des Nations unies, António Guterres, a prononcé un discours historique devant l'Assemblée générale des Nations unies (ONU), déplorant l'égoïsme et la méfiance et appelant à la solidarité et à l'unité pour faire face aux crises actuelles. De nombreux pays ont un besoin urgent de vaccins contre la COVID-19, tandis que dans d'autres les doses de vaccin sont inutilisées et finissent avec les déchets. Les super riches s'envolent dans l'espace pour le plaisir, tandis que des millions de personnes dans le monde meurent de faim ou de maladies curables. Dans un contexte où la pandémie mondiale de corona et la crise climatique sont sur le point de coûter de nombreuses autres vies, nous devons agir de manière solidaire. « Les problèmes que l'on crée sont des problèmes que l'on peut résoudre. » Pour cela, nous devons tous nous aider et travailler main dans la main (Nations unies, 2021).

Une baisse draconienne de l'élevage industriel est nécessaire pour la survie de l'humanité, non seulement par rapport aux nouvelles pandémies, mais aussi par rapport au changement climatique. Dans son rapport sur le climat (Carus, 2010), l'ONU conclut : « Un passage global à un régime végétalien est vital pour sauver le monde de la faim, des pénuries de carburant et des pires impacts du changement climatique. »

En outre, les aliments d'origine animale sont responsables d'une grande partie de nos maladies de l'abondance, qui ont créé les conditions pour que tant de personnes soient emportées par la COVID-19. La forte réduction de la consommation d'aliments d'origine animale est la clé de la survie de l'humanité. Soit dit en passant, cela ne représente pas seulement mon point de vue personnel, mais aussi la conclusion d'une étude menée par 37 scientifiques de premier plan, parue dans *The Lancet* en 2019 (Willet *et al.*, 2019). Le titre est « L'alimentation à l'ère de l'anthropocène : la Commission EAT-*Lancet* sur les régimes alimentaires sains issus de systèmes alimentaires durables ». Il porte sur notre mode d'alimentation dans l'anthropocène (l'ère dominée par l'homme) et sur les façons d'avoir une alimentation saine grâce à des systèmes alimentaires durables. Parmi les auteurs de ces travaux figurent le professeur J. Rockstrom (Institut de recherche sur l'impact climatique de Potsdam), des scientifiques éminents de l'université d'Oxford, de l'université de Londres et de l'OMS, ainsi que Walter Willett. Willet est médecin et professeur d'épidémiologie, de santé publique et de médecine à Harvard. Avec plus de 1 700 publications à son actif, il est le scientifique le plus renommé et le plus important au monde dans ce domaine.

Résumé de l'étude : Les systèmes alimentaires actuels menacent à la fois notre environnement et notre santé. Une grande partie de la population a une alimentation de mauvaise qualité, ce qui entraîne des carences en micronutriments, l'obésité et des maladies telles que les maladies coronariennes, les accidents vasculaires cérébraux et le diabète. Une alimentation malsaine présente un risque plus élevé pour la santé que les rapports sexuels non protégés, l'alcool, les drogues et le tabac réunis. D'autre part, plus de 800 millions de personnes sur terre n'ont pas accès à une nourriture suffisante. Pour assurer une alimentation saine à la population mondiale, il faut modifier considérablement le modèle alimentaire actuel.

Cependant, l'alimentation n'influence pas seulement la santé, mais aussi l'environnement, dans une très large mesure. La production et la transformation des aliments sont l'un des principaux moteurs des changements environnementaux mondiaux tels que le changement climatique, la perte de biodiversité, le manque d'eau, la perturbation des cycles de l'azote et du phosphate et les changements dans l'usage des sols. L'agriculture occupe environ 40 % des terres émergées ; la production alimentaire est responsable de près de 30 % des émissions de gaz à effet de serre et de 70 % de la consommation d'eau douce.

Afin de protéger à la fois la santé et l'environnement, il est urgent d'opérer un changement global dans les systèmes alimentaires. Les auteurs de ce qui est probablement l'étude la plus importante de la dernière décennie présentent un régime de référence qui est à la fois sain et écologiquement durable – un régime dit « gagnant-gagnant ». Il consiste en :

- Un apport calorique adéquat ;
- Des aliments d'origine végétale variés (beaucoup de céréales complètes, de légumes, de fruits, de légumineuses et de fruits à coque) ;
- Une faible consommation d'aliments d'origine animale (produits laitiers, poisson et volaille avec modération et, le cas échéant, de faibles quantités d'œufs, de viande rouge et de viande transformée) ;
- Des graisses non saturées plutôt que saturées ; et
- De faibles quantités de céréales raffinées, d'aliments hautement transformés et de sucres ajoutés.

Au passage, ce régime de référence correspond largement à mon plan nutritionnel (Jacob, 2013).

Le régime présenté pourrait être mis en œuvre dans le monde entier et fournir une alimentation saine à 10 milliards de personnes (population mondiale estimée en 2050). Dans le même temps, environ 11 millions de décès prématurés pourraient être évités chaque année, et les dommages environnementaux considérablement réduits. L'élevage serait nettement moins nécessaire, et les émissions de gaz nuisibles au climat pourraient être réduites de moitié environ.

12.2 Prendre ses responsabilités

La plupart d'entre nous avons délégué notre responsabilité par rapport à notre propre santé au système de santé. En Allemagne, beaucoup s'y connaissent mieux en voitures, en football et en offres spéciales qu'en mode de vie sain et en alimentation. L'enseignement pratique et l'éducation dans ce domaine font presque totalement défaut. On pense que la santé est une évidence. Quand il y a un problème, on va chez le médecin pour le faire réparer. Cependant, le corps humain n'est pas une voiture. La crise actuelle révèle à quel point nos systèmes de santé européens sont « fiables ».

La plupart du temps, face à des problèmes chroniques, la médecine échoue. Or, pendant la pandémie de corona, elle a échoué y compris face à de nombreux problèmes aigus. Prise de conscience douloureuse : nous sommes toujours mortels.

Le fait que presque tous les patients COVID-19 en Chine aient été traités de manière naturopathique par la médecine traditionnelle chinoise (MTC) est tourné en ridicule dans les journaux occidentaux. Ils considèrent que leur principal travail d'information sur la COVID-19 consiste à expliquer aux gens l'importance de se laver les mains. Pourtant, en Allemagne, la naturopathie a une très longue tradition et regorge d'expériences sur la manière de traiter efficacement les infections respiratoires et de renforcer le système immunitaire. C'est ainsi qu'est né le mouvement Kneipp. En outre, des milliers de nouvelles études scientifiques mettent en exergue les mesures propres à renforcer le système immunitaire.

Plus que jamais, nous avons besoin que la médecine et la science contemporaines soient pénétrées par les connaissances naturopathiques et nutritionnelles.

12.3 Si la vie vous donne un citron, faites-en de la limonade – notre chance sur le long terme !

Chaque vie humaine perdue est tragique. Néanmoins, chaque crise est aussi une occasion pour chacun d'entre nous de prendre sa santé en main sur le long terme :

- Si seulement 100 millions des 1,1 milliard de fumeurs parvenaient à arrêter de fumer, ils pourraient réduire leur risque de décès dû à la COVID-19. En dehors de cette maladie virale, cette seule mesure pourrait sauver 800 000 vies – par an !
- Si les personnes de plus de 40 ans mesuraient régulièrement leur tension et prenaient au sérieux toute hypertension existante, cela pourrait sauver des centaines de milliers de vies supplémentaires. Les mesures utiles dans ce cas paraissent simples, mais peuvent représenter un défi pour certains dans leur vie professionnelle trépidante : plus d'exercice au quotidien et une alimentation pauvre en sel, riche en potassium et en végétaux.
- Si nous faisions plus attention à notre environnement dans la vie quotidienne, c'est-à-dire produire moins de déchets (plastiques), faire plus de vélo, manger beaucoup moins d'aliments d'origine animale, alors nous pourrions être en mesure d'atteindre les objectifs climatiques en dehors de la COVID-19. Nos enfants se réjouissent d'avoir la chance de vivre sur une planète saine.

Chacun d'entre nous sait que fumer est mauvais pour la santé, qu'il est préférable de cuisiner chaque jour ses propres produits frais et d'origine végétale, et que l'exercice au grand air est bon pour la santé. Cependant, la plupart du temps, le rythme effréné de la vie quotidienne nous met des bâtons dans les roues dès que nous voulons mettre nos bonnes intentions en pratique.

Après cette crise grave, il faut espérer que l'on se rende compte de la valeur de notre santé. Nous ne pouvons pas la déléguer, mais devons en assumer nous-mêmes la responsabilité principale. L'éducation à la santé et les soins de santé auto-responsables doivent devenir la priorité absolue de la société, car notre santé est la base à la fois de notre bien-être personnel et de nos performances sociales.

Les politiques et l'éducation doivent se concentrer sur les problèmes de santé chroniques qui coûtent la vie à des milliards de personnes à long terme. Ensemble, nous pouvons le faire.

12.4 La demande personnelle que j'aimerais vous adresser

Les dommages collatéraux des confinements et autres sont souvent pires que la maladie elle-même. Cette année, les famines dans le monde feront beaucoup plus de victimes que les maladies respiratoires: après de grands progrès dans la lutte contre la faim, environ 10 % de la population mondiale en souffre à nouveau. On estime que 12 000 personnes supplémentaires meurent de faim QUOTIDIENNEMENT dans le monde à cause des mesures relatives au corona, c'est-à-dire beaucoup plus que le nombre total de personnes qui sont mortes de la COVID-19 jusqu'à présent.

Les pandémies de famine, de malaria, de VIH et de tuberculose qui ne sont plus traitées de manière adéquate à cause du corona ont le monde entier sous leur joug, et montrent l'importance d'une approche prudente et holistique (Durisin *et al.,* 2020).

En avril 2020, j'ai fait des recherches approfondies pour savoir quels pays étaient les plus touchés par les mesures de confinement. J'ai été impressionné par l'organisation caritative Food for Life. Avec 211 projets dans 60 pays du monde entier, elle fournit des repas vitaux à près de 2 millions de personnes chaque jour. Or, elle n'est pas seulement la plus grande organisation d'aide alimentaire végétalienne, c'est aussi la plus rentable. À ce jour, des milliers de volontaires ont distribué des milliards de repas gratuits. Avec son conseil d'administration, nous avons élaboré un programme d'aide pour le Nigeria, le Bangladesh, l'Inde, le Népal, le Brésil, l'Équateur, le Pérou et le Venezuela, car ces pays sont particulièrement touchés par l'extrême pauvreté et la faim. La COVID-19 nous a rendu la vie difficile en Allemagne, mais elle a coûté la vie et les moyens de subsistance de nombreuses personnes dans d'autres pays.

Le 30 août 2021, j'ai créé la Dr Jacob's Foundation, fondation purement caritative. Son objet social est de promouvoir l'éducation, la santé et le bien-être des personnes dans le besoin dans le monde entier, d'une manière durable, respectueuse des animaux et de l'environnement. Nous pouvons tous faire beaucoup pour rendre le monde un peu meilleur.

Mises à jour en ligne: www.drjacobsweg.eu

Sur le site www.drjacobsweg.eu, vous pouvez vous abonner à un bulletin d'information qui vous tiendra au courant des études et des découvertes récentes importantes – sur la COVID-19 et sur bien d'autres sujets.

Ce livre a été réalisé dans des délais très serrés. Par conséquent, vous trouverez certainement des coquilles par-ci par-là. Je vous serai reconnaissant pour les erreurs que vous me signaleriez, et pour vos éventuelles suggestions de correction :

info@drjacobsinstitut.de

À propos de l'auteur et du Dr. Jacobs Institute

Le Dr. Jacobs Institute for Complementary Medical Research s'est fixé pour objectif de clarifier scientifiquement les relations holistiques entre la science nutritionnelle, la naturopathie et la médecine empirique, et d'améliorer les thérapies efficaces.

Troisième génération de médecins passionnés

Ma passion pour l'action et la réflexion médicales remonte au Dr Alois Jacob. Alois Jacob a été blessé à plusieurs reprises lors de missions de sauvetage qui auraient pu lui coûter la vie pendant la Première Guerre mondiale. Il a reçu, entre autres, la plus haute distinction médicale militaire de Bavière. En tant que médecin en chef de l'hôpital de Tauberbischofsheim, il a été actif dans le domaine de la chirurgie de 1919 à 1938 et a exercé la médecine générale. Une embolie pulmonaire postopératoire l'a emporté, mais a épargné au médecin militaire de haut rang de participer à la Seconde Guerre mondiale. Comme lui, sa veuve Wilhelmine était intrépide et avait une profonde confiance en Dieu. À chaque « Heil Hitler », elle répondait systématiquement par « Bonjour », même après les menaces du chef nazi local.

Alois Jacob a transmis sa passion pour la médecine à ses enfants : l'aîné, Manfred Jacob, a été tué en Russie en tant qu'aspirant médecin militaire à l'âge de 18 ans seulement. Le cadet, le professeur Ruthard Jacob, a dirigé le département de physiologie de Tübingen pendant deux décennies, en mettant l'accent sur la cardioprotection nutritionnelle et phytothérapeutique. Le benjamin, le docteur Karl Otto Jacob, a travaillé pendant huit ans à la clinique universitaire de

Würzburg et a dirigé un sanatorium Kneipp pendant 18 mois avant de s'installer à Tauberbischofsheim comme médecin interniste et naturopathe. Sa femme Uta était un médecin dévoué, qui est plus tard devenue directeur médical. Au cours de ses plus de 50 années de pratique médicale, il a pris de plus en plus conscience qu'il est préférable de prévenir plutôt que de guérir. Karl Otto a transmis cette compréhension à son fils, le Dr. Ludwig Manfred Jacob.

Ludwig Jacob est né le 29 mars 1971 à Würzburg et a grandi à Tauberbischofsheim et Bamberg. Il a remporté quatre championnats de Bavière en escrime au sabre et a été 3e champion d'Allemagne (1985).

Après son Abitur (1+) au Kaiser-Heinrich-Gymnasium, un établissement humaniste, Ludwig Jacob a reçu la bourse bavaroise pour les surdoués en 1990. En 1999, il a épousé sa femme suédoise Suzanne. Après avoir « enseigné et voyagé » dans le monde entier, il a étudié la médecine à Mayence, a été admis comme médecin en 2007 et a obtenu son doctorat en médecine avec la mention « *magna cum laude* » en 2008.

L. M. Jacob a fait sa thèse de doctorat sur le thème *Cancer de la prostate et polyphénols, en particulier les polyphénols de grenade* sous la direction du professeur K.-F. Klippel, ancien président de la Society for Biological Cancer Prevention.

Au lieu de reprendre le cabinet de son père, il s'est consacré à la recherche et au développement, a fondé l'Institut Dr. Jacob's et a mis en pratique les résultats obtenus avec la célèbre marque Dr. Jacob's.

Avec plus de 1 400 études citées et ses propres données empiriques, le Dr Jacob a écrit *Dr. Jacobs Weg des genuss-*

vollen Verzichts (2013)[1]. Son livre *Prostatakrebs-Kompass – Prävention und komplementäre Therapie mit der richtigen Ernährungs- und Lebensweise*[2], avec environ 1 000 études citées, a été publié en 2014. Il est l'auteur de nombreux articles professionnels sur ses principaux sujets de recherche : nutrition, cancer de la prostate, syndrome métabolistique, équilibre acido-basique et minéral.

« Le plus important pour moi est d'exercer une activité indépendante, qui a du sens, qui aide mes semblables et les autres créatures. Pour ma femme et moi, cela inclut un mode de vie d'abord végétarien, puis végétalien pendant plus de 30 ans, et 70 enfants parrainés en Inde. »

Contact :
info@drjacobsinstitut.de

Informations complémentaires :
www.drjacobsinstitut.de
www.drjacobsweg.de

1. Que l'on peut traduire par « La voie du renoncement au plaisir du Dr Jacob : les mesures les plus efficaces pour prévenir et traiter les maladies de civilisation ». (N.d.T.)
2. Que l'on peut traduire par « Boussole du cancer de la prostate – Prévention et traitement complémentaire avec le bon régime alimentaire et le bon mode de vie ». (N.d.T.)

Bibliographie

#VitaminDforAll (2021) : Over 200 Scientists & Doctors Call For Increased Vitamin D Use To Combat COVID-19. URL : https :// vitamindforall.org/letter.html (10.03.2021)

Académie nationale de Médecine (2020) : Communiqué de l'Académie nationale de Médecine : Vitamine D et Covid-19. URL : http ://www. academie-medecine.fr/communique-de-lacademie- nationale-de-medecine-vitamine-d-et-covid-19/ (21.10.2020)

adrreports.eu (2021) : Online-Zugriff auf Verdachtsfallmeldungen über Nebenwirkungen. Europäische Datenbank gemeldeter Verdachtsfälle von Arzneimittelnebenwirkungen. URL : https :// www.adrreports.eu/de/ (04.10.2021)

Afrin LB, Weinstock LB, Molderings GJ (2020a) : Covid-19 hyperinflammation and post-Covid-19 illness may be rooted in mast cell activation syndrome. *Int J Infect Dis*. 2020 ; 100 : pp. 327-332. DOI : 10.1016/j.ijid.2020.09.016

Afrin LB, Ackerley MB, Bluestein LS, *et al.* (2020b) : Diagnosis of mast cell activation syndrome : a global « consensus-2 ». *Diagnosis (Berl)*. 2020 ; 8(2), pp. 137-152. Publié le 20 avril 2020. DOI : 10.1515/ dx-2020-0005

AGS Workgroup on Vitamin D Supplementation for Older Adults (2014) : Recommendations abstracted from the American Geriatrics Society Consensus Statement on vitamin D for Prevention of Falls and Their Consequences. *J Am Geriatr Soc* ; 62(1), pp. 147-152. DOI : 10.1111/jgs.12631

Ahmad A, Heumann C, Ali R, Oliver T (2021) : Mean Vitamin D levels in 19 European Countries & COVID-19 Mortality over 10 months. *medRxiv* 2021, 03.11.21, pp. 253-361 ; DOI : 10.1101/2021.03.11.21253361

Al-Aly Z, Xie Y, Bowe B (2021) : High-dimensional characterization of post-acute sequelae of COVID-19. *Nature*. 2021, 594 (7862), pp. 259-264. DOI : 10.1038/s41586-021-03553-9

Alnori H, Alassaf FA, Alfahad M, Qazzaz ME, Jasim M, Abed MN (2020) : Vitamin D and Immunoglobulin E Status in Allergic Rhinitis Patients Compared to Healthy People. *J Med Life*. 2020 ; 13(4), pp. 463-468. DOI : 10.25122/jml-2020-0015

Aloia JF, Li-Ng M (2007) : Re : epidemic influenza and vitamin D. *Epidemiol Infect* ; 135(7), pp. 1095-1096. DOI : 10.1017/S0950268807008308

American Geriatrics Society Workgroup on Vitamin D Supplementation for Older Adults (2014) : Recommendations abstracted from the American Geriatrics Society Consensus Statement on vitamin D for Prevention of Falls and Their Consequences. *J Am Geriatr Soc* ; 62(1), pp. 147-152. DOI : 10.1111/jgs.12631

Anastasi E, Ialongo C, Labriola R, Ferraguti G, Lucarelli M, Angeloni A (2020) : Vitamin K deficiency and covid-19. *Scand J Clin Lab Invest*. 2020 ; 80(7), pp. 525- 527. DOI : 10.1080/00365513.2020.1805122

Anbound (2020) : 'Polluted Air' Could Be An Important Cause Of Wuhan Pneumonia – OpEd. *Eurasia Review*, 01.02.2020. URL : https://www.eurasiareview.com/01022020- polluted-air-could-be-an-important-cause-of-wuhan-pneumonia-oped/ (02.03.2020)

Annweiler C, Hanotte B, Grandin de l'Eprevier C, Sabatier JM, Lafaie L, Célarier T (2020) : Vitamin D and survival in COVID-19 patients : A quasi-experimental study. *The Journal of steroid biochemistry and molecular biology*, 204, 105771. DOI : 10.1016/j.jsbmb.2020.105771

APM Research Lab Staff (2020) : The color of coronavirus : COVID-19 deaths by race and ethnicity in the U.S. 05.03.2021. URL : https://www.apmresearchlab.org/covid/deaths-by-race (05.05.2020)

Aponte R, Palacios C (2017) : Vitamin D for prevention of respiratory tract infections. WHO, juin 2017. URL : https://www.who.int/elena/titles/commentary/vitamind_pneumonia_ch ildren/en/ (02.03.2020)

Arreola R, Quintero-Fabián S, López-Roa RI, Flores-Gutiérrez EO, Reyes-Grajeda JP, Carrera-Quintanar L, Ortuño-Sahagún D (2015) : Immunomodulation and anti-inflammatory effects of garlic compounds. *J Immunol Res* ; 2015, pp. 401-630. DOI : 10.1155/2015/401630

Arthur JR, McKenzie RC, Beckett GJ (2003) : Selenium in the immune system. *J Nutr* ; 133 (5 suppl. 1), pp. 1457S-1459S. DOI : 10.1093/jn/133.5.1457S

Ärzteblatt (2020) : COVID-19 bei Mehrzahl der Betroffenen auch die Todesursache. *nec/aerzteblatt.de*, 20.08.2020. URL : https://www.aerzteblatt.de/nachrichten/115799/COVID-19-bei- Mehrzahl-der-Betroffenen-auch-die-Todesursache (11.09.2020)

Ärzteblatt (2021) : WHO : Alle Thesen zum Coronavirus-Ursprung werden verfolgt. *dpa/aerzteblatt.de*, 30.3.2021. URL : https://www.aerzteblatt.de/nachrichten/122559/WHO-Alle-Thesen-zum- Coronavirus-Ursprung-werden-verfolgt (20.07.2021)

Bader M (2020) : ACE2 – the hijacked al -rounder. *Der Nephrologe*. DOI : 10.1007/s11560-020- 00448-0

Bae S, Kim MC, Kim JY *et al.* (2020a) : Effectiveness of surgical and cotton masks in blocking SARS-CoV-2 : a controlled comparison in 4 patients. *Ann Intern Med*. 6 avril 2020. [publié en ligne avant impression]. DOI : 10.7326/M20-1342. Retirée.

Bae S, Kim MC, Kim JY *et al.* (2020b) : Notice of Retraction : Effectiveness of Surgical and Cotton Masks in Blocking SARS-CoV-2. *Ann Intern Med*. 2 juin 2020, L20-0745. Publiée en ligne le 2 juin 2020. DOI : 10.7326/L20-0745

Baker B, Clark N, Boyan B, Schwartz Z, Ryan J (2015) : The role of 1a,25-dihydroxyvitamin D3 in IgE-mediated mast cell activation (HYP4P.313). *J Immunol*, 1er mai 2015 194 (1 suppl.), 123, 12.

Barda N, Dagan N, Ben-Shlomo Y *et al.* (2021) : Safety of the BNT162b2 mRNA Covid-19 Vaccine in a Nationwide Setting. *N Engl J Med* 2021, 385, pp. 1078-1090. DOI : 10.1056/NEJMoa2110475

Bar-On YM, Flamholz A, Phillips R, Milo R (2020) : SARS-CoV-2 (COVID-19) by the numbers. *eLife* ; 9, e57309. DOI : 10.7554/eLife.57309

BBC (2020) : COVID : Free Vitamin D pills for 2.5 million vulnerable in England. *BBC*, 28.11.2020. URL : https://www.bbc.com/news/health-55108613 (10.03.2021)

Beck MA (2007) : Selenium and Vitamin E Status : Impact on Viral Pathogenicity. *J. Nutr.* 137, pp. 1338-140. DOI : 10.1093/jn/137.5.1338

Beigel L (2020) : Aerosolforscher : « Wir müssen ein ganz anderes Lüftungsverhalten entwickeln ». *RND*, 18.08.2020. URL : https://www.rnd.de/gesundheit/aerosolforscher-uber-corona-wie-wird- bei-aerosolen-geluftet-warum-sind-sie-gefahrlich-wie-vermeiden-wir-die- verbreitung-SRHS7GF5PVHVVOBSRQVULWVIQE.html (18.08.2020)

Belkaid Y, Hand TW (2014) : Role of the microbiota in immunity and inflammation. *Cell* ; 157(1), pp. 121-141. DOI : 10.1016/j.cell.2014.03.011

Bellinger FP, Raman AV, Reeves MA, Berry MJ (2009) : Regulation and function of selenoproteins in human disease. *Biochem J*. 422, pp. 11-22. DOI : 10.1042/BJ20090219

Bergman P, Lindh ÅU, Björkhem-Bergman L, Lindh JD (2013) : Vitamin D and Respiratory Tract Infections : A Systematic Review and Meta- Analysis of Randomized Controlled Trials. *PLOS One* ; 8(6), e65835. DOI : 10.1371/journal.pone.0065835

BfR (Bundesinstitut für Risikobewertung) (2004) : Verwendung von Vitaminen in Lebensmitteln – Toxikologische und ernährungsphysiologische Aspekte, Teil I. BfR-Wissenschaft 03/2004, Berlin 2004, ISBN 3-931675-87-4.

Bhakdi S, Reiß K (2020) : Corona Fehlalarm ? Zahlen, Daten und Hintergründe. 5. Auflage. Goldegg Verlag, Berlin, Wien, ISBN 978-3-99060-191-4, S. 147.

Biesalski HK (2020) : Vitamin D deficiency and co-morbidities in COVID-19 patients–A fatal relationship ? *NFS Journal* ; 20, pp. 10-21. DOI : 10.1016/j.nfs.2020.06.001

Biesalski HK, Bischoff SC, Pirlich M, Weimann A (Hrsg.) (2017) : Ernährungsmedizin. 5., vollständig überarbeitete und erweiterte Auflage. Stuttgart : Thieme. DOI : 10.1055/b-004-132260

Bischoff HA, Stahelin HB, Urscheler N, Ehrsam R, Vonthein R, Perrig-Chiello P, Tyndall A, Theiler R (1999) : Muscle strength in the elderly : its relation to vitamin D metabolites. *Arch Phys Med Rehabil* ; 80(1), pp. 54-58. DOI : 10.1016/s0003-9993(99)90307-6

Bischoff-Ferrari HA, Dawson-Hughes B, Staehelin HB *et al.* (2009a) : Fall prevention with supplemental and active forms of vitamin D : a meta- analysis of randomised controlled trials. *BMJ* ; 339, b3692. DOI : 10.1136/bmj.b3692

Bischoff-Ferrari HA, Willett WC, Wong JB *et al.* (2009b) : Prevention of nonvertebral fractures with oral vitam n D and dose dependency : a meta-analysis of randomized contro led trials. *Arch Intern Med* ; 169(6), pp. 551-561. DOI : 10.1001/archinternmed.2008.600

Bjelakovic G, Gluud LL, Nikolova D *et al.* (2014) : Vitamin D supplementation for prevention of mortality in adults. Cochrane Database Syst Rev. ; (1), CD007470. DOI : 10.1002/14651858. CD007470.pub3

Blasius H (2020) : Diagnose von COVID-19 ohne Test in der Praxis kaum möglich. *Deutsche Apotheker Zeitung*, 17.07.2020. URL : https :// www.deutsche-apotheker- zeitung.de/news/artikel/2020/07/17/ diagnose-von-covid-19-ohne-test-in- der-praxis-kaum-moeglich/ chapter :2 (27.08.2020)

Booth SL (2012) : Vitamin K : food composition and dietary intakes. *Food Nutr Res* ; 56. DOI : 10.3402/fnr.v56i0.5505

Boucher BJ (2020) : Why do so many trials of vitamin D supplementation fail ? *Endocr Connect*. 2020 ; 9(9), R195-R206. DOI : 10.1530/ EC-20-0274

Brenner H (2021) : Vitamin D Supplementation to Prevent COVID-19 Infections and Deaths- Accumulating Evidence from Epidemiological and Intervention Studies Calls for Immediate Action. *Nutrients* ; 13(2), p. 411. Publié le 28 janvier 2021. DOI : 10.3390/nu13020411

Brenner H, Holleczek B, Schöttker B (2020) : Vitamin D Insufficiency and Deficiency and Mortality from Respiratory Diseases in a Cohort of Older Adults : Potential for Limiting the Death Toll during and beyond the COVID-19 Pandemic ? *Nutrients* ; 12, p. 2488. DOI : 10.3390/nu12082488

Briggs R, McCarroll K, O'Halloran A, Healy M, Kenny RA, Laird E (2018) : Vitamin D Deficiency Is Associated With an Increased Likelihood of Incident Depression in Community-Dwelling Older Adults. *J Am Med Dir Assoc*. DOI : 10.1016/j.jamda.2018.10.006

Brown KH, Peerson JM, Baker SK, Hess SY (2009) : Preventive zinc supplementation among infants, preschoolers, and older prepubertal children. *Food Nutr Bull* ; 30 (1 suppl.), S12-40. DOI : 10.1177/15648265090301S103

Bryant A, Lawrie TA, Dowswell T *et al.* (2021) : Ivermectin for Prevention and Treatment of COVID-19 Infection : A Systematic Review, Meta-analysis, and Trial Sequential Analysis to Inform Clinical Guidelines. *Am J Ther.* 2021 ; 28(4), e434-e460. Publié le 21 juin 2021. DOI: 10.1097/MJT.0000000000001402

Bundesinstitut für Risikobewertung (BfR) (2004) : Verwendung von Vitaminen in Lebensmitteln – Toxikologische und ernährungsphysiologische Aspekte, Teil I. BfR-Wissenschaft 03/2004, Berlin 2004, ISBN 3-931675-87-4

Busby M (2020) : Covid : UK government requests guidance on vitamin D use. *The Guardian*, 14.11.2020. URL : https ://www.theguardian.com/world/2020/nov/14/covid-uk- government-requests-guidance-on-vitamin-d-use (17.11.2020)

BzgA (2021) : Mutationen : Neue Virusvarianten von SARS-CoV-2. URL : https ://www.infektionsschutz.de/coronavirus/basisinformationen/mutation- des-coronavirus-sars-cov-2.html (19.07.2021)

Calder PC (2021) : Nutrition and immunity : lessons for COVID-19. *Nutr Diabetes* ; 11(1), p. 19. DOI : 10.1038/s41387-021-00165-0

Calder PC, Carr AC, Gombart AF, Eggersdorfer M (2020) : Optimal Nutritional Status for a Well-Functioning Immune System Is an Important Factor to Protect against Viral Infections. *Nutrients*. 2020 ; 12(4), p. 1181. Publié le 23 avril 2020. DOI : 10.3390/nu12041181

Calton EK, Keane KN, Newsholme P, Soares MJ (2015) : The Impact of Vitamin D Levels on Inflammatory Status : A Systematic Review of Immune Cell Studies. *PLOS One* ; 10(11), e0141770. DOI : 10.1371/journal.pone.0141770

Cantorna MT, Snyder L, Arora J (2019) : Vitamin A and vitamin D regulate the microbial complexity, barrier function, and the mucosal immune responses to ensure intestinal homeostasis. *Crit Rev Biochem Mol Biol* ; 54(2), pp. 184-192. DOI : 10.1080/10409238.2019.1611734

Carfì A, Bernabei R, Landi F, for the Gemelli Against COVID-19 Post-Acute Care Study Group (2020) : Persistent Symptoms in Patients After Acute COVID-19. *JAMA* ; 324(6), pp. 603- 605. DOI : 10.1001/jama.2020.12603

Carnauba RA, Baptistella AB, Paschoal V, Hübscher GH (2017) : Diet-Induced Low-Grade Metabolic Acidosis and Clinical Outcomes : A Review. *Nutrients* ; 9(6), p. 538. DOI : 10.3390/nu9060538

Carr AC, Maggini S (2017) : Vitamin C and Immune Function. *Nutrients* ; 9(11), pii : E1211. DOI : 10.3390/nu9111211

Carus F (2010) : UN urges global move to meat and dairy-free diet. Lesser consumption of animal products is necessary to save the world from the worst impacts of climate change, UN report says. *The Guardian*, 02.06.2010. URL : http://www.theguardian.com/environment/2010/jun/02/un-report- meat-free-diet (06.09.2013)

CDC (2021) : Symptoms. Centers for Disease Control and Prevention, 22.02.2021. URL : https://www.cdc.gov/coronavirus/2019-ncov/symptoms- testing/symptoms.html (19.07.2021)

Cereceda R (2021) : COVID-19 is a vascular disease not a respiratory one, says study Access to the comments. *Euronews*, 05.06.2021. URL : https://www.euronews.com/2021/05/06/covid-19-is-a-vascular-disease-not- a-respiratory-one-says-study (05.08.2021)

Chan JF-W, Yuan S, Zhang AJ *et al.* (2020) : Surgical Mask Partition Reduces the Risk of Noncontact Transmission in a Golden Syrian Hamster Model for Coronavirus Disease 2019 (COVID-19), *Clinical Infectious Diseases*, ciaa644, DOI : 10.1093/cid/ciaa644

Chang JS, Wang KC, Yeh CF, Shieh DE, Chiang LC (2013) : Fresh ginger (Zingiber officinale) has anti-viral activity against human respiratory syncytial virus in human respiratory tract cell lines. *J Ethnopharmacol* ; 145(1), pp. 146-151. DOI : 10.1016/j.jep.2012.10.043

Charoenngam N, Holick MF (2020) : Immunologic Effects of Vitamin D on Human Health and Disease. *Nutrients*. 2020 ; 12(7), p. 2097. Publié le 15 juillet 2020. DOI : 10.3390/nu12072097

Chen L, Liu HG, Liu W *et al.* (2020) : [Analysis of clinical features of 29 patients with 2019 novel coronavirus pneumonia]. *Zhonghua Jie He He Hu Xi Za Zhi* [*Chinese journal of tuberculosis and respiratory diseases*]. 2020 ; 43(3), pp. 203-208. DOI : 10.3760/cma.j.issn.1001-0939.2020.03.013

Chen D, Li X, Song Q *et al.* (2020c) : Assessment of Hypokalemia and Clinical Characteristics in Patients With Coronavirus Disease 2019 in

Wenzhou, China. *JAMA Netw Open*. 2020 ; 3(6), e2011122. Publié le 1er juin 2020. DOI : 10.1001/jamanetworkopen.2020.11122

Cheng VC-C, Wong S-C, Chuang VW-M *et al.* (2020) : The role of community-wide wearing of face mask for control of coronavirus disease 2019 (COVID-19) epidemic due to SARS-CoV-2. *J Infect* 2020 ; 81 (1), pp. 107-14. DOI : 10.1016/j.jinf.2020.04.024

Chu W (2021) : UK Prime minister urged, 'Look to Andalusia's vitamin D use in tackling COVID-19'. 09.02.2021. URL : https://www.nutraingredients.com/Article/2021/02/08/UK-PM-urged-Look- to-Andalusia-s-vit-D-use-for-COVID-19 (10.03.2021)

Chu DK, Akl EA , Duda S , Solo K , Yaacoub S , Schünemann HJ *et al.* (2020) : Physical distancing, face masks, and eye protection to prevent person-to- person transmission of SARS-CoV-2 and COVID-19 : a systematic review and meta-analysis. *Lancet* ; S0140673620311429. DOI : 10.1016/S0140- 6736(20)31142-9

Chung MK, Karnik S, Saef J *et al.* (2020) : SARS-CoV-2 and ACE2 : The biology and clinical data settling the ARB and ACEI controversy. *EBioMedicine*. 58, 102907. DOI : 10.1016/j.ebiom.2020.102907

Cohen J (2020) : Not wearing masks to protect against coronavirus is a 'big mistake', top Chinese scientist says. *Science*, 27.03.2020. URL : https://www.sciencemag.org/news/2020/03/not-wearing-masks- protect-against-coronavirus-big-mistake-top-chinese-scientist-says (07.09.2020)

Collaborators GBDRF (2018) : Global, regional, and national comparative risk assessment of 84 behavioural, environmental and occupational, and metabolic risks or clusters of risks for 195 countries and territories, 1990-2017 : a systematic analysis for the Global Burden of Disease Study 2017. *Lancet* ; 392(10159), pp. 1923-1994. DOI : 10.1016/S0140-6736(18)32225-6

Confino-Cohen R, Brufman I, Goldberg A, Feldman BS (2014) : Vitamin D, asthma prevalence and asthma exacerbations : a large adult population-based study. *Allergy*. 2014 ; 69(12), pp. 1673-1680. DOI : 10.1111/all.12508

Consejería de Salud y Familias (2020) : Salud tratará con Calcifediol a ancianos en residencias para atenuar los efectos del Covid. *Junta de Andalucía*, 10.11.2020. URL : https://www.juntadeandalucia.

es/organismos/saludyfamilias/servicios/actual idad/noticias/detalle/246349.html (04.08.2021)

Crook H, Raza S, Nowell J, Young M, Edison P (2021) : Long covid-mechanisms, risk factors, and management [version corrigée publiée dans le *BMJ*. 3 août 2021 ; 374, n1944]. *BMJ*. 2021, 374, n1648. Publié le 26 juillet 2021. DOI : 10.1136/bmj.n1648

D'Avolio A, Avataneo V, Manca A, Cusato J, De Nicolò A, Lucchini R, Keller F, Cantù M (2020) : 25-Hydroxyvitamin D Concentrations Are Lower in Patients with Positive PCR for SARS-CoV-2. *Nutrients* ; 12(5), pii : E1359. DOI : 10.3390/nu12051359

d'Ettorre G, Ceccarelli G, Marazzato M *et al.* (2020) : Challenges in the Management of SARS-CoV2 Infection : The Role of Oral Bacteriotherapy as Complementary Therapeutic Strategy to Avoid the Progression of COVID-19. *Front. Med.* 7, 389. DOI : 10.3389/fmed.2020.00389

Dancer RCA, Parekh D, Lax S *et al.* (2015) : Vitamin D deficiency contributes directly to the acute respiratory distress syndrome (ARDS). *Thorax* ; 70(7), pp. 617-624. DOI : 10.1136/thoraxjnl-2014- 206680

Daneshkhah A, Agrawal V, Eshein A, Subramanian H, Roy HK, Backman V (2020) : The Possible Role of Vitamin D in Suppressing Cytokine Storm and Associated Mortality in COVID-19 Patients. *MedRxiv* ; DOI : 10.1101/2020.04.08.20058578

Del Valle DM, Kim-Schulze S, Huang H-H *et al.* (2020) : An inflammatory cytokine signature predicts COVID-19 severity and survival. *Nat Med.* 2020 ; 26(10), pp. 1636-1643. DOI : 10.1038/s41591-020-1051-9

Derosa G, Maffioli P, D'Angelo A, Di Pierro F (2020) : 3A role for quercetin in coronavirus disease 2019 (COVID-19). *Phytotherapy Research* 35(7). DOI : 10.1002/ptr.6887

Desai AP, Dirajlal-Fargo S, Durieux JC *et al.* (2021) : Vitamin K & D Deficiency Are Independently Associated With Covid-19 Disease Severity, *Open Forum Infectious Diseases*, 2021 ; ofab408, https://doi.org/10.1093/ofid/ofab408

Di Filippo L, Formenti AM, Rovere-Querini P *et al.* (2020) : Hypocalcemia is highly prevalent and predicts hospitalization in patients with

COVID-19. *Endocrine*; 68(3), pp. 475-478. DOI: 10.1007/s12020-020-02383-5

Di Pierro F, Derosa G, Maffioli P *et al.* (2021a): Possible Therapeutic Effects of Adjuvant Quercetin Supplementation Against Early-Stage COVID-19 Infection: A Prospective, Randomized, Controlled, and Open-Label Study. *Int J Gen Med.* 2021; 14, pp. 2359-2366. Publié le 8 juin 2021. DOI: 10.2147/IJGM.S318720

Di Pierro F, Iqtadar S, Khan A *et al.* (2021b): Potential Clinical Benefits of Quercetin in the Early Stage of COVID-19: Results of a Second, Pilot, Randomized, Controlled and Open-Label Clinical Trial. *Int J Gen Med.* 2021; 14, pp. 2807-2816. Publié le 24 juin 2021. DOI: 10.2147/IJGM.S318949

Di Pierro F, Khan A, Bertuccioli A *et al.* (2021c): Quercetin Phytosome® as a potential candidate for managing COVID-19. Minerva Gastroenterol (Torino). 2021; 67(2), pp. 190-195. DOI: 10.23736/S1121- 421X.20.02771-3

Diekmann R (2010): Nutritional situation and functionality in nursing home residents – Results of a 12-month follow-up study. Dissertation, université de Bonn

Dofferhoff ASM, Piscaer I, Schurgers LJ *et al.* (2020): Reduced Vitamin K Status as a Potentially Modifiable Prognostic Risk Factor in COVID-19. *Clinical Infectious Diseases*, ciaa1258, DOI: 10.1093/cid/ciaa1258

Durisin M, Rembert E, Freitas T (2020): A Tenth of the World Could Go Hungry While Crops Rot in Fields. *Bloomberg*, 31.08.2020. URL: https://www.bloomberg.com/news/features/2020-08- 31/hunger-is-threatening-to-kill-more-people-than-covid-this-year (07.09.2020)

Dyer O (2021): Covid-19: Unvaccinated face 11 times risk of death from delta variant, CDC data show. *BMJ.* 2021; 374, n2282. Publié le 16 septembre 2021. DOI: 10.1136/bmj.n2282

Ebhardt T, Bertacche M (2020): Italy Says 96 % of Virus Fatalities Suffered From Other Illnesses. *Bloomberg*, 26.05.2020. URL: https://www.bloomberg.com/news/articles/2020-05-26/italy-says-96-of-virus-fatalities-suffered-from-other-illnesses (21.10.2020)

EFSA Panel on Dietetic Products, Nutrition and Allergies (NDA) (2012): Scientific Opinion on the Tolerable Upper Intake Level of vitamin

D. *EFSA Journal*; 10(7), p. 2813. URL: https://efsa.onlinelibrary.wiley.com/doi/pdf/10.2903/j.efsa.2012.2813 (30.09.2021)

Entrenas Castillo M, Entrenas Costa LM, Vaquero Barrios JM *et al.* (2020): Effect of calcifediol treatment and best available therapy versus best available therapy on intensive care unit admission and mortality among patients hospitalized for COVID-19: A pilot randomized clinical study. *Journal of steroid biochemistry and molecular biology*, 203, 105751. DOI: 10.1016/j.jsbmb.2020.105751

Eppinger U (2021): Was Forschende über Long-Covid wissen: Symptome, Häufigkeit, Risikofaktoren und Therapien. *Coliquio*, 27.8.2021. URL: https://www.coliquio.de/wissen/covid-19-klinik-100/teil1-forscher-long- covid-grosser-ueberblick-100 (01.09.2021)

Esposito S, Principi N, Leung CC, Migliori GB (2020): Universal use of face masks for success against COVID-19: evidence and implications for prevention policies. *European Respiratory Journal*; 55, pp. 201-260. DOI: 10.1183/13993003.01260-2020

Eyles DW, Trzaskowski M, Vinkhuyzen AAE *et al.* The association between neonatal vitamin D status and risk of schizophrenia.

Eyles DW, Trzaskowski M, Vinkhuyzen AAE *et al.* (2018): The association between neonatal vitamin D status and risk of schizophrenia. *Sci Rep.* 2018; 8(1), p. 17692. Publié le 6 décembre 2018. DOI: 10.1038/s41598-018- 35418-z

FLCCC Alliance (2020): I-MASK Protokoll, Version 11, 30.6.2021. URL: https://covid19criticalcare.com/wp- content/uploads/2020/12/FLCCC_Alliance-I-MASKplus-Protocol- DEUTSCH.pdf (02.09.2021)

Forrest KYZ, Stuhldreher WL (2011): Prevalence and correlates of vitamin D deficiency in US adults. *Nutrition Research*; 31 (1), pp. 48-54. DOI: 10.1016/j.nutres.2010.12.001

Frassetto LA, Morris RC Jr, Sebastian A (1996): Effect of age on blood acid-base composition in adult humans: role of age- related renal functional decline. *Am J Physiol*; 271(6 part. 2), F1114-F1122. DOI: 10.1152/ajprenal.1996.271.6.F1114

Friedrich M, Reichert K, Woeste A, Polack S, Fischer D, Hoellen F, Rody A, Koster F, Thill M (2018): Effects of Combined Treatment with Vitamin D and COX2 Inhibitors on Breast Cancer Cell

Lines. *Anticancer Res*; 38(2), pp. 1201-1207. DOI: 10.21873/anticanres.12340

Gale J (2020): How Do People Catch Covid-19? Here's What Experts Say: QuickTake. *Bloomberg*, 21.02.2020. URL: https://www.bloomberg.com/news/articles/2020-02-21/how-the-novel-coronavirus-can-maybe-infect-you-quicktake (23.09.2020)

Gale J (2021): Delayed Wuhan Report Adds Crucial Detail to Covid Origin Puzzle. A study documenting the trade in live wild animals at Wuhan wet markets stayed unpublished for more than a year. *Bloomberg*, 17.08.2021. URL: https://www.bloomberg.com/news/features/2021-08-17/where-did-covid- come-from-report-on-infected-wuhan-wild-animals-sheds-new-light (26.08.2021)

Gandhi M, Rutherford GW (2020): Facial Masking for Covid-19 — Potential for « Variolation » as We Await a Vaccine. *New England Journal of Medicine*, 8 septembre 2020. DOI: 10.1056/NEJMp2026913

Garvin MR, Alvarez C, Miller JI *et al.* (2020): A mechanistic model and therapeutic interventions for COVID-19 involving a RAS-mediated bradykinin storm. *eLife* 2020; 9, e59177. DOI: 10.7554/eLife.59177

GBD 2016 Lower Respiratory Infections Collaborators (2018): Estimates of the global, regional, and national morbidity, mortality, and aetiologies of lower respiratory infections in 195 countries, 1990-2016: a systematic analysis for the Global Burden of Disease Study 2016. *Lancet Infect Dis*; 18(11), pp. 1191-1210. DOI: 10.1016/S1473-3099(18)30310-4

GBD 2017 Causes of Death Collaborators (2018): Global, regional, and national age-sex-specific mortality for 282 causes of death in 195 countries and territories, 1980-2017: a systematic analysis for the Global Burden of Disease Study 2017. *Lancet*; 392(10159), pp. 1736-1788. DOI: https://doi.org/10.1016/S0140-6736(18)32203-7

Gibson A, Edgar JD, Neville CE *et al.* (2012): Effect of fruit and vegetable consumption on immune function in older people: a randomized controlled trial. *Am J Clin Nutr.* 2012; 96(6), pp. 1429-1436. DOI: 10.3945/ajcn.112.039057

Girvan G, Roy A (2020): Nursing Homes & Assisted Living Facilities Account for 38 % of COVID-19 Deaths. The Foundation for

Research on Equal Opportunity (FREOPP), 07.05.2020. URL : https ://freopp.org/the-covid-19-nursing-home-crisis-by-the-numbers-3a47433c3f70 (20.07.2021)

Gitau G (2021) : Blood Clot Risk Much Higher From Covid-19 Than With Vaccines. *Bloomberg*, 27.08.2021. URL : https ://www.bloomberg.com/news/articles/2021-08- 26/blood-clot-risk-much-higher-from-covid-19-than-with-vaccines (08.09.2021)

Goddek S (2020) : Vitamin D3 and K2 and their potential contribution to reducing the COVID-19 mortality rate. *International Journal of Infectious Diseases* ; 99, pp. 286-290. DOI : 10.1016/j.ijid.2020.07.080

Goel RR, Painter MM, Apostolidis SA *et al.* (2021) : mRNA Vaccination Induces Durable Immune Memory to SARS-CoV-2 with Continued Evolution to Variants of Concern. Preprint. *bioRxiv.* 2021 ; 2021.08.23, 457229. Publié le 23 août 2021. DOI : 10.1101/2021.08.23.457229

Götze S (2020a) : Studie zu Aerosol-Viruswolken – Dicke Luft im Restaurant. *Spiegel Wissenschaft*, 15.05.2020. URL : https ://www.spiegel.de/wissenschaft/medizin/covid-19-belastete- troepfchen-machen-geschlossene-raeume-zu-infektionsherden-a-7522885d-7553-4acc-ac5d-ac603552ed06 (18.08.2020)

Götze S (2020b) : Aerosol-Forschung – Wissenschaftler finden erstmals infektiöse Coronaviren in der Luft. *Spiegel Wissenschaft*, 12.08.2020. URL : https ://www.spiegel.de/wissenschaft/mensch/coronavirus-forscher- finden-erstmals-infektioese-viren-in-der-luft-a-dc414f6b-870a-4137-875d- cd125f0806b3 (18.08.2020)

Granchi D, Caudarella R, Ripamonti C, Spinnato P, Bazzocchi A, Massa A, Baldini N (2018) : Potassium Citrate Supplementation Decreases the Biochemical Markers of Bone Loss in a Group of Osteopenic Women : The Results of a Randomized, Double- Blind, Placebo-Controlled Pilot Study. *Nutrients* ; 10(9), p. 1293. DOI : 10.3390/nu10091293

Grant WB, Lahore H, McDonnell SL, Baggerly CA, French CB, Aliano JL, Bhattoa HP (2020) : Evidence that Vitamin D Supplementation Could Reduce Risk of Influenza and COVID-19 Infections and Deaths. *Nutrients* ; 12(4), E988. DOI : 10.3390/nu12040988

Greger M (2020) : What to Do if You Come Down with COVID-19. *Nutritionfacts.org*, 13.07.2020. URL : https://nutritionfacts.org/video/what-to-do-if-you-come-down-with- covid-19/ (27.08.2020)

Gregson FKA, Watson NA, Orton CM *et al.* (2021) : Comparing Aerosol Concentrations and Particle Size Distributions Generated by Singing, Speaking and Breathing. Aerosol Science and Technology 55(6). DOI : 10.1080/02786826.2021.1883544

Gretler C und Lacqua F (2021) : WHO's Chief Scientist Warns the Pandemic Isn't Slowing Down. *Bloomberg*, 09.07.2021. URL : https://www.bloomberg.com/news/articles/2021-07- 09/who-s-chief-scientist-warns-the-pandemic-isn-t-slowing-down (10.07.2021)

Gröber U, Holick MF (2021) : The coronavirus disease (COVID-19) - A supportive approach with selected micronutrients [publication anticipée en ligne, 25 janvier 2021]. *Int J Vitam Nutr Res*. 2021, pp. 1-22. DOI : 10.1024/0300-9831/a000693

Gröber U, Holzhauer P, Kisters K (2020) : Immunrelevante Mikronährstoffe bei viralen Atemwegsinfektionen. *DZO* ; 52, pp. 51-56. DO : 10.1055/a-1162-2469

Gröber U, Spitz J, Holick MF, Wacker M, Kisters K (2013) : Vitamin D : Update 2013 : Von der Rachitis-Prophylaxe zur allgemeinen Gesundheitsvorsorge. *Deutsche Apotheker Zeitung* ; 153(15), pp. 1518-1526. URL : https://www.deutsche-apotheker-zeitung.de/daz-az/2013/daz-15-2013/von- der-rachitis-prophylaxe-zur-allgemeinen-gesundheitsvorsorge (30.09.2021)

Gutenberg COVID-19 Studie (2021) : Aktuelle Ergebnisse, Präsentation Staatskanzlei RLP vom 7. Juillet 2021. Universitätsmedizin der Johannes Gutenberg-Universität Mainz. URL : : https://www.unimedizin-mainz.de/GCS/dashboard/#/ (20.07.2021)

Haase H, Rink L (2009) : The immune system and the impact of zinc during aging. *Immun Ageing*. 2009, 6, p. 9. Publié le 12 juin 2009. DOI : 10.1186/1742-4933-6-9

Hafezi B, Chan L, Knapp JP *et al.* (2021) : Cytokine Storm Syndrome in SARS-CoV-2 Infections : A Functional Role of Mast Cells. *Cells*. 2021 ; 10(7), p. 1761. Publié le 12 juillet 2021. DOI : 10.3390/cells10071761

Haidari M, Ali M, Ward Casscells S 3rd, Madjid M (2009) : Pomegranate (Punica granatum) purified polyphenol extract inhibits influenza virus and has a synergistic effect with oseltamivir. *Phytomedicine* ; 16(12), pp. 1127-1136. DOI : 10.1016/j.phymed.2009.06.002

Halder M, Petsophonsakul P, Akbulut AC *et al.* (2019) : Vitamin K : Double Bonds beyond Coagulation Insights into Differences between Vitamin K1 and K2 in Health and Disease. *Int J Mol Sci* ; 20(4), p. 896. DOI : 10.3390/ijms20040896

Hampshire A, Trender W, Chamberlain SR *et al.* (2021) : Cognitive deficits in people who have recovered from COVID-19. *EClinicalMedicine*. 2021 ; 39, pp. 1010-44. DOI : 10.1016/j.eclinm.2021.101044.

Han JE, Jones JL, Tangpricha V, Brown MA, Brown LAS, Hao L, Hebbar G, Lee MJ, Liu S, Ziegler TR, Martin GS (2016) : High Dose Vitamin D Administration in Ventilated Intensive Care Unit Patients : A Pilot Double Blind Randomized Controlled Trial. *J Clin Transl Endocrinol* ; 4, pp. 59-65. DOI : 10.1016/j.jcte.2016.04.004

Hancocks N (2020) : COVID-19 : Scientists raise the vitamin D alarm. 08.10.2020. URL : https://www.nutraingredients.com/Article/2020/10/01/COVID-19-Scientists- raise-the-vitamin-D-alarm (06.10.2020)

Hastie CE, Mackay DF, Ho F *et al.* (2020) : Vitamin D concentrations and COVID-19 infection in UK Biobank [published correction appears in Diabetes Metab Syndr. 2020, sept.-oct, 14(5), pp. 1315-1316]. *Diabetes Metab Syndr.* 2020 ; 14(4), pp. 561-565. DOI : 10.1016/j.dsx.2020.04.050

Hattangdi-Haridas SR, Lanham-New SA, Wong WHS, Ho MHK, Darling AL (2019) : Vitamin D Deficiency and Effects of Vitamin D Supplementation on Disease Severity in Patients with Atopic Dermatitis : A Systematic Review and Meta- Analysis in Adults and Children. *Nutrients*. 2019 ; 11(8), p. 1854. Publié le 9 août 2019. DOI : 10.3390/nu11081854

Heaney RP, Armas LA, Shary JR, Bell NH, Binkley N, Hollis BW (2008) : 25-Hydroxylation of vitamin D3 : relation to circulating vitamin D3 under various input conditions. *Am J Clin Nutr* ; 87(6), pp. 1738-1742. DOI : 10.1093/ajcn/87.6.1738

Hedayati MA (2020) : Ambient Temperature Interferes with COVID-19. *Int J Prev Med* ; 11, p. 109. DOI : 10.4103/ijpvm.IJPVM_204_20

Helfrich YR, Kang S, Elalieh HZ, Steinmeyer A, Zügel U, Bikle DD, Modlin RL, Gallo RL. (2007) : Injury Enhances TLR2 Function and Antimicrobial Peptide Expression Through a Vitamin D Dependent Mechanism. *J Clin Invest* ; 117, pp. 803-811. DOI : 10.1172/JCI30142

Herzog A (2021) : Das lange Leiden beim Long-COVID-Syndrom – Diagnostik, konventionelle und komplementäre Therapie. *Die Naturheilkunde*, 2021 (3), pp. 37-39.

Hippisley-Cox J, Patone M, Mei XW *et al.* (2021) : Risk of thrombocytopenia and thromboembolism after covid-19 vaccination and SARS-CoV-2 positive testing : self-controlled case series study. *BMJ*. 2021 ; 374, n1931. Publié le 26 août 2021. DOI : 10.1136/bmj.n1931

Ho E, Quan N, Tsai YH, Lai W, Bray TM (2001) : Dietary zinc supplementation inhibits NFkappaB activation and protects against chemically induced diabetes in CD1 mice. *Exp Biol Med* (Maywood) ; 226(2), pp. 103-111. DOI : 10.1177/153537020122600207

Hogan Ii RB, Hogan Iii RB, Cannon T *et al.* (2020) : Dual-histamine receptor blockade with cetirizine - famotidine reduces pulmonary symptoms in COVID-19 patients. *Pulm Pharmacol Ther.* 2020 ; 63, p. 101942. DOI : 10.1016/j.pupt.2020.101942

Holick MF (2004) : Vitamin D : importance in the prevention of cancers, type 1 diabetes, heart disease, and osteoporosis. *Am J Clin Nutr* ; 79, pp. 362–371. DOI : 10.1093/ajcn/79.3.362

Holick MF, Binkley NC, Bischoff-Ferrari HA *et al.* (2011) : Evaluation, treatment, and prevention of vitamin D deficiency : an Endocrine Society clinical practice guideline *J Clin Endocrinol Metab* ; 96(7), pp. 1911-1930 [version corrigée publiée dans le *J Clin Endocrinol Metab* ; 96(12), p. 3908]. DOI : 10.1210/jc.2011-0385

Hou Y, Ge S, Li X, Wang C, He H, He L (2021) : Testing of the inhibitory effects of loratadine and desloratadine on SARS-CoV- 2 spike pseudotyped virus viropexis. *Chem Biol Interact*. 2021 ; 338, p. 109420. DOI : 10.1016/j.cbi.2021.109420

Huang L, Yao Q, Gu X *et al.* (2021) : 1-year outcomes in hospital survivors with COVID-19 : a longitudinal cohort study. *Lancet*. 2021 ; 398(10302), pp. 747-758. DOI : 10.1016/S0140-6736(21)01755-4

Hyppönen E, Läärä E, Reunanen A, Järvelin MR, Virtanen SM (2001) : Intake of vitamin D and risk of type 1 diabetes : a birth-cohort study. *Lancet*. 2001 ; 358(9292), pp. 1500-1503. DOI : 10.1016/S0140-6736(01)06580-1

IHME (2020) : New IHME COVID-19 Forecasts See Nearly 300,000 Deaths by December 1. IHME, 06.08.2020. URL : http ://www.healthdata.org/news-release/new-ihme- covid-19-forecasts-see-nearly-300000-deaths-december-1 (24.08.2020)

Ilie PC, Stefanescu S, Smith L (2020) : The Role of Vitamin D in the Prevention of Coronavirus Disease 2019 Infection and Mortality. *Aging Clin Exp Res*, 32, pp. 1195-1198 (2020). DOI : 10.1007/s40520- 020-01570-8

Illescas-Montes R, Melguizo-Rodríguez L, Ruiz C, Costela-Ruiz VJ (2019) : Vitamin D and autoimmune diseases. *Life Sci*. 2019 ; 233, p. 116744. DOI : 10.1016/j.lfs.2019.116744

Inserra F, Tajer C, Antonietti L, Mariani J, Ferder L, Manucha W (2021) : Vitamin D supplementation : An alternative to enhance the effectiveness of vaccines against SARS-CoV-2 ? *Vaccine*. 2021 ; 39(35), pp. 4930-4931. DOI : 10.1016/j.vaccine.2021.07.031

International Scientists Panel (2015) : Scientists' Call to D*actionThe Vitamin D Deficiency Epidemic. A Consortium of Scientists, Institutions and Individuals Committed to Solving the Worldwide Vitamin D Deficiency Epidemic. *GrassrootsHealth*, 16.10.2015. URL : https ://www.grassrootshealth.net/wp- content/uploads/2017/12/scientists_call-to- daction_121817.pdf ?_ga=2.207631826.1732466458.1601989407- 54612969.1601989407 (29.09.2021)

Ioannidis JPA (2021) : Infection fatality rate of COVID-19 inferred from seroprevalence data. *Bull World Health Organ*. 2021 ; 99(1), 19-33F. DOI : 10.2471/BLT.20.265892

Jacob LM (2013) : Dr. Jacobs Weg des genussvollen Verzichts : Die effektivsten Maßnahmen zur Prävention und Therapie von Zivilisationskrankheiten. 4. Auflage. Nutricamedia, Heidesheim am Rhein.

Jacob M, Feitosa I, Albuquerque U (2020) : Animal-based food systems are unsafe : SARS-CoV-2 fosters the debate on meat consumption. *Public Health Nutrition*, pp. 1-16. DOI : 10.1017/S1368980020002657

Jaffe-Hoffman (2020) : Vitamin D deficiency linked to increased risk for COVID-19. The Health Ministry has been recommending vitamin D since the outbreak of the pandemic. *The Jerusalem Post*, 13.10.2020. URL : https ://www.jpost.com/health-science/vitamin-d-deficiency-linked-to- increased-risk-for-covid-19-645459 (19.07.2021)

Janssen R, Visser MPJ, Dofferhoff ASM, Vermeer C, Janssens W, Walk J (2020) : Vitamin K metabolism as the potential missing link between lung damage and thromboembolism in Coronavirus disease 2019. *Br J Nutr.* 2021 ; 126(2), pp. 191-198. DOI : 10.1017/S0007114520003979

Jehle S, Zanetti A, Muser J, Hulter HN, Krapf R (2006) : Partial neutralization of the acidogenic Western diet with potassium citrate increases bone mass in postmenopausal women with osteopenia. *Journal of the American Society of Nephrology* (*JASN*) ; 17(11), pp. 3213-3222. DOI : 10.1681/ASN.2006030233

Jobin K, Stumpf NE, Schwab S *et al.* (2020) : A high-salt diet compromises antibacterial neutrophil responses through hormonal perturbation. *Sci Transl Med* ; 12(536), eaay3850. DOI : 10.1126/scitranslmed.aay3850

Johnson C, Eccles R (2005) : Acute cooling of the feet and the onset of common cold symptoms. *Fam Pract* ; 22(6), pp. 608-613. DOI : 10.1093/fampra/cmi072

Kahmann L, Uciechowski P, Warmuth S, Plümäkers B, Gressner AM, Malavolta M, Mocchegiani E, Rink L (2008) : Zinc supplementation in the elderly reduces spontaneous inflammatory cytokine release and restores T cell functions. *Rejuvenation Res* ; 11(1), pp. 227-237. DOI : 10.1089/rej.2007.0613

Kalus U, Grigorov A, Kadecki O, Jansen JP, Kiesewetter H, Radtke H (2009) : Cistus incanus (CYSTUS052) for treating patients with infection of the upper respiratory tract. A prospective, randomised, placebo-controlled clinical study. *Antiviral Res* ; 84(3), pp. 267-271. DOI : 10.1016/j.antiviral.2009.10.001

Kang M, Xin H, Yuan J (2021) : Transmission dynamics and epidemiological characteristics of Delta variant infections in China. *medRxiv*, 2021.08.12, 21261991v1. DOI : 10.1101/2021.08.12.21261991

Kaufman HW, Niles JK, Kroll MH, Bi C, Holick MF (2020) : SARS-CoV-2 positivity rates associated with circulating 25-hydroxyvitamin

D levels. *PLoS One*.15(9), e0239252. DOI: 10.1371/journal.pone.0239252 .

Kazama I (2020) : Stabilizing mast cells by commonly used drugs : a novel therapeutic target to relieve post-COVID syndrome ? *Drug Discov Ther.* 2020 ; 14(5), pp. 259-261. DOI : 10.5582/ddt.2020.03095

Keflie TS, Biesalski HK (2021) : Micronutrients and bioactive substances : Their potential roles in combating COVID-19. *Nutrition* ; 84, p. 111103. DOI : 10.1016/j.nut.2020.111103

Kemp A (2021) : AZD7442 PROVENT Phase III prophylaxis trial met primary endpoint in preventing COVID-19. AstraZeneca, Pressemitteilung vom 20.8.2021. URL: https ://www.astrazeneca.com/content/astraz/media-centre/press- releases/2021/azd7442-prophylaxis-trial-met-primary-endpoint.html (06.09.2021)

Khaerunnisa S, Kurniawan H, Awaluddin R, Suhartati S, Soetjipto S (2020) : Potential Inhibitor of COVID-19 Main Protease (Mpro) From Several Medicinal Plant Compounds by Molecular Docking Study. Preprints, 2020030226. DOI : 10.20944/preprints202003.0226.v1

Kifer D, Bugada D, Villar-Garcia J *et al.* (2021) : Effects of Environmental Factors on Severity and Mortality of COVID-19. *Frontiers in medicine*, 7, 607786. DOI : 10.3389/fmed.2020.607786

Kim G, Bae JH (2016) : Vitamin D and atopic dermatitis : A systematic review and meta-analysis. *Nutrition*. 2016 ; 32(9), pp. 913-920. DOI : 10.1016/j.nut.2016.01.023

Kim H, Kim S (2020) : Starbucks Cafe's Covid Outbreak Spared Employees Who Wore Masks. *Bloomberg*, 25.08.2020. URL: https ://www.bloomberg.com/news/articles/2020-08-25/this-starbucks- in-south-korea-became-a-beacon-for-mask-wearing (01.09.2020)

Kron T (2020) : COVID-19 : ein Erinnerungsschreiben für die Unvernünftigen und Nachlässigen, *Nature Medicine*, 07.08.2020. URL : https ://www.univadis.de/viewarticle/covid-19-ein- erinnerungsschreiben-fur-die-unvernunftigen-und-nachlassigen-726768 (13.08.2020)

Kubánková M, Hohberger B, Hoffmanns J *et al.* (2021) : Physical phenotype of blood cells is altered in COVID-19. *Biophys J.* 2021 ; 120(14), pp. 2838-2847. DOI : 10.1016/j.bpj.2021.05.025

Langreth R (2021) : Covid Long-Haulers Baffle Doctors With Symptoms Going On and On. *Bloomberg*, 25.5.2021. URL : https://www.bloomberg.com/news/articles/2021-05-25/covid-long-haulers-baffle-doctors-with-symptoms-going-on-and-on (05.08.2021)

Lee S, Kim T, Lee E *et al.* (2020) : Clinical Course and Molecular Viral Shedding Among Asymptomatic and

Symptomatic Patients With SARS-CoV-2 Infection in a Community Treatment Center in the Republic of Korea. *JAMA Intern Med.* DOI : 10.1001/jamainternmed.2020.3862

Lee S, Yu Y, Trimpert J, *et al.* (2021) : Virus-induced senescence is driver and therapeutic target in COVID-19. *Nature* (2021). DOI : 10.1038/s41586-021-03995-1

Lefevre M, Racedo SM, Ripert G *et al.* (2015) : Probiotic strain Bacillus subtilis CU1 stimulates immune system of elderly during common infectious disease period : a randomized, double-blind placebo-controlled study. *Immun Ageing*. 2015 ; 12, p. 24. Publié le 3 décembre 2015. DOI : 10.1186/s12979-015-0051-y

Lei Y, Zhang J, Schiavon CR *et al.* (2021) : SARS-CoV-2 Spike Protein Impairs Endothelial Function via Downregulation of ACE 2. *Circ Res*. 2021 ; 128(9), pp. 1323-1326. DOI : 10.1161/CIRCRESAHA.121.318902

Leung NHL, Chu DKW, Shiu EYC *et al.* (2020) : Respiratory virus shedding in exhaled breath and efficacy of face masks [publication de la version corrigée dans *Nat Med.* 27 mai 2020]. *Nat Med.* 2020 ; 26(5), pp. 676-680. DOI : 10.1038/s41591-020-0843-2

Li J, Wang X, Chen J, Zuo X, Zhang H, Deng A (2020) : COVID-19 infection may cause ketosis and ketoacidosis. Diabetes Obes Metab ; 22(10), pp. 1935-1941. DOI : 10.1111/dom.14057

Li YC (2011) : Vitamin D and the Renin-Angiotensin System. In : Vitamin D (Third Edition). Academic Press. Chapter 40, 707-723.

Linneberg A, Kampmann FB, Israelsen SB *et al.* (2021) : The Association of Low Vitamin K Status with Mortality in a Cohort of 138 Hospitalized Patients with COVID-19. *Nutrients*. 2021 ; 13(6), p. 1985. Publié le 9 juin 2021. DOI : 10.3390/nu13061985

Liu J, Li S, Liu J *et al.* (2020) : Longitudinal characteristics of lymphocyte responses and cytokine profiles in the peripheral blood of

SARS-CoV-2 infected patients. *EBioMedicine*; 55, 102763. DOI: 10.1016/j.ebiom.2020.102763

Liu ZQ, Li XX, Qiu SQ *et al.* (2017): Vitamin D contributes to mast cell stabilization. *Allergy.* 2017; 72(8), pp. 1184-1192. DOI: 10.1111/all.13110

Lopez Bernal J, Andrews N, Gower C *et al.* (2021): Effectiveness of Covid-19 Vaccines against the B.1.617.2 (Delta) Variant. *N Engl J Med* 2021; 385, pp. 585-594. DOI: 10.1056/NEJMoa2108891

Loucera C, Peña-Chilet M, Esteban-Medina M *et al.* (2021): Real world evidence of calcifediol use and mortality rate of COVID-19 hospitalized in a large cohort of 16,401 Andalusian patients. *medRxiv* 2021.04.27, 21255937. DOI: https://doi.org/10.1101/2021.04.27.21255937

Luxwolda MF, Kuipers RS, Kema IP, Dijck-Brouwer DA, Muskiet FA (2012): Traditionally living populations in East Africa have a mean serum 25-

hydroxyvitamin D concentration of 115 nmol/l. *Br J Nutr*; 108(9), pp. 1557-1561. DOI: 10.1017/S0007114511007161

Luxwolda MF, Kuipers RS, Kema IP, van der Veer E, Dijck-Brouwer DA, Muskiet FA (2013): Vitamin D status indicators in indigenous populations in East Africa. *Eur J Nutr*; 52(3), pp. 1115-1125. DOI: 10.1007/s00394-012-0421-6

Fachgruppe COVRIIN (2021): Medikamentöse Therapie bei COVID-19 mit Bewertung durch die Fachgruppe COVRIIN am Robert Koch-Institut. Robert-Koch-Institut, 05.10.2021. URL: https://www.rki.de/DE/Content/InfAZ/N/Neuartiges_Coronavirus/COVRIIN_D ok/Therapieuebersicht.pdf ? blob=publicationFile (06.09.2021)

Malone RW, Tisdall P, Fremont-Smith P *et al.* (2021): COVID-19: Famotidine, Histamine, Mast Cells, and Mechanisms. *Front Pharmacol.* 2021; 12, 633680. Publié le 23 mars 2021. DOI: 10.3389/fphar.2021.633680

Martineau AR, Jolliffe DA, Hooper RL *et al.* (2017): Vitamin D supplementation to prevent acute respiratory tract infections: systematic review and meta-analysis of individual participant data. *BMJ*; 356, i6583. DOI: 10.1136/bmj.i6583

Maurer M, Riesen W, Muser J, Hulter HN, Krapf R (2003) : Neutralization of Western diet inhibits bone resorption independently of K intake and reduces cortisol secretion in humans. *Am J Physiol Renal Physiol* ; 284(1), F32-F40. DOI : 10.1152/ajprenal.00212.2002

McClymont, H, & Hu, W (2021) : Weather Variability and COVID-19 Transmission : A Review of Recent Research. *International journal of environmental research and public health*, 18(2), 396. https :// doi.org/10.3390/ijerph18020396

McDonnell SL, Baggerly C, French CB *et al.* (2016) : Serum 25-Hydroxyvitamin D Concentrations >/=40 ng/ml Are Associated with >65 % Lower Cancer Risk : Pooled Analysis of Randomized Trial and Prospective Cohort Study. *PLoS One* ; 11(4), e0152441. DOI : 10.1371/journal.pone.0201078

McDonnell SL, Baggerly CA, French CB *et al.* (2018) : Breast cancer risk markedly lower with serum 25-hydroxyvitamin D concentrations >/=60 vs <20 ng/ml (150 vs 50 nmol/L) : Pooled analysis of two randomized trials and a prospective cohort. *PLoS One* ; 13(6), e0199265. DOI : 10.1371/journal.pone.0199265

McKeever A, Greshko M (2021) : Der Ursprung des Coronavirus – vier mögliche Szenarien. *National Geographic*, 07.07.2021. URL : https ://www.nationalgeographic.de/wissenschaft/2021/07/der-ursprung- des-coronavirus-vier-moegliche-szenarien (20.07.2021)

Meltzer DO, Best TJ, Zhang H, Vokes T, Arora V, Solway J (2020) : Association of Vitamin D Status and Other Clinical Characteristics With COVID- 19 Test Results. *JAMA Netw Open* ; 3(9), e2019722. DOI : 10.1001/jamanetworkopen.2020.19722

Micke O, Vormann J, Kisters K (2020) : Magnesium deficiency and COVID-19 – What are the links ? Some remarks from the German Society for Magnesium Research e.V. *Trace Elements and Electrolytes,* Vol. 37 – No 3/2020 (103-107). URL : https ://www. magnesium- ges.de/pdfs/Micke_et_al._2020.pdf (22.12.2020)

Mileva M, Galabov AS (2018) : Vitamin E and Influenza Virus Infection. *In* : Morales-Gonzalez JA : Vitamin E in Health and Disease. IntechOpen. DOI : 10.5772/intechopen.80954

Mitze T, Kosfeld R, Rode J, Wälde K (2020) : Face Masks Considerably Reduce COVID-19 Cases in Germany : A Synthetic Control Method

Approach. IZA DP No 13319. URL : https://ftp.iza.org/dp13319.pdf (06.10.2021)

Mocchegiani E, Malavolta M, Muti E, Costarelli L, Cipriano C, Piacenza F, Tesei S, Giacconi R, Lattanzio F (2008) : Zinc, metallothioneins and longevity : interrelationships with niacin and selenium. *Curr Pharm Des.* 14, pp. 2719-32. DOI : 10.2174/138161208786264188

Moebus S, Hanisch J, Bramlage P, Lösch C, Hauner H, Wasem J, Jöckel KH (2008) : Regional unterschiedliche Prävalenz des metabolischen Syndroms. *Dtsch Arztebl* ; 105(12), A207-A213. DOI : 10.3238/artzebl.2008.0207

Moghaddam A, Heller RA, Sun Q *et al.* (2020) : Selenium Deficiency Is Associated with Mortality Risk from COVID-19. *Nutrients* ; 12, p. 2098. DOI : 10.3390/nu12072098

Molderings GJ, Haenisch B, Bogdanow M, Fimmers R, Nöthen MM (2013) : Familial occurrence of systemic mast cell activation disease. *PLoS One.* 2013 ; 8(9), e76241. DOI : 10.1371/journal.pone.0076241

Moriyama M, Hugentobler WJ, Iwasaki A (2020) : Seasonality of Respiratory Viral Infections. *Annu Rev Virol* ; 7(1), pp. 83-101. DOI : 10.1146/annurev-virology-012420-022445

MPG (2021) : Unterschiedliche Todesfallraten. Max-Planck-Gesellschaft, 29.03.2021. URL : https://www.mpg.de/16647475/covid19-unterschiedliche-todesfallraten (20.07.2021)

Murdaca G, Tonacci A, Negrini S *et al.* (2019) : Emerging role of vitamin D in autoimmune diseases : An update on evidence and therapeutic implications. *Autoimmun Rev.* 2019 ; 18(9), 102350. DOI : 10.1016/j.autrev.2019.102350

Musavi H, Abazari O, Barartabar Z, Kalaki-Jouybari F, Hemmati-Dinarvand M, Esmaeili P, Mahjoub S (2020) : The benefits of Vitamin D in the COVID-19 pandemic : biochemical and immunological mechanisms. *Arch Physiol Biochem.* 8 octobre 2020, 8, pp. 1-9. DOI : 10.1080/13813455.2020.1826530. e-publication anticipée.

Myers A, McComsey G (2021) : Simplifying the COVID Puzzle : How Two Essential Vitamins Fortify the Immune System - Research Update and Marketplace Opportunities. Präsentation des NBJ Summit, 2021

Naaber P, Tserel L, Kangro K *et al.* (2021) : Dynamics of antibody response to BNT162b2 vaccine after six months : a longitudinal prospective study [publication en ligne anticipée, 6 septembre 2021]. *Lancet Reg Health Eur.* 2021 ; 100208. DOI : 10.1016/j.lanepe.2021.100208

Nasreen S, Chung H, He S *et al.* (2021) : Effectiveness of COVID-19 vaccines against variants of concern in Ontario, Canada. *medRxiv* 2021.06.28. 21259420 ; DOI : 10.1101/2021.06.28.21259420

Nationale Institutes of Health (2021a) : Vitamin D. Fact Sheet for Health Professionals. 17.08.2021. URL : https://ods.od.nih.gov/factsheets/VitaminD-HealthProfessional/ (06.10.2021).

Nationale Institutes of Health (2021b) : Vitamin E - Fact Sheet for Consumers. 22.03.2021. URL : https://ods.od.nih.gov/factsheets/VitaminE-Consumer/ (06.10.2021)

Nelson HK, Shi Q, Van Dael P, Schiffrin EJ, Blum S, Barclay D, Levander OA, Beck MA (2001) : Host nutritional selenium status as a driving force for influenza virus mutations. *FASEB J* ; 15(10), pp. 1846-1848. DOI : 10.1096/fj.01-0115fje

Niedermaier T, Gredner T, Kuznia S, Schöttker B, Mons U, Brenner H (2021) : Vitamin D supplementation to the older adult population in Germany has the cost-saving potential of preventing almost 30,000 cancer deaths per year. *Mol Oncol.* 2021 ; 15(8), pp. 1986-1994. DOI : 10.1002/1878-0261.12924

Nogués X, Ovejero D, Quesada-Gomez JM *et al.* (2021) : Calcifediol Treatment and COVID-19-Related Outcomes. *SSRN*, 22.01.2021. URL : https://ssrn.com/abstract=3771318 (07.10.2021)

Nordbayern (2021) : Corona-Mutation. Delta-Variante : Auf diese Symptome müssen Sie achtgeben. 12.07.2021. URL : https://www.nordbayern.de/panorama/delta- variante-auf-diese-symptome-mussen-sie-achtgeben-1.11155840 (19.07.2021)

Nutt (2021) : More than 71,000 Scots given four months' free vitamin D. *The National*, 14.01.2021. URL : https://www.thenational.scot/news/19009358.71-000-scots-given-four-months-free-vitamin-d/ (07.10.2021)

O'Kelly E, Pirog S, Ward J, Clarkson PJ (2020) : Ability of fabric face mask materials to filter ultrafine particles at coughing velocity. *BMJ Open* 2020 ; 10 e039424. DOI : 10.1136/bmjopen-2020-039424

Oschatz C, Maas C, Lecher B *et al.* (2011) : Mast cells increase vascular permeability by heparin-initiated bradykinin formation in vivo. *Immunity.* 2011 ; 34(2), pp. 258-268. DOI : 10.1016/j. immuni.2011.02.008

Patel S (2012) : Rose hips as complementary and alternative medicine : Overview of the present status and prospects. *Mediterr J Nutr Metab* ; DOI : 10.1007/s12349- 012-0118-7

Paul-Ehrlich-Institut (2021a) : Coronavirus und COVID-19. FAQ Coronavirus, Impfstoffe und biomedizinische Arzneimittel, Monoklonale Antikörper. URL : https ://www.pei.de/DE/ newsroom/dossier/coronavirus/coronavirus- inhalt.html ?cms_ pos=4 (21.09.2021)

Paul-Ehrlich-Institut (2021b) : Sicherheitsbericht. Verdachtsfälle von Nebenwirkungen und Impfkomplikationen nach Impfung zum Schutz vor COVID-19 seit Beginn der Impfkampagne am 27.12.2020 bis zum 31.07.2021. Paul-Ehrlich-Institut, Langen, 19.08.2021. URL : https ://www.pei.de/SharedDocs/Downloads/ DE/newsroom/dossiers/sicherh eitsberichte/sicherheitsbericht-27-12-bis-31-07-21.pdf ? blob=publicationFile (07.10.2021)

Paul-Ehrlich-Institut (2021c) : Sicherheitsbericht. Verdachtsfälle von Nebenwirkungen und Impfkomplikationen nach Impfung zum Schutz vor COVID-19 seit Beginn der Impfkampagne am 27.12.2020 bis zum 31.08.2021. Paul-Ehrlich-Institut, Langen, 20.09.2021. URL : https ://www.pei.de/SharedDocs/Downloads/ DE/newsroom/dossiers/sicherh eitsberichte/sicherheitsbericht-27-12-bis-31-08-21.pdf ? blob=publicationFile&v=5 (07.10.2021)

Pawar A, Pal A (2020) : Molecular and functional resemblance of dexamethasone and quercetin : A paradigm worth exploring in dexamethasone-nonresponsive COVID-19 patients. *Phytother Res.* 2020 ; 34(12), pp. 3085-3088. DOI : 10.1002/ptr.6886

Pereira M, Dantas Damascena A, Galvão Azevedo LM, de Almeida Oliveira T, da Mota Santana J (2020) : Vitamin D deficiency aggravates COVID-19 : systematic review and meta- analysis. [publication en ligne anticipée, 4 novembre 2020]. *Crit Rev Food Sci Nutr.* 2020, pp. 1-9. DOI : 10.1080/10408398.2020.1841090

Pojsupap S, Iliriani K, Sampaio TZ *et al.* (2015) : Efficacy of high-dose vitamin D in pediatric asthma : a systematic review and meta-analysis. *J Asthma*. 2015 ; 52(4), pp. 382-390. DOI : 10.3109/02770903.2014.980509

Porto CM, Silva VL, da Luz JSB, Filho BM, da Silveira VM (2017) : Association between vitamin D deficiency and heart failure risk in the elderly. *ESC Heart Fail*. 2018 ; 5(1), pp. 63-74. DOI : 10.1002/ehf2.12198

Prasad AS, Fitzgerald JT, Bao B, Beck FW, Chandrasekar PH (2000) : Duration of symptoms and plasma cytokine levels in patients with the common cold treated with zinc acetate. A randomized, double-blind,

placebo-controlled trial. *Ann Intern Med*. 133(4), pp. 302-303. DOI : 10.7326/0003- 4819-133-4-200008150-00006

Puelles VG, Lütgehetmann M, Lindenmeyer MT, Sperhake JP *et al.* (2020) : Multiorgan and Renal Tropism of SARS-CoV-2. *N Engl J Med*. 383 ; 6. DOI : 10.1056/NEJMc2011400

Qi H, Xiao S, Shi R *et al.* (2020) : COVID-19 transmission in Mainland China is associated with temperature and humidity : A time-series analysis. *The Science of the total environment*, 728, 138778. DOI : 10.1016/j.scitotenv.2020.138778

Qu C, Fuhler GM, Pan Y (2021) : Could Histamine H1 Receptor Antagonists Be Used for Treating COVID-19 ? *Int J Mol Sci*. 2021 ; 22(11), p. 5672. Publié le 26 mai 2021. DOI : 10.3390/ijms22115672

Quesada-Gomez JM, Entrenas-Castillo M, Bouillon R (2020) : Vitamin D receptor stimulation to reduce acute respiratory distress syndrome (ARDS) in patients with coronavirus SARS-CoV-2 infections : Revised Ms SBMB 2020_166. *Journal of Steroid Biochemistry and Molecular Biology* ; 202, p. 105719. DOI : 10.1016/j.jsbmb.2020.105719

Rabenberg M, Scheidt-Nave C, Busch MA, Rieckmann N, Hintzpeter B, Mensink GB (2015) : Vitamin D status among adults in Germany-results from the German Health Interview and Examination Survey for Adults (DEGS1). BMC Public Health. 2015 ; 15, p. 641. DOI : 10.1186/s12889-015-2016-7

Radujkovic A, Hippchen T, Tiwari-Heckler S, Dreher S, Boxberger M, Merle U (2020) : Vitamin D Deficiency and Outcome of COVID-19 Patients. *Nutrients* ; 12(9), p. 2757. Publié le 10 septembre 2020. DOI : 10.3390/nu12092757

Radzikowska U, Ding M, Tan Ge *et al.* (2020) : Distribution of ACE2, CD147, CD26, and other SARS-CoV-2 associated molecules in tissues and immune cells in health and in asthma, COPD, obesity, hypertension, and COVID-19 risk factors. *Allergy* ; 00, pp. 1-17. DOI : 10.1111/all.14429

Raed A, Bhagatwala J, Zhu H, Pollock NK, Parikh SJ, Huang Y, Havens R, Kotak I, Guo DH, Dong Y (2017) : Dose responses of vitamin D3 supplementation on arterial stiffness in overweight African Americans with vitamin D deficiency : A placebo controlled randomized trial. *PLoS One* ; 12(12), e0188424. DOI : 10.1371/journal.pone.0188424

Raloff J (2006) : The Antibiotic Vitamin. *Science News* ; 170, pp. 312-317. DOI : 10.2307/4017406

Randerath O, Pottkämper M, Beuth J, Pulverer G (1997) : Immunmodulation mit Herba-abrotani-Tee und Propionibacterium avidum KP-40 bei professionellen Eishockeyspielern. *Biol Med* ; 26, pp. 105-109.

Raulio S, Erlund I, Männistö S *et al.* (2017) : Successful nutrition policy : improvement of vitamin D intake and status in Finnish adults over the last decade. *Eur J Public Health* : 27(2), pp. 268-273. DOI : 10.1093/eurpub/ckw154

Ravaglia G, Forti P, Maioli F, Bastagli L, Facchini A, Mariani E, Savarino L, Sassi S, Cucinotta D, Lenaz G (2000) : Effect of micronutrient status on natural killer cell immune function in healthy free-living subjects aged >/=90 y. *Am J Clin Nutr.* 71(2), pp. 590-8. DOI : 10.1093/ajcn/71.2.590

Rayman M, Calder PC (2021a) : How to make COVID vaccines more effective : give people vitamin and mineral supplements. *The Conversation*, 12.02.2021. URL : https://theconversation.com/how-to-make-covid-vaccines-more-effective- give-people-vitamin-and-mineral-supplements-154974 (28.07.2021)

Rayman MP, Calder PC (2021b) : Optimising COVID-19 vaccine efficacy by ensuring nutritional adequacy. *Br J Nutr* : 1-2. Publication en ligne anticipée. DOI : 10.1017/S0007114521000386

Raymond M, Ching-A-Sue G, Van Hecke O (2020) : Mast cell stabilisers, leukotriene antagonists and antihistamines : A rapid review of the evidence for their use in COVID-19. Oxford COVID-19 Evidence

Service Team, Centre for Evidence-Based Medicine, Nuffield Department of Primary Care Health Sciences, University of Oxford. URL: https://www.cebm.net/covid-19/mast-cell-stabilisers-leukotriene- antagonists-and-antihistamines-a-rapid-review-of-effectiveness-in-covid-19/ (18.05.2020)

Read R (2020) : A choir decided to go ahead with rehearsal. Now dozens of members have COVID-19 and two are dead. *Los Angeles Times*, 29.3.2020.

URL: https://www.latimes.com/world-nation/story/2020-03-29/coronavirus- choir-outbreak (07.09.2020)

Read JM, Bridgen JRE, Cummings DAT, Ho A, Jewell CP (2021): Novel coronavirus 2019-nCoV (COVID-19): early estimation of epidemiological

parameters and epidemic size estimates. *Philos Trans R Soc Lond B Biol Sci.* 2021 ; 376(1829), 20200265. DOI: 10.1098/rstb.2020.0265

RECOVERY Collaborative Group; Horby P, Lim WS *et al.* (2021): Dexamethasone in Hospitalized Patients with Covid-19. *N Engl J Med.* 2021 ; 384(8), pp. 693-704. DOI: 10.1056/NEJMoa2021436

Rhodes JM, Subramanian S, Laird E, Kenny RA (2020): Editorial: low population mortality from COVID-19 in countries south of latitude 35 degrees North supports vitamin D as a factor determining severity. 51(12), pp. 1434-1437. DOI: 10.1111/apt.15777

Riva A, Ronchi M, Petrangolini G, Bosisio S, Allegrini P (2019) : Improved Oral Absorption of Quercetin from Quercetin Phytosome®, a New Delivery System Based on Food Grade Lecithin. *Eur J Drug Metab Pharmacokinet.* 2019 ; 44(2), pp. 169-177. DOI: 10.1007/s13318-018-0517-3

RIVM (2020): Results of random sample test: 4 % of hospital staff infected with coronavirus. National Institute for Public Health and the Environment, Pays-Bas, 10.03.2020. URL: https://www.rivm.nl/en/news/result-of-random-sample-4-

hospital-staff-infected-with-coronavirus (31.03.2020).

RKI (2019) : RKI (2020) : Antworten des Robert Koch-Instituts auf häufig gestellte Fragen zu Vitamin D. Robert Koch-Institut, 25.01.2019. URL: https://www.rki.de/SharedDocs/FAQ/Vitamin_D/Vitamin_D_FAQ-Liste.html (20.01.2021)

SARS-CoV-2 Steckbrief zur Coronavirus-Krankheit-2019 (COVID-19). Robert Koch-Institut, Stand, 21.08.2020.

URL: https://www.rki.de/DE/Content/InfAZ/N/Neuartiges_Coronavirus/Steckb rief.html#doc13776792bodyText1 (27.08.2020)

RKI (2021a): DIVI-Intensivregister, Altersstruktur. Robert-Koch-Institut, 10.10.2021. URL: https://www.intensivregister.de/#/aktuelle-lage/altersstruktur (11.10.2021)

RKI (2021b): Kontaktpersonen-Nachverfolgung bei SARS-CoV-2-Infektionen. Robert-Koch- Institut, 15.07.2021. URL: https://www.rki.de/DE/Content/InfAZ/N/Neuartiges_Coronavirus/Kontaktper son/Management.html (03.08.2021)

Roberts M (2021): Headache and runny nose linked to Delta variant. *BBC News online*, 14.06.2021. URL: https://www.bbc.com/news/health-57467051 (19.07.2021)

Saadh MJ, Almaaytah AM, Alaraj M *et al.* (2021): Punicalagin and zinc (II) ions inhibit the activity of SARS-CoV-2 3CL-protease in vitro. *Eur Rev Med Pharmacol Sci.* 2021; 25(10), pp. 3908-3913. DOI: 10.26355/eurrev_202105_25958

Sadarangani SP, Whitaker JA, Poland GA (2015): «Let there be light»: the role of vitamin D in the immune response to vaccines. *Expert Rev Vaccines*; 14(11), pp. 1427-40. DOI: 10.1586/14760584.2015.1082426

Saeglitz C (2007): Mangelernährung bei geriatrischen Patienten im Krankenhaus-Prävalenz, mögliche Ursachen, übliche Therapie und prognostische Bedeutung.

Dissertation Universität Bonn, 12.04.2007. URL: https://hdl.handle.net/20.500.11811/2726 (07.10.2021)

Sarkar S, Hewison M, Studzinski GP, Li YC, Kalia V (2016): Role of vitamin D in cytotoxic T lymphocyte immunity to pathogens and cancer. *Crit Rev Clin Lab Sci*; 53(2), pp. 132-145. DOI: 10.3109/10408363.2015.1094443

Schilling S (2012): Epidemischer Vitamin-D-Mangel bei Patienten einer geriatrischen Rehabilitationsklinik. *Deutsches Ärzteblatt*; 109(3), pp. 33-38. DOI: 10.3238/arztebl.2012.0033

Schmidt T, Klemis V, Schub D *et al.* (2021) : Immunogenicity and reactogenicity of heterologous ChAdOx1 nCoV- 19/mRNA vaccination. *Nat Med* (2021). DOI : 10.1038/s41591-021-01464-w

Schurgers LJ, Barreto DV, Barreto FC *et al.* (2010) : The circulating inactive form of matrix gla protein is a surrogate marker for vascular calcification in chronic kidney disease : a preliminary report. *Clin J Am Soc Nephrol* ; 5(4), pp. 568-575. DOI : 10.2215/CJN.07081009

Schurgers LJ, Teunissen KJ, Hamulyák K, Knapen MH, Vik H, Vermeer C (2007) : Vitamin K-containing dietary supplements : comparison of synthetic vitamin K1 and natto-derived menaquinone-7. *Blood* ; 109(8), pp. 3279-3283. DOI : 10.1182/blood-2006-08-040709

Schwarz F (2020) : Wie entstand das Coronavirus ? Forscher rätseln über Fledermäuse und Schlangen als Überträger. *Merkur.de*, 07.08.2020.

URL : https ://www.merkur.de/welt/coronavirus-entstehung-uebertraege- wirtstiere-wildtiere-forschung-fledermaeuse-ursprung-theorien-zr- 13635424.html (27.08.2020)

Scobie HM, Johnson AG, Suthar AB *et al.* (2021) : Monitoring Incidence of COVID-19 Cases, Hospitalizations, and Deaths, by Vaccination Status - 13 U.S. Jurisdictions, 4 avril-juillet 17 2021. *MMWR Morb Mortal Wkly Rep.* 2021 ; 70(37), pp. 1284-1290. Publié le 17 septembre 2021. DOI : 10.15585/mmwr.mm7037e1

Self WH, Tenforde MW, Rhoads JP *et al.* (2021) : Comparative Effectiveness of Moderna, Pfizer-BioNTech, and Janssen (Johnson & Johnson) Vaccines in Preventing COVID-19 Hospitalizations Among Adults Without Immunocompromising Conditions — United States, mars-août 2021. *MMWR Morb Mortal Wkly Rep*, 2021 ; 70, pp. 1337–1343. DOI : 10.15585/mmwr.mm7038e1

Seto WH, Tsang D, Yung RW *et al.* (2003) : Effectiveness of precautions against droplets and contact in prevention of nosocomial transmission of severe acute respiratory syndrome (SARS). *Lancet* ; 361, pp. 1519-1520. DOI : 10.1016/s0140-6736(03)13168-6

Shapiro J, Dean NE, Madewell ZJ *et al.* (2021) : Efficacy Estimates for Various COVID-19 Vaccines : What we Know from the Literature and Reports. *medRxiv* 2021.20 mai 2021, 257461 ; DOI : 10.1101/2021.05.20.21257461

Sharif-Askari NS, Sharif-Askari FS, Alabed M, Temsah M-H, Heialy SA, Hamid Q, Halwani R (2020) : Airways Expression of SARS-CoV-2 Receptor, ACE2, and TMPRSS2 Is Lower in Children Than Adults and Increases with Smoking and COPD. *Mol Ther Methods Clin Dev*; 18, pp. 1-6. DOI : 10.1016/j.omtm.2020.05.013

Siddiqui M, Manansala JS, Abdulrahman HA *et al.* (2020) : Immune Modulatory Effects of Vitamin D on Viral Infections. *Nutrients*. 21 septembre 2020 ; 12(9), p. 2879. DOI : 10.3390/nu12092879

Siegmund-Schultze N (2021) : Bislang größte Studie zu Art und Häufigkeit post-akuter COVID-19-Folgen : Mehrbelastung ist erheblich. *Univadis*, 29.04.2021. URL : https ://www.univadis.de/viewarticle/bislang-grosste-studie-zu-art-und- haufigkeit-post-akuter-covid-19-folgen-mehrbelastung-ist-erheblich-743183 (05.08.2021)

Simonsohn B (2020) : Das Basische Prinzip : Dr. Jacobs Schutzformel gegen die größten Gesundheitskiller unserer Zeit. Mankau Verlag, 2. Auflage. ISBN-978-3-86374- 541-7.

Singh I, Turner AH, Sinclair AJ, Li D, Hawley JA (2007) : Effects of gamma-tocopherol supplementation on thrombotic risk factors. *Asia Pac J Clin Nutr.* ; 16(3), pp. 422-428.

Smith M, Smith JC (2020) : Repurposing therapeutics for COVID-19 : supercomputer-based docking to the SARS-CoV-2 viral spike protein and viral spike protein-human ACE2 interface. *ChemRxiv* (publication en ligne anticipée). DOI : 10.26434/chemrxiv.11871402.v4

Sohrab G, Nasrollahzadeh J, Zand H, Amiri Z, Tohidi M, Kimiagar M (2014) : Effects of pomegranate juice consumption on inflammatory markers in patients with type 2 diabetes : A randomized, placebo-controlled trial. *J Res Med Sci* ; 19(3), pp. 215-220.

Srinivasan V, Mohamed M, Kato H (2012) : Melatonin in bacterial and viral infections with focus on sepsis : a review. *Recent Pat Endocr Metab Immune Drug Discov* ; ;6(1), pp. 30-39. DOI : 10.2174/187221412799015317

Stadnytskyi V, Bax CE, Bax A, Anfinruda P (2020) : The airborne lifetime of small speech droplets and their potential importance in SARS-CoV-2 transmission. PNAS ; 117 (22), pp. 11875-11877. DOI : 10.1073/pnas.2006874117

STM (International Association of Scientific, Technical and Medical Publishers) (2018) : The STM Report – An overview of scientific and scholarly publishing, 5.

Edition. URL : https://www.stm-assoc.org/2018_10_04_STM_Report_2018.pdf (07.10.2021)

Streeck H, Schulte B, Kümmerer BM *et al.* (2020) : Infection fatality rate of SARS-CoV2 in a super-spreading event in Germany. *Nat Commun*. 2020 ; 11(1), p. 5829. Publié le 17 novembre 2020. DOI : 10.1038/s41467- 020-19509-y

Struyf T, Deeks JJ, Dinnes J *et al.* (2020) : Signs and symptoms to determine if a patient presenting in primary care or hospital out patient settings has COVID-19 disease. Cochrane Database of Systematic Reviews, no 7. Article no CD013665. DOI : 10.1002/14651858.CD013665

Suleiman L, Negrier C, Boukerche H (2013) : Protein S : a multifunctional anticoagulant vitamin K-dependent protein at the crossroads of coagulation, inflammation, angiogenesis, and cancer. *Crit Rev Oncol Hematol*; 88(3), pp. 637-654. DOI : 10.1016/j.critrevonc.2013.07.004

Sun JK, Zhang WH, Zou L *et al.* (2020) : Serum calcium as a biomarker of clinical severity and prognosis in patients with coronavirus disease 2019. *Aging* (Albany, NY) ; 12(12), pp. 11287-11295. DOI : 10.18632/aging.103526

Suručić R, Tubić B, Stojiljković MP *et al.* (2021) : Computational study of pomegranate peel extract polyphenols as potential inhibitors of SARS-CoV-2 virus internalization. *Mol Cell Biochem*, 476, pp. 1179– 1193 (2021). DOI : 10.1007/s11010-020-03981-7

Swain E (2021) : CDC : Benefits of COVID-19 messenger RNA vaccines outweigh myocarditis risks. Cardiology today. URL : https://www.healio.com/news/cardiology/20210623/cdc-benefits-of- covid19-messenger-rna-vaccines-outweigh-myocarditis-risks (26.08.2021)

Tagesschau (2021) : Hohe Viruslast bei infizierten Geimpften. Tagesschau.de, 31.7.2021. URL : https://www.tagesschau.de/ausland/amerika/cdc-corona-geimpfte-101.html (05.08.2021)

Tan J, Anderson DE, Rathore APS *et al.* (2021) : Signatures of mast cell activation are associated with severe COVID-19. Publié avant impression. *medRxiv.* 2021 ; 2021.05.31.21255594. Publié le 1er juin 2021. DOI : 10.1101/2021.05.31.21255594

Tarazona-Santabalbina FJ, Cuadra L, Cancio JM *et al.* (2021) : VitaminD supplementation for the prevention and treatment of COVID-19 : a position statement from the Spanish Society of Geriatrics and Gerontology. *Rev Esp Geriatr Gerontol.* 2021 ; 56(3), pp. 177-182. DOI : 10.1016/j.regg.2021.02.001

Taubenberger JK (2006) : The origin and virulence of the 1918 'Spanish' influenza virus. *Proc Am Philos Soc* ; 150(1), pp. 86-112.

The Economist (2021) : The pandemic's true death toll. URL : https :// www.economist.com/graphic- detail/coronavirus-excess-deaths-estimates ?utm_medium=pr&utm_source=de-a (08.09.2021)

Thomas GN, ó Hartaigh B, Bosch JA *et al.* (2012) : Vitamin D levels predict all-cause and cardiovascular disease mortality in subjects with the metabolic syndrome : the Ludwigshafen Risk and Cardiovascular Health (LURIC) Study. *Diabetes Care* ; 35(5), pp. 1158-1164. DOI : 10.2337/dc11-1714

Thomas SJ, Moreira Jr. ED, Kitchin N *et al.* (2021) : Six Month Safety and Efficacy of the BNT162b2 mRNA COVID-19 Vaccine. *medRxiv*, DOI : 10.1101/2021.07.28.21261159

Tito A, Colantuono A, Pirone L *et al.* (2021) : Pomegranate Peel Extract as an Inhibitor of SARS-CoV-2 Spike Binding to Human ACE2 Receptor (*in vitro*) : A Promising Source of Novel Antiviral Drugs. *Front Chem.* 2021 ; 9, p. 638187. Publié le 28 avril 2021. DOI : 10.3389/fchem.2021.638187

Twohig KA, Nyberg T, Zaidi A *et al.* (2021) : Hospital admission and emergency care attendance risk for SARS-CoV-2 delta (B.1.617.2) compared with alpha (B.1.1.7) variants of concern : a cohort study [publication en ligne avant impression, 27 août 2021]. *Lancet Infect Dis.* 2021 ;

S1473-3099(21)00475-8. DOI : 10.1016/S1473-3099(21)00475-8

Uni Lübeck (2021) : Corona-Langzeitstudie ELISA. 10.05.2021. URL : https ://www.uni- luebeck.de/aktuelles/nachricht/artikel/corona-langzeitstudie-elisa.html (20.07.2021)

United Nations (2021) : Solidarity 'Missing in Action', Secretary-General Tells General Assembly, Decrying 'Malady of Mistrust' while

Stressing : 'We Must Get Serious'. United Nations, 21.09.2021. URL : https://www.un.org/press/en/2021/sgsm20918.doc.htm (23.09.2021)

Uwitonze AM, Razzaque MS (2018) : Role of Magnesium in Vitamin D Activation and Function. *J Am Osteopath Assoc* ; 118, pp. 181-189. DOI : 10.7556/jaoa.2018.037

van Ballegooijen AJ, Beulens JWJ, Kieneker LM *et al.* (2020) : Combined low vitamin D and K status amplifies mortality risk : a prospective study. *Eur J Nutr*, 60, pp. 1645–1654 (2021). DOI : 10.1007/s00394-020-02352-8

van de Veerdonk F, Netea MG, van Deuren M *et al.* (2020) : Kinins and Cytokines in COVID-19 : A Comprehensive Pathophysiological Approach. Preprints 2020, 2020040023. DOI : 10.20944/preprints202004.0023.v1

van Doremalen N, Lloyd-Smith JO, Munster VJ (2020) : Aerosol and Surface Stability of SARS-CoV-2 as Compared with SARS-CoV-1. *N Engl J Med* ; 382, pp. 1564-1567. DOI : 10.1056/NEJMc2004973

Vardavas CI, Nikitara K (2020) : COVID-19 and smoking : A systematic review of the evidence. *Tob Induc Dis* ; 18 mars, 20. DOI : 10.18332/tid/119324

Varga Z, Flammer AJ, Steiger P *et al.* (2020) : Endothelial cell infection and endotheliitis in COVID-19. *The Lancet*, 395, 10234, P1417-1418. DOI : 10.1016/S0140-6736(20)30937-5

Vashi PG, Gupta D, Trukova K, Lambert GM, Lammersfeld C (2013) : The association between pre-treatment serum 25-hydroxyvitamin D and survival in stage IV prostate cancer. *J Clin Oncol* ; 31, 15 (suppl., abstract 5036). DOI : 10.1200/jco.2013.31.15_suppl.5036

Veldman CM, Cantorna MT, DeLuca HF. (2000) : Expression of 1,25-dihydroxyvitamin D(3) receptor in the immune system. *Arch Biochem Biophys* ; 374, pp. 334-338. DOI : 10.1006/abbi.1999.1605

Veronese N, Stubbs B, Solmi M, Noale M, Vaona A, Demurtas J, Maggi S (2017) : Dietary magnesium intake and fracture risk : data from a large prospective study. *Br J Nutr* ; 117(11), pp. 1570-1576. DOI : 10.1017/S0007114517001350

Vimalanathan S, Schoop R, Suter A, Hudson J (2017) : Prevention of influenza virus induced bacterial superinfection by standardized

Echinacea purpurea, via regulation of surface receptor expression in human bronchial epithelial cells. *Virus Res*; 233, pp. 51-59. DOI: 10.1016/j.virusres.2017.03.006

Volkery C (2021): Delta-Welle – 40 Prozent der Corona-Patienten in England sind geimpft. Handelsblatt, 22.07.2021. URL: https://www.handelsblatt.com/politik/delta- welle-40-prozent-der-corona-patienten-in-england-sind- geimpft/27437634.html?ticket=ST-11954362-3BxiT6UBNB273VoCTXg5-ap1 (22.07.2021)

von Essen MR, Kongsbak M, Schjerling P, Olgaard K, Ødum N, Geisler C (2010): Vitamin D controls T cell antigen receptor signaling and activation of human T cells. *Nature Immunology*; 11, pp. 344–349. DOI: 10.1038/ni.1851

Vormann J, Goedecke T (2006): Acid-Base Homeostasis: Latent Acidosis as a Cause of Chronic Diseases. Schweiz. Zschr. GanzheitsMedizin; 18(5), pp. 255-266.

Wagenhäuser I, Knies K, Rauschenberger V *et al.* (2021): Clinical performance evaluation of SARS-CoV-2 rapid antigen testing in point of care usage in comparison to RT-qPCR. *EBioMedicine*. 2021; 69, 103455. DOI: 10.1016/j.ebiom.2021.103455

Wang M, Liu M, Wang C *et al.* (2019): Association between vitamin D status and asthma control: A meta-analysis of randomized trials. *Respir Med.* 2019; 150, pp. 85-94. DOI: 10.1016/j.rmed.2019.02.016

Wang X, Pan Z, Cheng Z (2020): Association between 2019-nCoV transmission and N95 respirator use. *J Hosp Infect*; 105, pp. 104-05. DOI: 10.1016/j.jhin.2020.02.021

Ward H, Atchison CJ, Whitaker M *et al.* (2020): Antibody prevalence for SARS-CoV-2 in England following first peak of the pandemic: REACT2 study in 100,000 adults. *medRxiv* preprint. DOI: 10.1101/2020.08.12.20173690

Weng Y, Yao J, Sparks S, Wang KY (2017): Nattokinase: An Oral Antithrombotic Agent for the Prevention of Cardiovascular Disease. *Int J Mol Sci.* 2017; 18(3), p. 523. 28 février 2017. DOI: 10.3390/ijms18030523

White C, Nafilyan V (2020): Coronavirus (COVID-19) related deaths by ethnic group, England and Wales: 2 mars 2020-10 avril 2020. Office for National Statistics, 07.05.2020. URL: https://www.ons.gov.uk/peoplepopulationandcommunity/birthsdeathsand marriages/deaths/articles/coronavirusrelateddeathsbyethnicgroupenglandandwales/2march2020to10april2020 (21.10.2020)

WHO (2020): Coronavirus disease 2019 (COVID-19). Situation Report – 73. World Health Organisation, 02.04.2020. URL: https://www.who.int/docs/default- source/coronaviruse/situation-reports/20200402-sitrep-73-covid-19.pdf (11.09.2020)

WHO (2021): Tracking SARS-CoV-2 variants. World Health Organisation. URL: https://www.who.int/en/activities/tracking-SARS-CoV-2-variants/ (19.07.2021)

Willett W, Rockström J, Loken B *et al.* (2019): Food in the Anthropocene: the EAT-Lancet Commission on healthy diets from sustainable food systems. *Lancet*. 2019; 393(10170), pp. 447-492. DOI: 10.1016/S0140-6736(18)31788-4

Williams J, Williams C (2020): Responsibility for vitamin D supplementation of elderly care home residents in England: falling through the gap between medicine and food. *BMJ Nutr Prev Health*. 2020; 3(2), pp. 256-262. Publié le 12 octobre 2020. DOI: 10.1136/bmjnph-2020-000129

Woolf SH, Masters RK, Aron LY (2021): Effect of the covid-19 pandemic in 2020 on life expectancy across populations in the USA and other high income countries: simulations of provisional mortality data *BMJ* 2021; 373, n1343. DOI: 10.1136/bmj.n1343

Worldometers (2021): COVID-19 Coronavirus Pandemic. URL: https://www.worldometers.info/coronavirus/ (10.03.2021)

Worldometers (2020): COVID-19 Coronavirus Pandemic. URL: https://www.worldometers.info/coronavirus/ (27.08.2020)

Xin H, Wong JY, Murphy C *et al.* (2019): The incubation period distribution of coronavirus disease 2019 (COVID-19): a systematic review and meta-analysis [publié en ligne avant impression le 12 juin 2021]. *Clin Infect Dis*. 2021; ciab501. DOI: 10.1093/cid/ciab501

Yepes-Perez AF, Herrera-Calderón O, Oliveros CA *et al.* (2021): The Hydroalcoholic Extract of Uncaria tomentosa (Cat's Claw) Inhibits the Infection of Severe Acute Respiratory Syndrome Coronavirus 2 (SARS-CoV-2) In Vitro. *Evid Based Complement Alternat Med*. 2021, 6679761. Publié le 24 février 2021. DOI: 10.1155/2021/6679761

Yepes-Pérez AF, Herrera-Calderon O, Quintero-Saumeth J (2020) : Uncaria tomentosa (cat's claw) : a promising herbal medicine against SARS- CoV-2/ACE-2 junction and SARS-CoV-2 spike protein based on molecular modeling [publié en ligne avant impression, 29 octobre 2020]. *J Biomcl Struct Dyn*. 2020, pp. 1-17. DOI : 10.1080/07391102.2020.1837676

Yip KH, Kolesnikoff N, Yu C *et al.* (2014) : Mechanisms of vitamin D3 metabolite repression of IgE-dependent mast cell activation. *J Allergy Clin Immunol*. 2014 ; 133(5), pp. 1356-136514. DOI : 10.1016/j.jaci.2013.11.030

Zakay-Rones Z, Thom E, Wollan T, Wadstein J (2004) : Randomized study of the efficacy and safety of oral elderberry extract in the treatment of influenza A and B virus infections. *J Int Med Res* ; 32(2), pp. 132-140. DOI : 10.1177/147323000403200205

Zakay-Rones Z, Varsano N, Zlotnik M, Manor O, Regev L, Schlesinger M, Mumcuoglu M (1995) : Inhibition of several strains of influenza virus in vitro and reduction of symptoms by an elderberry extract (*Sambucus nigra* L.) during an outbreak of influenza B Panama. *J Altern Complement Med* ; 1(4), pp. 361-369. DOI : 10.1089/acm.1995.1.361

Zasloff M (2006) : Inducing endogenous antimicrobial peptides to battle infections. *Proc Natl Acad Sci USA* ; 103, pp. 8913-8914. DOI : 10.1073/pnas.0603508103

Zeichner SB, Koru-Sengul T, Shah N, Liu Q, Markward NJ, Montero AJ, Gluck S, Silva O, Ahn ER (2015) : Improved clinical outcomes associated with vitamin D supplementation during adjuvant chemotherapy in patients with HER2+ nonmetastatic breast cancer. *Clin Breast Cancer* ; 15(1), e1-11. DOI : 10.1016/j.clbc.2014.08.001

Zeng W, Wang X, Li J *et al.* (2020) : Association of Daily Wear of Eyeglasses With Susceptibility to Coronavirus Disease 2019 Infection. *JAMA Ophthalmol*. 2020 ; 138(11), pp. 1196-1199. DOI : 10.1001/jamaophthalmol.2020.3906

Zhou F, Yu T, Du R *et al.* (2020a) : Clinical course and risk factors for mortality of adult inpatients with COVID-19 in Wuhan, China : a retrospective cohort study. *Lancet* ; 395(10229), pp. 1054-1062. DOI : 10.1016/S0140-6736(20)30566-3

Zhou J, Du J, Huang L, Wang Y, Shi Y, Lin H (2018) : Preventive Effects of Vitamin D on Seasonal Influenza A in Infants : A Multicenter, Randomized, Open, Controlled Clinical Trial. *Pediatr Infect Dis J.* 2018 ; 37(8), pp. 749-754. DOI : 10.1097/INF.0000000000001890

Zhou P, Yang XL, Wang XG *et al.* (2020b) : A pneumonia outbreak associated with a new coronavirus of probable bat origin. *Nature*, 579, pp. 270–273. DOI : 10.1038/s41586-020-2012-7

Zittermann A, von Helden R, Grant W, Kipshoven C, Ringe JD (2009) : An estimate of the survival benefit of improving vitamin D status in the adult German population. *Dermatoendocrinol* ; 1(6), pp. 300-306. DOI : 10.4161/derm.1.6.10970

Zoe Covid Study (2021) : What are the new top 5 COVID symptoms ? Zoe Covid Study, 23.07.2021. URL : https ://covid.joinzoe.com/post/new-top-5-covid-symptoms (04.08.2021)

Table des Matières